中国科学院教材建设专家委员会规划教材
全国医学高等专科教育案例版规划教材

供高职高专护理类专业使用

护理管理学

主　编　孟庆慧　刘美萍
副主编　潘　杰　李　红　王玉美
编　者（按姓氏汉语拼音排序）
　　　　　贾淑云　（运城护理职业学院）
　　　　　李　红　（江汉大学卫生职业技术学院）
　　　　　林　慧　（江西医学高等专科学校）
　　　　　刘美萍　（长沙卫生职业学院）
　　　　　孟庆慧　（潍坊医学院）
　　　　　潘　杰　（佛山科学技术学院）
　　　　　王丽娟　（河北联合大学秦皇岛分校）
　　　　　王玉美　（潍坊市中医院）
　　　　　于丽荣　（潍坊医学院）

U0262482

科学出版社
北　京

举报电话:010-64030229;010-64034315;13501151303(打假办)

内 容 简 介

本教材共包括 12 章。第一章为绪论,介绍了管理的相关概念、职能、基本方法及护士长角色等。第二章介绍了西方管理理论、管理原理及在护理管理中的应用,重点介绍了古典管理理论、行为科学管理理论及现代管理理论,介绍了系统原理、人本原理、动态原理及效益原理及对应的原则。第三章至第八章针对管理职能进行分析和讨论,系统介绍了计划、组织、人力资源管理、领导、控制的五大职能及相应知识、技术及方法。第九章介绍了护理质量管理的基本原则、方法及质量评价。第十章介绍了护理业务技术与信息管理,其中护理业务技术包括基础护理技术管理、专科护理技术管理及新业务、新技术管理,护理信息管理包括护理信息的概述、分类及信息管理方法等。第十一章介绍了医院感染管理,包括医院感染的影响因素、预防及控制。第十二章介绍了护理服务,包括护理服务的概念、优质护理服务及护理服务规范。

图书在版编目(CIP)数据

护理管理学 / 孟庆慧主编 . —北京:科学出版社,2013

中国科学院教材建设专家委员会规划教材·全国医学高等专科教育案例版规划教材

ISBN 978-7-03-037123-2

Ⅰ. 护…　Ⅱ. 孟…　Ⅲ. 护理学-管理学-医学院校-教材　Ⅳ. R47

中国版本图书馆 CIP 数据核字(2013)第 049357 号

责任编辑:许贵强/责任校对:赵桂芬
责任印制:赵　博/封面设计:范璧合

科 学 出 版 社 出版
北京东黄城根北街 16 号
邮政编码:100717
http://www.sciencep.com

新科印刷有限公司 印刷
科学出版社发行　各地新华书店经销

*

2013 年 5 月第 一 版　　开本:787×1092 1/16
2017 年 1 月第 四 次 印刷　　印张:15
字数:356 000

定价:29.80 元
(如有印装质量问题,我社负责调换)

前　言

本书为全国医学高等专科教育案例版规划教材,力求体现"以就业为导向,以能力为本位,以发展技能为核心"的教育理念,紧密结合临床护理工作的实际,突出"基本理论、基本知识、基本技能"。

教材编写框架以管理职能为主线展开,共分12章,内容主要包括:管理概述,管理理论与管理原则、计划、组织、人力资源管理,领导,激励,控制,护理质量管理,护理业务技术与信息管理,医院感染管理,护理服务。可以将其划分为三部分:第1、2章为管理基本理论;第3~8章为管理职能;第9~12章为护理管理实务。

教材的内容注重基础,突出重点,本着"必须、够用、新颖"的原则组织教学内容,体现管理科学发展的前瞻性和护理管理的实用性。例如,人力资源管理增添了护士岗位管理及分层使用内容;为体现护理工作的服务性,专门增加"护理服务"一章。

教材的特色:①每章都有1~3个典型案例,并于章末设以案例分析,通过实际管理情景揭示管理理论内涵,促进管理理论与实践的结合,并培养学生分析问题和解决问题的能力。②配以图示、图解及链接,以保证知识的深入浅出,易于学生的理解和应用。③章末辅以要点总结及考点提示,每章有10道左右典型选择题,有助于学生应对护士执业资格考试。

在本书编写过程中得到了相关参编院校及科学出版社的大力支持,在此表示衷心的感谢。由于水平及时间有限,不妥之处,敬请读者批评指正。

编　者

2013 年 3 月

目　录

第一章

绪　　论

人类的管理实践活动源远流长,在某种意义上,有了人类就有了管理活动。管理已经成为现代人类生活中最重要的领域之一,普遍存在于社会的各个行业之中,是社会组织参与现代社会经济竞争的必备武器。管理学是对管理活动过程中的普遍规律、基本原理和一般方法的概括和总结,它对指导管理活动具有重要意义。护理管理学是管理学的一个分支,是将管理学理论和方法应用于护理实践并逐步发展起来的一门应用科学。护理管理水平直接影响医疗护理质量、医院管理水平及卫生事业管理的发展。

第一节　管　　理

案例 1-1

某医院内科收住的大多都是高血压、糖尿病患者,每餐都由配餐室为患者配餐。患者长时间食用配餐感觉单调乏味,就偷买别的饭菜或零食。医生、护士见了这种现象虽然也劝说患者,但并没认真对待,致使患者治疗效果欠佳。于是护士长决定每周二、五下午 2 至 4 点,召集科室患者及家属听取有关高血压、糖尿病的一些知识,利用视频、讲解、病例实例向患者说明饮食对疾病的重要影响以及合理饮食配合治疗的重要性。经过两周的教育,病房内再没有发现上述现象发生,患者的治疗效果也明显提高。

问题:

1. 护士长运用了哪种管理方法对患者的饮食实施了管理?

2. 如果你是护士长,对科室还应如何管理?

一、管理的概念

管理的历史由来已久,自从有了共同劳动,就有了管理。那么,什么是管理呢? 从不同的角度和背景可以有不同的理解。强调管理职能的人认为"管理就是实行计划、组织、指挥、协调和控制",强调决策作用的人认为"管理就是决策",强调工作任务的人认为"管理就是由一个或者更多的人来协调他人的活动,以便收到个人单独活动所不能收到的效果而进行的活动"。他们从不同的侧面、不同的角度揭示了管理的含义及管理在某一方面的属性。综合以上说法,我们认为:所谓管理,就是在特定环境下,组织中的管理者对组织所拥有的资源通过计划、组织、领导、控制等协调组织中的群体行为,达成组织既定目标的活动过程。

二、管理的职能

管理的职能也就是管理的作用或功能,它与管理者的职能是统一的。在西方国家,法国的亨利·法约尔(Henri Fayol)在 1916 年最早提出管理过程包括计划、组织、指挥、协调和控制五个管理职能,就是所谓的"五职能说"。在此之后随着管理理论与实践的发展,美国的管理学家卢瑟·古利克(Luther Gulick)在 1937 年提出管理的"七职能说",即计划、组织、指挥、控制、协调、人事、沟通。虽然各家说法不同,但都是对管理内容的基本概括,只是繁简和侧重点有所不同。目前,国内外比较普遍的看法是将管理职能划分为计划、组织、人员管理、领导、控制五项,这五项职能基本反映了管理工作的主要内容(图 1-1)。

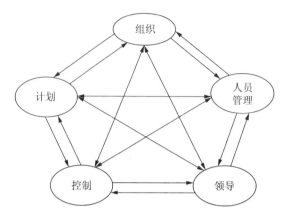

图 1-1 管理职能与过程示意图

计划:制定目标及实现途径;组织:资源和活动的最佳配置;人员:人力资源的有效利用和开发;

领导:指导、激励员工完成组织目标;控制:衡量实际工作纠正偏差

(一) 计划职能

计划职能是管理各项职能中的首要职能。计划职能中所确定的使命和目标是进行组织工作、人员管理、领导工作和控制工作的基础和前提,是决定组织目标和规定实现目标的途径、方法的一种管理活动(图 1-2)。美国管理学者哈罗德·孔茨(Harold Koontz)说:"计划就是预先决定做什么(what)、为何做(why)、何时做(when)、何地做(where)、何人做(who)、如何做(how)"。虽然计划工作不可能完全准确地预测未来,但如果没有计划,组织管理活动就会陷入盲目状态,组织目标的实现就没有保障。好的计划可以促进和保证管理人员在工作中开展有效的管理,有助于将预期目标变成现实,如我们国家制定的"十一五规划"、"十二五规划"等。计划是一项科学性极强的管理活动。

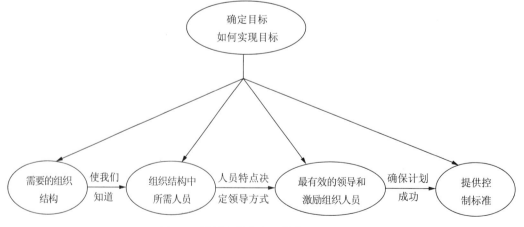

图 1-2 计划职能优先于其他职能示意图

（二）组织职能

组织职能是一项过程的管理,是为了实现组织的共同目标和任务对人员的活动进行合理分工和协作,明确职责和任务,合理配备和使用组织资源,协调好各种关系,不断对组织结构进行调整的过程。组织职能是管理的重要职能之一,是进行领导、控制的保证。它的主要内容包括组织的结构设计、人员配备、组织管理的规划与变动、管理授权等。组织是分配和安排管理成员之间的工作、权力和资源,实现组织目标的过程。不同的目标有不同的组织结构。

（三）人力资源管理

人力资源管理是管理的核心职能,是对组织结构中各岗位人员的选聘、培养教育、绩效考核及人力资源的有效利用和开发的过程,目的是保证组织任务的顺利完成。人力资源管理作为一项独立的管理职能,已得到越来越多的管理理论家和实际工作者的认同,并把人员配备职能的含义扩展为选人、育人、用人、评人和留人五个方面。随着管理理论研究和实践地不断深入,这一职能已经发展成为一门独立的管理学科分支。

（四）领导职能

领导职能是运用权力,动员、支配、协调、指挥和影响组织成员使之自觉自愿而有信心地为实现组织目标而努力的职能。它是履行各种职能的关键。在实现组织目标完成组织任务的过程中,领导者要明确方向,身先士卒,以身作则,还要注意树立自身的权威。管理的领导职能主要解决两个基本问题:①如何与下级顺利沟通;②如何最大限度地调动和发挥下级的积极性。

（五）控制职能

控制职能是管理者为了保证组织目标的实现,根据事先确定的目标和标准对组织活动的过程和结果进行监督、检查,发现并纠正偏差,使工作按原计划进行,以达成预期目标的一种管理活动。它既是完成计划的工具,又是克服不确定因素影响组织目标实现的保证。作为保证职能,它主要解决三个基本问题:①明确控制范围,确立控制标准;②衡量实际工作绩效,找出问题与偏差;③制定有效措施,纠正工作偏差。控制工作是一个延续不断、反复进行的过程,目的在于保证组织实际的活动及其成果同预期的目标相一致。

三、管理的对象

在科学管理阶段,被称为"科学管理之父"的美国著名管理学家弗雷德里克·温斯洛·泰勒(Frederick Winslow Taylor)等提出管理对象"三要素"观点,包括人、财、物三个基本要素。随着管理实践和理论的发展,管理学家认为管理过程中的时间、信息和技术也同样重要,进而出现"六要素"理论。

（一）人力资源

人力资源是指从事组织活动的劳动者,包括被管理的下属管理人员、技术人员、生产人员,从长远的发展来看,还应包括预备劳动力的培养教育,以及整个人力资源的开发和利用。人是管理的最主要因素,高效能的管理应该是用人所长,人尽其才,才尽其用。人力的管理包括:①选人,选出组织所需人才;②育人,造物必先造人,培养人才;③用人,知人善任,不计前嫌,用人不疑;④留人,论功行赏,坦诚相待。人有思维和创造性,如果创造性得到发挥,能产生极大的动力。另外,人具有感情,其工作效率和劳动积极性都受到感情因素的影响,增加了管理的复杂性,所以人力是管理的首要对象。

(二) 财力资源

财力资源是一个组织在一定时期内所掌握和支配的物质资料的价值表现,包括经济和财务。财力的管理包括:①生财,开发财源,增加财富;②聚财,凝聚财力,人聚财来;③用财,科学用财,讲究投资效益,杜绝浪费。财力管理的好坏直接影响到管理工作的成效,在使用与管理的过程中应遵循经济规律,进行有效的财力管理。任何一个组织都可以从财力资源的角度来考察其管理水平和成效。管理财力资源就是通过聚财、用财而不断的生财。

(三) 物力资源

物力资源是指生产资料,包括物资、设备、材料、仪器、能源等。对物的管理主要涉及资源利用,物料采购、存储和使用,设备的保养与更新,办公条件和办公设施等。物力管理应根据组织目标和组织的实际情况,对各种物力资源进行最优配置和最佳利用,做到保证供应、开源节流、物尽其用、提高利用率。

(四) 时间资源

时间是物质存在的一种客观形式,是一种珍贵的无形财富和资源,表现为速度、效率。成功者与不成功者具有相同的时间,但实现的价值却不尽相同。管理者要善于管理和安排时间,做到在最短的时间内完成更多的事情,创造更多的财富。高效能的管理应该努力在尽可能短的时间内做出更多有价值的业绩。

(五) 信息资源

信息资源泛指情报、消息、数据、指令、信号等有关知识,具体指新内容、新知识、新消息。在整个管理过程中信息是不可缺少的要素。信息的管理是提高管理效能的重要部分。管理者的计划、决策、控制等职能的完成都必须以一定的信息为前提,建立完善高效的信息网络,保证管理需要的各种信息准确、完整、及时。在知识经济时代,信息资源对于管理来说意义更为重大。

(六) 技术资源

技术是人类为实现社会需要而创造和发展起来的手段、方法和技能的总和。技术资源一般指组织占有的新技术和新方法。技术管理包括新技术和新方法的研发、引进、保管和使用,以及各种技术标准、使用方法的制定与执行等。在知识经济高速发展的社会,技术管理在一定程度上决定了一个组织的核心竞争力,对组织的兴衰成败有直接影响。

管理的六要素中,人、财、物是管理活动中的硬件,时间、信息、技术是管理活动中的软件。它们是既相对独立又有机结合的整体,彼此相互制约、相互影响,不断发展变化。在对管理对象进行认识时,不能孤立机械地分析。

四、管理的方法

管理的方法是指用来实现管理目的而运用的手段、方式、途径和程序的总和,也就是运用管理理论实现组织目标的方式。

（一）行政方法

行政方法是依靠行政组织的权威,运用指示、规定、条例和命令等手段,按行政系统由上级到下级逐层进行管理活动的方法。它是一种最基本、最传统的管理方法。

行政方法的特点是:①具有一定的强制性,依靠组织的行政权力和权威,以下级服从上级为原则;②具有明确的范围,即它只能在行政权力所能够管辖的范围内起作用;③不平等性,上级对下级发出的命令,下级在执行中不能讨价还价。

行政方法的优点是:①使管理系统达到高度统一,包括组织的目标、组织成员的意志和行动保持一致;②有利于常规问题和突发事件的处理;③可以集中使用人力、物力、财力和技术,保证管理系统计划和目标的实现。

其缺点是:①管理效果受决策者水平的限制;②事事听从上级指示,不利于发挥基层管理者的主动性;③由于行政管理层次较多,逐级传递影响效率;④受行政权力的影响,有时只能在其管辖范围内起作用;⑤由于此种方法具有较强的强制性,容易使管理者出现简单生硬的命令及不负责任的官僚主义错误。

（二）法律方法

法律方法是运用法律规范及类似法律规范性质的各种行为规则、法令、条例进行管理的方法,也叫制度方法,如《护士条例》《消毒技术规范》《医疗废物管理条例》等。运用法律方法可以使管理系统中各级、各层的人员明确自己的责任、权力和义务,并按照各自的职能保证管理系统自动、有效的运转。法律方法具有权威性、规范性、强制性、稳定性、公平性等特点。

（三）经济方法

经济方法是运用经济杠杆、经济手段来调节国家、集体、个人之间的经济利益,实施管理的一种方法。其实质是依据按劳分配的原则,把个人利益同他们的工作效果相结合,以工资、奖金、奖惩的形式表现出来。

经济方法的特点:①利益性,利用人们对经济和物质利益的需求来引领被管理者;②交换性,是管理者用一定报酬去引导、影响被管理者去完成所承担的任务;③关联性,经济方法使用的范围广泛,与各个方面都有直接或间接的联系。

经济方法的优点是:①利于提高经济效益;②促进组织人员从物质利益的角度关注组织目标的实现;③提高组织人员的行政效率。其缺点是:易造成只顾经济利益而忽视社会利益,当物质利益达到一定高度时影响组织人员行为的积极性。

（四）教育方法

教育方法是按照一定的目的,运用沟通、宣传、说服、鼓励等方式来预防问题,及时发现问题,解决问题。调动人员的积极性、创造性,实现既定管理目标的方法。其特点是:①教育是一个缓慢的过程。教育以转变人的思想、价值观为特征,以提高人的素质为目的,是一个缓慢的过程。但是,教育方法一旦发挥作用,对人的影响是持久的。②教育是一个互动的过程。在教育过程中,教育者和受教育者都在提高,是一个相互学习、相互影响的活动。教育要起作用,教育者必须为人师表、以身作则、身体力行。③教育的形式多样,如思想政治工作、组织文化建设、工作岗位培训、对员工的情感投资等,都是行之有效的教育形式。

（五）数量分析方法

数量分析方法是建立在现代系统论、信息论、控制论等科学基础上的一系列数量分析、决策方法，是体现管理科学性的一种方法。其特点是：①模型化，指在假定的前提条件下，运用一定的数理逻辑分析，针对需要解决的问题建立一定的模型。②客观性强，在使用这些方法时，除了假定前提条件和选择分析的数量分析方法之外，在建立模型和进行推导的过程中，基本上不受人为因素的影响，具有较强的客观性。

（六）社会心理学方法

社会心理学方法是运用社会学、心理学知识，按照群体和个人的社会心理活动特点及其规律进行管理的方法。如激励理论、人际关系理论的应用，以提高管理效率和人的积极性。其特点是：①具有很强的针对性。该方法的正确运用必须根据不同的管理主体和客体、不同的环境条件和不同的管理目标等要求，有针对性地采取不同的具体方法。②广泛的适应性。该方法可以不受行业特点的限制，各行各业都可以采用，而且这种方法渗透在其他管理方法之中。③经济性。该方法主要着眼于人们的思想、心态情绪、特长、爱好、欲望、要求、动机等精神方面，是"攻心术"，相对于行政、经济、法律等硬性手段，是软性方面。它不需要特殊的技术装备和设施，既简便又有实效。

此外，还有目标管理方法、咨询管理方法等。作为管理者，应正确、综合运用管理方法，调节组织成员的活动，实现组织目标，使管理活动正常进行。

五、管理的基本特征

（一）管理的二重性

管理具有自然属性和社会属性。管理的自然属性是与生产力的发展相联系的，是指管理所具有的指挥劳动、组织社会生产力的特性。管理的社会属性是与生产关系、社会制度相联系的，是指管理所具有的监督劳动维护生产关系的特性。

学习和掌握管理的二重性理论，一方面要大胆学习、借鉴西方发达国家先进的管理理论、技术和方法，为我所用，迅速提高我国的管理水平；另一方面又要考虑我国国情，不断总结自己的管理经验，以我为主，学创结合，建立我国的科学管理体系。

（二）管理的科学性和艺术性

管理的科学性是管理作为一个活动过程，人们不断研究探索，抽象总结出的一套比较完整的反映管理过程中客观规律的知识体系。美国著名的管理学家哈罗德·孔茨说："医生如果不掌握科学，几乎和巫医一样。高级管理人员如果不具备管理科学知识，也只能是碰运气，凭直觉，或者照老经验办事。"由此可见，缺乏科学理论依据的管理很容易导致失败。

管理的艺术性是强调管理的实践性。以管理理论为基础，充分发挥管理人员的创造性、积极性、主动性，才能达到富有成效的管理。没有管理实践，也就无所谓艺术性。强调管理活动除了要掌握一定的理论和方法外，还要有灵活运用这些知识和技能的技巧和诀窍。

管理的科学性和艺术性不是互相排斥和对立的，而是相互补充的，只有掌握管理的基本理论知识，并在实践中灵活运用，才能进行有效的管理，体现管理者的管理艺术。管理大师彼得·德鲁克（Peter Ferdinand Drucker）说："从本质上讲，管理意味着用智慧代替鲁莽，用知识代替习惯与传统，用合作代替强制。"

（三）管理的普遍性和目的性

管理的普遍性表现为管理活动是协作活动,涉及人类社会每个角落,它与人们的社会活动、家庭活动及各种组织活动息息相关。管理的普遍性决定它所涉及的范围。

管理的目的性是人们一种有意识、有目的的活动,任何一项管理活动都是为实现一定的管理目标而进行的。正是因为有了共同的目标,不同的管理职能、管理活动才能成为一个整体,组织才能求得生存和发展。

（四）管理或管理人员任务的共同性

管理任务就是要设计和维持一种系统,使在这一系统中共同工作的人们能用尽可能少的支出去实现他们预定的目标。尽管在一个组织的不同级别之间或在不同类型的组织之间,管理人员之间可能有相当大的差别,但他们的任务都是相同的,都需要为集体创造一种环境,有利于人们通过努力去实现他们的目标,这就是管理的任务,也是管理人员的任务。如某医院在一定时期内要争创"三甲",医院上下、各科室人员齐心协力,大家有共同的目标和任务,不只是某一个人的任务或目标。

（五）管理的动态性和创新性

管理的动态性表现在它会随着社会的发展,在实践中不断地总结和归纳,不是一成不变的。创新性表现在随着社会的发展、新事物的诞生、各个行业管理对象的独特性,管理没有固定的模式和方法,必须针对具体事物创新管理方法,达到满意的管理效果。

第二节 管 理 者

案例 1-2

小刘和小乔在卫校时是同学,毕业后同时分到某医院内科。两人在工作中都很优秀,只是小刘平时待人有点尖酸刻薄,而小乔待人宽厚和蔼。五年后,科室调整,小乔被任命为内科护士长,小刘仍是普通护士。小刘很不服气,每当实习生给患者输液穿刺失败叫她时,她总说我也扎不上你去护士长,而小乔不论多忙也要抽时间给患者扎上,而且是一针见血。时间久了,也没有实习生叫小刘了。每年春节除夕值班都是小乔的,她总说:"我一年也就值这一次班,你们总值班,除夕就和家人团聚吧"。某天在护理查房时,一位患者突然出现痰液阻塞,小乔不顾一切立即给患者口对口吸出了痰液,解除了窒息。从此后小刘对小乔也深感佩服。

问题:

1. 小乔作为科室护士长,具有了管理者的什么技能折服了小刘?

2. 如果你是小刘,在以后的工作中应如何去做?

一、概 念

管理是由人来进行的,人既是管理的对象,更是管理的主体。管理者及其管理行为直接决定了一个组织的业绩,甚至是兴衰成败。那么什么是管理者呢?

管理者一般由拥有相应权力和责任并具有一定管理能力,从事现实管理活动的人和人群组成。他们担负对他人的工作进行计划、组织、领导和控制等工作,以达到实现组织目标。管理者是组织中一个非常重要的群体,正如美国著名管理学家彼得·德鲁克所说:"管理者是事业的最基本、最稀有的、最昂贵,而且是最易消逝的资源"。它分为高、中、基层管理者。基层管理者,也称第一线管理人员,其主要职责是负责把组织的各项计划和措施准确地传递给下属员工,直接指挥和监督现场作业人员,保证顺利完成各项任务,如学校的教研室主任、医院的护士长等。中层管理者是介于高层和基层管理者之间的一个或若干个中间层次的管理人员。他们的主要职责是贯彻执行高层管理者制定的重大决策,监督和协调基层管理者工作,如学校的部系主任、医院的科主任等。其更注重日常的管理事务,起承上启下的作用。高层管理者位居组织顶端,是对整个组织的发展负有全面责任的人,他们的主要职责是制定组织总目标、总战略,如学校校长、医院院长等。

二、管理者技能

不管什么类型的组织中的管理者,也不管他处于哪一管理层次,要想在复杂多变的环境中有效履行管理的各项职能,实现组织的预期目标,必须掌握一定的管理技能。美国学者罗伯特·卡茨(Robert Katz)认为"不论哪个层次的管理人员,都必须具备三个方面的基本技能"。

(一) 技术技能

技术技能指能够运用特定的程序、技术和知识来处理和解决实际问题,完成组织任务的能力。它包括专门知识在专业范围内的分析能力以及灵活地运用该专业的工具和技巧能力,与一个人所从事的工作有关,如病区护士为患者制定护理计划,儿科医生、妇科医生精通儿科、妇科知识等。

(二) 人际技能

人际技能是与处理人事关系有关的技能,或者说是与组织内外的人打交道的能力,具体包括联络、处理和协调组织内外人际关系的能力,激励和诱导组织成员积极性和创造性的能力。优秀的管理者的突出特征之一就是具备良好的沟通、协调能力,激励人们形成一个良好的团队,正确指导和指挥下属开展工作的能力。人际技能是管理者必须具备的最重要的一项职能。

(三) 概念技能

概念技能指能够纵观全局,洞察组织与环境互相影响的复杂性,并迅速做出正确决断的能力。运用这种技能,管理者必须能够将组织看做是一个整体,理解各部分之间的关系,想象组织如何适应它所处的广泛的环境。

这三种技能是所有管理者都必须具备的,区别在于不同层次管理者的要求程度不同。对基层管理者来说,具备技术技能是最为重要的,高层管理者需要更多的是概念技能,而人际技能是各层管理者都要具有的技能(图1-3)。当然,这种管理技能和组织层次的联系并不是绝对的,组织规模大小等一些因素对此也会产生一定的影响。

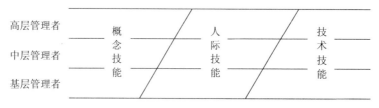

图 1-3　各种管理层次所需的管理技能比较

第三节 护理管理学

小王是某医院肝病科的护士长,平时待人和蔼,干活积极主动。每天早上一上班,治疗室护士迟到她就配药,早班护士串岗不在她就处理医嘱,帮助责任护士给患者输液,一刻不闲。对迟到、串岗也不批评,一团和气,久了,科室纪律松散,病房管理也一塌糊涂。患者入住率降低,科室人员对她不满,领导对她也有了看法。

问题:

1. 作为护士长,小王在科室管理中哪几个角色模式没有扮演好?
2. 如果你是护士长应该如何做?

一、管理学及护理管理学概念

(一)管理学的概念

管理学是自然科学和社会科学交叉产生的一门综合性学科。它是专门研究各种管理活动的基本原理、一般方法及其普遍规律的一门科学,是经济管理、行政管理、企业管理等各种管理学科的共同基础理论。

(二)护理管理学的概念

护理管理学是管理学的一般原理和方法在护理管理实践中的具体运用,是一门系统而完整的管理分支学科。它是研究护理管理活动中的普遍规律、基本原理、方法和技术的一门科学,与管理学之间的关系是普遍性与特殊性的关系。

二、护理管理的特点

(一)广泛性

医学科学的发展,使护理学的知识结构发生了很大变化,由疾病护理扩大到全面健康保健、康复护理,由患者扩大到全社会的健康人群。护理工作场所也由单纯的病房扩大到社区护理、家庭护理、卫生保健、康复指导及健康教育等,所以广泛性表现在护理管理范围的广泛和参与护理管理人员的广泛。护理管理的范围包括组织管理、人员管理、业务管理、护理质量管理、病区的环境管理、物资管理、教学及护理科研管理等;参与护理管理人员是指不同层次的护理管理者(如护理副院长、护理部主任、护士长等)和各个部门、各个班次的护士(如责任护士、治疗室护士、主班护士、小组护士、社区护士等),不同的护理人员在不同的岗位都担负着不同的护理管理责任。

(二)实践性

在护理管理中,管理者要将管理的思想和科学方法运用到护理实践中,处理和解决实际问题,并且重视个人及团体的作用,注重与人的沟通和交流,并在实践中广泛、及时、准确地收集、传递、储存、反馈、分析和总结护理管理信息,实施前瞻性、科学性的护理管理。同时,护理管理者还应结合我国护理临床实际情况,创造性地灵活应用,创建与实际相适应的管理方法。

（三）专业性

随着医学模式的转变,护士的角色由过去单纯地执行医嘱、协助诊断和治疗,发展成为独立地进行护理诊断和处理人们现存的和潜在的健康问题。护士在工作中要综合应用自然科学和社会科学方面的知识,帮助、指导、照顾人们保持或重新获得身体内外环境的平衡,以达到身心健康。

由于护理是为人类健康服务的工作,具有较强的专业科学性、专业服务性、专业技术性。尤其是以人为中心的整体护理,因此要求护理管理要适应护理专业的特点,对护士的素质修养提出了更高的要求。

三、护理管理的任务

护理管理是卫生事业管理的重要组成部分,护理管理工作的目的是确保护理系统的最佳运行。它的任务包括:其一,研究护理工作的特点,找出其规律,对护理工作的诸要素(工作人员、设备、技术、信息等)进行科学的计划、组织、控制和协调,以提高护理工作的效率和效果,提高护理工作质量;其二,研究并借鉴国外先进的护理管理经验和方法,创立适应中国特色的护理管理理论和模式。具体内容包括:完善护理服务内容体系;建立护理服务评估体系;实施护理项目成本核算,实现护理成本核算标准化、系统化、规范化的管理;持续提高临床护理质量,向人们提供高品质的护理服务。根据工作内容不同,可分为护理行政管理、护理业务技术管理、护理教育管理和护理科研管理。

1. 护理行政管理　是指遵循国家的方针政策和医院有关的规章制度,对护理工作进行组织管理、物资管理、人力管理和经济管理等,持续改进,有效地提高组织和部门的绩效。

2. 护理业务技术管理　是指对各项护理业务工作进行协调控制,提高护理人员的专业服务能力,以保证护理工作质量,丰富护理服务内涵,满足社会健康服务需求,提高工作效率。

3. 护理教育管理　是为了培养高水平的护理人才,提高护理队伍整体素质而进行的管理活动。临床护理教育是培养不同层次护理人才的重要途径。完整的临床护理教育体系应该包括:护理中专、大专、本科、研究生的教育,护士规范化培训,毕业后护士继续教育,专科护士培训,护理进修人员培训等。

4. 护理科研管理　是针对护理科研规律和特点,对护理科研工作进行领导、协调、规划和控制过程。具体内容有:①强化科研意识;②科研项目管理,包括申报管理、中期检查、结题审核、科研经费管理;③科研档案;④科研成果管理。

四、医院护士长的角色

（一）角色的概念

角色一词源于戏剧,1934年出版的美国学者乔治·赫伯特·米德(George Herbert Mead)的《心灵、自我与社会》首先运用角色的概念来说明个体在社会舞台上的身份及其行为后,角色的概念被广泛应用于社会学与心理学的研究。角色是指处于一定社会地位的个体或群体,在实现与这种地位相互联系的权力和义务中,所表现出的符合社会期望的行为和态度的总和。简单地说,角色是人们在现实生活中的社会位置及相应的权力、义务和行为规范。比如教师角色,包括三方面意思:教师的角色就是教师的行为;教师角色表示教师的地位和身份;教师角色亦指对教师的期望。

(二) 护士长的角色

护士长角色是医院护理管理中的一个特定位置,具有护士长的权力和责任。护士长是基层护理工作的组织者和领导者,一个科室的护理质量、护理技术水平及护士的素质都同该科室的护士长能否准确扮演角色有着极大的关系。护士长角色具有桥梁和纽带作用。虽然护士长在病区内常具有多重角色,但仍以管理者角色为主。

根据护士长工作任务和特点,行政管理学家亨利·明兹伯格(Henry Mintzberg)提出"三元"角色。他认为护士长主要承担人际关系、咨询、决策三大方面角色。霍尔(Holle)和布兰兹勒(Blatchley)提出了"胜任者"角色模式。根据这些专家对护士长角色模式的探讨和分析,结合护士长在基层管理中扮演的多种角色,护士长角色可归纳为以下十类。

1. 领导者 护士长负责对病区的全面管理,指导并带领病区护士共同完成护理工作任务,主持科室各种会议,组织管理业务查房,考核下属工作成绩,管理病区教学和科研,负责排班。

2. 计划者 负责制定病区年度、季度和月工作计划;规划病区护理业务;协助护士制定和修改患者的护理计划,提高护理服务质量;提出病区有关规章制度、护士岗位职责修改意见和建议等。

3. 监督者 护士长负责监督并审核病区的各项护理工作与资料,检查巡视病房,收集患者、病区信息,听取医师、患者及家属的反映;检查护理计划的实施情况,核对医嘱,检查各种护理记录及护理技能操作质量;监督各项规章制度的落实。

4. 教育者 病房是患者健康教育最直接的场所,利用查房、巡视病房、召开患者会议,向患者及家属进行护理指导、健康教育。同时,护士长还是护士、进修护士、护理实习生的指导和教育者。

5. 护患代言人 护士长应代表护士与其他医务工作者协商业务工作,与行政后勤部门协商争取护士利益;还应代表患者与医院其他人员联络沟通,解决患者的需求。

6. 协调者 护士长经常与有关部门人员进行沟通和协调,如向上级申请增减科室护士、培训计划、病室环境改造、福利待遇、护医协助等问题,及与其他医技人员、患者及家属、后勤等人员进行沟通,保证创造一个良好的工作场所和利于患者治疗康复的环境。

7. 传达者 将上级的文件、指令、命令和政策精神等传达给护士;宣传有关的方针、规定及有关护理知识等;同时,收集患者,家属及护士的意见并汇报给上级管理部门。

8. 冲突处理者 病区任何人员之间,如护医之间、护护之间、护患之间、患患之间发生冲突和矛盾,护士长必须使用管理手段帮助双方协商、劝说、解释等,使矛盾化解,维持部门工作氛围的团结和谐。

9. 资源调配者 护士长负责病区资源分配。根据病房护理工作需要,进行合理调配护理人力资源,保证各班次的护理人力资源能够满足病房护理工作的需要或选择有能力的护士负责病区设备、医疗仪器、病区抢救设施及病区用物的计划、申请、领取、保管、维修和报废,使各项工作准备充分,调配合理,保证护理工作质量。

10. 变革者 护士长工作在临床一线,能及时发现护理工作中出现的问题,可以根据病区具体条件和情况提出改革意见,大胆创新,提高护理服务质量。护士长除承担病区管理工作外,还要承担专业护理、临床带教和科研任务;现代护理理论的学习、推广和应用;新技术、新业务的引进和开展;护士的业务提高及疑难问题的解决等。

五、护理管理者的基本素质

护理管理者的基本素质分为身体素质、思想素质、知识素质、能力素质、心理素质五个方面。

（一）身体素质

身体素质是护理管理者最基本的素质。健康的身体，是成就事业最起码的条件。身体素质包括体质、体力、体能、体型和精神。

（二）思想素质

思想素质是指个人从事社会政治活动所必需的基本条件和基本品质，是个人政治思想、政治方向、政治立场、政治观点、政治态度、政治信仰的综合表现。护理管理者的思想素质与他的政治生活经历、在社会生活中的位置有关，是随着个人的成长和长期的社会实践中慢慢形成、发展、成熟的。

（三）知识素质

知识素质是护理管理者做好本职工作所必须具有的，它包括基础知识和专业知识。基础知识是护理管理者知识结构的基础，护理管理者应具备的基础知识主要包括管理学科的理论知识和相关学科的理论知识，并能灵活运用这些理论知识和方法，解决护理管理中的实际问题。专业知识是护理管理知识结构的核心，包括护理专业领域的理论知识和基本方法，护理管理者必须不断更新知识，掌握国内外护理专业发展前沿的新动向。

（四）能力素质

能力是护理管理者必须具备的并直接与活动效率有关的基本心理特征，是承担管理责任和行使管理权力的基础。护理管理者能力素质是一个综合概念，是技术能力、决策能力和多维协调能力、识人用人能力等。护理管理者所处的岗位不同，需要的能力也不同。高层的护理管理者需要科学决策能力，中层护理管理者主要需要交往协调能力，基层护理管理者需要技术方面和日常部门运作的能力。

（五）心理素质

心理素质是指人在感知、想象、思维、观念、情感、意志、兴趣等多方面心理品质上的修养。良好的心理素质指心理健康或具备健康的心理。护理管理者的心理素质包括：责任感、创新意识、权变意识、心理承受能力、心理健康状况、气质类型和护理管理者的人格等。

六、护理管理面临的挑战

科学的护理管理是促进护理学科的发展、提高护理质量的保证。随着医学科学技术及护理学科的飞速发展及人们价值观和利益格局发生变化，医院临床科室的护理工作面临着很多新的挑战。临床科室的护理管理任务也十分艰巨，如何在挑战中进取，在困难中开拓，是护理管理面临的新课题。

（一）循证护理应用面临的挑战

1991 年，加拿大学者 Guyatt 最先使用循证医学这一术语。1992 年，加拿大 Sackett 等对循证医学的概念进行了整理和完善。其核心思想是审慎地、明智地、明确地应用当代最佳证据对个体患者医疗做出决策。循证护理是受循证医学的影响而产生的护理观念。

循证护理是以临床护理实践为研究依据，根据临床证据做出护理计划、实施护理计划，审慎地、明确地、明智地将科研结论与临床经验、患者愿望相结合，获取证据，作为临床护理决策依据的过程。这个概念包含三个要素：①可利用的、最适宜的护理研究依据；②护士的个人技能和临床经验；③患者的实际情况、价值观和愿望。这三个要素必须有机地结合起来，树立以研究指导实践、以研究带动实践的观念，护理学科才能进步。

循证护理的开展主要有五个步骤：①寻找临床实践中的问题，将其特定化、结构化；②根据提出的问题进行相关文献的系统综述，以寻找来源于研究的外表证据；③对科研证据的有效性和推广性进行审慎评审；④将获得的科研证据与临床专门知识和经验、患者需求相结合，即将科研证据转化为临床证据，并根据临床证据做出符合患者需求的护理计划；⑤实施护理计划，并通过自评、同行评议评审等方式监测临床证据的实施效果。

对护理学科而言，循证护理将护理研究和护理实践有机地结合起来，使护理真正成为一门以研究为基础的专业，证明了护理对健康保健的独特贡献。护理人员参与循证护理的重要性表现在三个方面：①鼓励护士参与医疗干预；②发现护理问题及解决问题的措施；③发展并使用标准语言来描述问题、干预和结果。

循证护理更能体现以患者健康为中心，更关心患者的生存时间、生命质量，真正做到以患者为中心。对于管理者实施的管理活动，如计划、决策、人员管理等要在遵循证据的基础上进行，避免管理的盲目性，提高管理效率，促进护理管理学科的不断完善和发展。

(二) 人性化护理管理面临的挑战

人性化管理的核心是以人为本，尊重人的价值，关注人的需要，重视人的全面发展。护理管理者在管理过程中树立"以患者为中心"和"以护士为中心"的管理理念，对患者实行人性化护理，提供人性化的服务环境，从而更好的体现人文关怀和人文精神，充分发挥护士所学和自主权，受到患者的欢迎。但随着新的《医疗事故条例》的出台，患者保护意识及护理服务需求的增长，使一线护士压力增加。当前我国各医疗机构护士缺编，科室一部分非技术性工作仍由护士承担，加上经常值班、特殊的生理周期、家庭角色等，加重了护士的压力。又由于传统观念，社会普遍存在重医轻护，护士为患者付出更多的劳动和精力，仍被认为仅为医嘱执行者，使护士自感职业低微。劳动报酬与工作的付出不成比例，影响护士工作积极性和护理队伍的稳定性。护理管理者对护士实行人性化管理，可以调动护士的积极性，发挥其潜能，促进其发展，使其以良好的精神心理状态从事护理事业，提高护理服务质量。

(三) 人才竞争对护理管理的挑战

近年来，由于我国人事和分配制度改革，各地吸引优秀人才政策和措施纷纷出台，使护理骨干人才流失，对本身就缺乏高学历、高层次人才的护理队伍来说问题显得更加突出。社会经济、文化的发展，使护理服务供需矛盾日益突出。我国护理人才队伍面临的挑战：相当数量的医院存在护士缺编；高素质护理人才及带头人缺乏；"外向型"护理人才缺乏或被浪费；护理专业毕业生的转行；护理职业教育成本上升。

(四) 新知识新技术对护理管理的挑战

随着医学科学技术的迅速发展，新理论、新知识、新技术在临床实践中得到广泛应用，护理理念、护理技术和护士职业行为有待更新和提高。但目前我国护理队伍仍以大、中专护士为主，一些护士缺乏开展健康教育、心理护理所需的相关知识和技巧，难以满足社区健康、保健需求，护理队伍整体素质有待提高。因此，提高现有护士的综合素质成为护理管理者的首要任务。

(五) 多元化护理服务对护理管理的挑战

社会的发展使人们对健康保健的需求日益扩大，从单纯的病房护理逐渐发展到社区护理、家庭护理、健康保健，从医治疾病到预防疾病，从注重救护生命到维护生命质量。其次，我国人口的老龄化、疾病谱的变化及经济的发展，人们法律意识的增强，要求护理服务不断适应人民群众日益多样化的需求。护理管理者要根据市场需求，科学合理地培养多元化护士，以满足不同层次的需求。

（六）全方位护理模式对护理管理的挑战

全方位护理是随着健康概念的更新,在最近几年发展起来的一种新型的护理模式。它不仅要能针对疾病的过程提出相应的护理措施和针对性的健康评估,而且要求这个护理行为本身是全面的、综合的和有个体特殊性的。人作为一个整体是有多方面需要的,除了健康照顾本身,护理本身还应涉及人本身由于疾病引起的心理和社会变化及差异,它对护士提出更高的专业素质要求。它也不是简单地等同于人性化的护理。经过临床实践证明,通过实施全方位的护理措施能提高患者对疾病的认识程度,增加患者参与治疗的积极性,充分体现了以患者为中心的理念。它的应用对护理管理者也提出新的挑战:如何实施全方位的护理管理? 其具体做法是:①确定护理管理目标,明确服务宗旨;②建立质量管理体系的组织机构;③制定管理考核标准;④营造服务氛围,推进管理体系的运转;⑤建立工作质量考核监督办法;⑥建立有效的激励机制。

（七）优质护理服务对护理管理的挑战

2010 年 1 月卫生部召开会议,启动了旨在使护理工作"贴近患者、贴近临床、贴近社会"和以"夯实基础护理、提供满意服务"为主体的"优质护理服务示范工程"。优质护理服务要求实施责任制整体护理,责任护士分管一定数量的患者,对所管患者的基础护理、病情观察、治疗、健康教育、康复、出院指导等工作实行全面、全程负责。为保证优质护理服务的顺利开展,要求护士分层管理患者。护士的业务水平有高低,患者的病情有轻重,护士分管患者应根据级别对应原则。实施优质护理服务要求管理者认识其重要性和必要性,简化护理文书,提高护士待遇,加强护理文化建设,真正达到"患者、护士、政府、社会"四满意的目标。

【案例分析】

案例 1-1

1. 护士长运用了哪种管理方法对患者的饮食实施了管理?

运用了教育和社会心理学的方法。刚入院的患者对疾病的发生、发展和治疗不了解,通过科室举办课堂,对患者宣传、教育,使患者及家属从根本上了解疾病发生的原因及饮食配合治疗的重要性,并鼓励患者增强战胜疾病的信心。通过护患之间、患患之间的沟通、交流及患者健康的需要,使患者能够配合医院治疗,服从科室管理。

2. 如果你是护士长,对科室还应如何管理?

还应运用行政方法的规定、条例、命令等手段和行为规则法令等法律管理方法强制科室人员对患者负责。给患者指导饮食是他们的责任和义务;还可运用经济方法对不负责任的人员进行经济处罚。

案例 1-2

1. 小乔作为科室护士长,具有了管理者的什么技能折服了小刘?

从给患者的输液穿刺一针见血,显示了小乔的技术技能;待人和蔼诚实,代替科室人员过节值班,显示出她优秀的人际技能;紧急为小儿口对口吸痰,解除患儿的窒息显示了她的概念技能。作为科室管理者的小乔具备了管理者的三项基本技能,影响和激励了下属。

2. 如果你是小刘,在以后的工作中应如何去做?

如果我是小刘,在以后的工作中应为科室利益和患者着想,不计较个人得失,带好科室的实习生,发挥自己的优点,一心为患者和科室,我想这样会得到大家的尊敬和爱戴的。

案例 1-3

1. 作为护士长,小王在科室管理中哪几个角色模式没有扮演好?

作为领导者没能做好科室的全面管理,使科室人员迟到、串岗。科室的任务是团体的任务,而不是管理者一个人的;作为监督者和计划者没能执行科室的规章制度,使纪律松散;作为变革者,不能对本科室存在的问题进行改革。

2. 如果你是护士长应该如何做?

扮演好自己的角色模式,制定好科室的规章制定,明确各班的责任,严明纪律,奖罚分明。

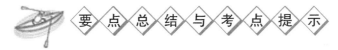

要点总结与考点提示

　　管理的概念、职能、对象和方法,护理管理的特点和任务;管理的特征,管理者的概念、技能;护理管理学的概念产,护士长角色和护理管理面临的挑战。

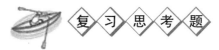

复习思考题

一、选择题

1. 在管理职能中,哪一项是首要职能(　　)
   A. 计划职能　　　　　B. 组织职能
   C. 人力资源管理　　　D. 领导职能
   E. 控制职能

2. 下列不属于管理对象的是(　　)
   A. 人力　　　　　　　B. 物力
   C. 信息　　　　　　　D. 时间
   E. 组织

3. 管理的方法不包括(　　)
   A. 行政方法　　　　　B. 考核方法
   C. 法律方法　　　　　D. 教育方法
   E. 社会心理学方法

4. (　　)被称为"科学管理之父"
   A. 泰勒　　　　　　　B. 法约尔
   C. 韦伯　　　　　　　D. 梅奥
   E. 孔茨

5. 护理管理的广泛性表现在(　　)
   A. 护理管理综合了多学科的知识
   B. 参与护理管理的人员广泛
   C. 护理管理广泛存在于护理实践过程中
   D. 护理管理研究护理工作的特点、规律
   E. 护理管理与护理专业的特点相适应

6. 管理发展成为一门科学是从(　　)开始的
   A. 18 世纪初　　　　　B. 18 世纪末
   C. 19 世纪末　　　　　D. 19 世纪初
   E. 20 世纪末

7. 护士长小何工作能力强,深受领导好评和医院同仁的敬佩。医院欲成立手术室,院方让小何担当手术室的护士长,小何不负众望。这一决定体现了院领导的哪项技能(　　)
   A. 技术技能　　　　　B. 人际技能
   C. 概念技能　　　　　D. 领导技能
   E. 计划技能

8. 护士长小邵每周五下午都与治疗室护士和主班护士把所有的医嘱核对一遍,体现了她作为护士长的什么角色模式(　　)
   A. 领导者　　　　　　B. 计划者
   C. 监督者　　　　　　D. 教育者
   E. 护患代言人

(9、10 题共用题干)

　　护士小陈是某病室三名患者的责任护士,患者刚入院时,小陈为患者介绍医院环境,为患者制定护理计划,每天早上做完晨间护理后给患者输液、换液,下午给患者进行健康教育。一天,一名患者说小陈给她漏输了瓶液体,小陈怎么解释患者仍不相信,对小陈大发脾气,小陈也委屈得直哭,科护士长经过调查、调解,最终发现是患者记错了,患者给小陈道了歉。

9. 作为病室的管理者,体现了小陈工作的(　　)
   A. 广泛性　　　　　　B. 技术性
   C. 计划性　　　　　　D. 组织性
   E. 控制性

10. 从这件事反映了科护士长哪方面的技能和角色模式(　　)
    A. 技术技能、计划者
    B. 技术技能、监督者
    C. 人际技能、计划者
    D. 人际技能、传达者
    E. 人际技能、冲突处理者

二、名词解释

管理　管理学　护理管理学　概念技能

三、简答题

1. 简述管理的特征和职能。
2. 简述管理的对象和方法。
3. 简述护理管理的任务。
4. 现代护理管理面临的挑战。

四、论述题

1. 作为责任护士,从管理方法和技能方面论述如何对病房实施管理。
2. 结合护理管理的特点,作为护士长怎样展现你的角色模式。

(贾淑云)

第二章

管理理论

管理理论的形成经历了一段漫长的历史发展过程。从人类社会产生,就有了管理实践活动。人们在出色地进行管理实践活动的同时,对这些活动加以研究,提出一些认识和见解,形成管理思想,如中国古代提倡的"知人善任"、"尊贤用士"思想,古希腊部落管理体制中的"议会制"思想等。这些早期形成的管理思想是零散的。随着资本主义的工业革命进程,极大地提高了生产力,使机器代替了手工,以往单凭个人经验管理带来的劳动生产效率低下、管理资源的极大浪费等种种弊端凸显出来,管理方法已不能满足生产力发展的需要。在此情况下,管理学者们开始着手研究与之适应的管理方法,甚至亲自实践,不断丰富对管理的科学认识,并对其进行概括和总结,进而逐渐形成早期的管理理论即古典管理理论。

第一节　古典管理理论

古典管理理论创建于 19 世纪末 20 世纪初,直至 20 世纪 30 年代,是管理学的重要基础理论。其主要包括科学管理理论、一般管理理论和行政组织理论三大流派,它们分别从工厂工人、办公室总经理和组织角度来研究解决企业和社会组织的管理问题,为当时社会解决企业组织中的劳资关系、生产效率、管理原理和原则等方面的问题,提供了管理思想的指导和科学理论方法。

一、泰勒的科学管理理论

美国著名的管理学家和经济学家弗雷德里克·温斯洛·泰勒(Frederick Winslow Taylor, 1856～1915)是科学管理理论的创始人,他着重研究作业效率管理,他的管理思想与研究成果集中体现在他的两个著名实验中。

实验 1:搬运生铁块实验　通过对搬运铁块的各种程序、方法和工具组合进行长时间的科学试验,把科学与工人相结合,用科学的方法选择和培训工人,制定科学的日工作标准,既节省了体力,又达到了泰勒提出的理想装运目标。

实验 2:铁锹实验　主要研究工具的标准化对劳动生产率的影响。泰勒通过对铁锹的负载、规格、铲铁动作的标准及工作环境的研究,找到了每锹铲的最佳重量、规格、标准的铁锹及各种原料装锹的最好方法。泰勒认为每种铁锹只适合铲特定的材料,铁锹的大小应随着材料的重量而变化,将不同的铁锹分给不同的工人,做到人尽其才,物尽其用,才能使劳动生产效率大幅度提高。

泰勒一生中先后获得一百多项专利,有四部管理方面的著作,代表作是 1911 年出版的《科学管理原理》,奠定了科学管理理论的基石,使管理成为了一门独立的科学。因此,泰勒被后人尊称为"科学管理之父"。泰勒的科学管理理论主要内容如下。

(一) 实行工作定额

泰勒通过科学实验进行了时间和动作研究,找出用最少时间、做最少动作、出最多产品的操作方法,由此得出一个工人的日工作量,这就是工作定额。

(二) 能力与工作相适应

泰勒认为工人的能力应与工作内容相匹配。因此,应挑选能力最强的工人担任相应岗位的工作。同时对每个工人提供个体化培训,最大限度地发挥他们的潜能,使他们成为所在岗位的头等工人。

(三) 实行标准化

泰勒进行了工作条件标准化的研究,通过选择使用标准化的工具、机器、设备、材料和工作环境等方面的标准化,达到提高劳动生产率的目的。

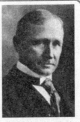

弗雷德里克·温斯洛·泰勒(Frederick Winslow Taylor,1856~1915)出生于美国一个富有的律师家庭,18岁以优异的成绩考入哈佛大学法律系,但因眼病不得不中止学业。于是他从工厂的一名学徒工做起,几年内先后被提拔为车间管理员、技师、工长、总机械师、总绘图师,28岁被提升为总工程师、总经理。泰勒通过一系列科学实验创造性地提出了一整套"科学管理理论",被后人尊称为"科学管理之父"。

(四) 差别记件工资制

泰勒首先按工作定额给出工人的工资标准,然后,实行差别记件工资制,即工人超过定额按工资标准的125%发工资,完成定额按工资标准的100%发工资,没有完成定额按工资标准的80%发工资。

(五) 计划和执行职能分开

泰勒主张企业成立计划部,承担计划职能,负责工作目标的确立、方案的确立及控制等工作;由工人或工长承担执行职能,负责具体工作的实施。这种把计划和执行职能分开的方法是科学的工作方法。

(六) 例外原则

泰勒认为高级管理人员应避免处理日常事务问题,将一般日常事务授权给下级管理人员,而自己保留对例外情况的决策权和控制权,这种例外的原则对当今的管理仍有极为重要的作用。

二、法约尔的一般管理理论

法国的亨利·法约尔(Henry Fayol,1841~1925)是一般管理理论的创始人。他着重研究管理过程和管理组织,一般管理理论后来成为管理过程学派的理论基础,法约尔被称为"管理过程之父"。法约尔的一般管理理论主要内容如下。

(一) 提出经营和管理的不同

法约尔认为经营和管理是两个不同的概念。人类的各种组织之中普遍存在经营和管理,经营包括技术活动、商业活动、财务活动、会计活动、安全活动和管理活动六项基本活动。任何企业都有这六项活动,管理活动是经营的六项基本活动之一,在六项基本活动中起重要作用。

(二) 提出管理的五项职能

法约尔将管理活动分为:计划、组织、指挥、协调和控制,提出了管理的五项职能,指出所有管理者在管理过程中都履行这五项职能。

(三)管理者的能力要求

法约尔对管理者的能力要求包括身体条件、智力条件、道德条件、文化知识、专业知识和工作经验六个方面。

(四)管理的十四项原则

法约尔在他的著作《工业管理与一般管理》中首先提出了一般管理的十四项原则。

1. 劳动分工　不只局限于技术工作,而且也适用于管理工作。在管理工作中,应该通过劳动分工来提高管理效率,增加工作产出。

2. 权力与责任　有权力的地方,就有责任,权力和责任是相互联系的,是相互符合的。有效的奖励及合理的惩罚有利于保证权力与责任的一致性。

3. 严格的纪律　是企业兴旺发达的关键,纪律的实质是企业与下属人员之间达成的一致协定。保证纪律行之有效需要领导身先士卒,率先垂范,并通过合理的惩罚保证下属对规定的遵守。

4. 统一指挥　在组织运转的过程中,一个下属只能接受一个上级的指令,双重指挥会造成管理的混乱,任何情况下,都不会有适应双重指挥的组织。

5. 统一领导　组织为达到同一目的而进行的全部活动,只能有一个领导和一个计划。

6. 个人利益服从整体利益　任何个人都不能将自身利益置于整体利益之上,两者出现矛盾时,领导要公平协调,保证整体利益不受损害。

7. 合理的报酬　确定人员报酬要公平合理,对劳动贡献大的职工除了维持基本生活的工资外,还应有奖励。奖励多少以能达到激发职工热情为限。

8. 集权与分权　权力集中或分散作为管理的制度没有好坏之分,应根据企业的规模、特点等具体条件以及领导者的能力情况,规定集权和分权的程度,把集权与分权做到恰到好处。

9. 明确的等级制度　等级制度就是从最高管理者到最低管理人员的领导系列,表明了组织中权力等级的顺序和信息传递的途径。为了克服可能产生的信息传递的延误,法约尔提出了允许横向交往的"法约尔跳板",以保证那些时间紧迫的事情能够做成。

10. 秩序　包括物品的秩序和人的社会秩序。每件物品都在它应该放的位置上,每个人都在最能使自己的能力得到发挥的岗位上工作。总之,不论是人员还是物品都应该做到各就各位,各有其位。

11. 公平　管理必须以公平的态度对待每一个职工,以公平的原则处理下属之间的矛盾纠纷,不给任何人行使任何特权,建立公正和平等的管理氛围。

12. 人员稳定　一个人的工作技能要达到娴熟的程度必须在一个工作岗位上相对稳定地工作一段时间。人员的相对稳定有利于企业中员工的能力得到充分发挥,管理应减少不必要的人员流动,否则将造成管理的紊乱。

13. 首创精神　法约尔认为发明是首创精神,建议与执行的自主性也都属于首创精神。管理者要支持和鼓励员工的首创精神,首创精神对企业的发展具有巨大的推动作用。

14. 团队精神　团队的协作精神对企业管理尤为重要,管理者要激发员工的团结协作精神,提高员工的工作士气,才能发挥出 $1+1>2$ 的管理功效。

三、韦伯的行政组织理论

德国著名的社会学家和经济学家马克斯·韦伯(Max Weber,1864～1920)是行政组织理论的代表人物。他侧重研究行政管理组织理论,主要思想和理论集中在他的代表作《社会和经济组织的理论》。韦伯被称为"组织理论之父"。韦伯在组织管理方面的思想如下。

（一）行政组织中的权力

韦伯指出，任何一种组织都是以某种形式的权力为基础的；只有合理、合法的权力才能成为行政组织的基础，才能获得管理的高效率。韦伯把这种权力划分为三种类型。

1. 合法的权力　是指依法任命，并赋予行政命令的权力，是行政组织体系的基础，这种权力只能绝对服从。

2. 传统的权力　是指由历史沿袭下来的惯例，习俗规定的权力，不宜作为行政组织体系的基础。

3. 超凡的权力　是指建立在对个人的崇拜和追随基础上的权力，不宜作为行政组织体系的基础。

（二）理想行政组织体系的特点

1. 明确的组织分工　对组织中每个成员的工作进行合理分工，并明确规定各人的职责和权力。

2. 清晰的等级系统　职位应按等级来设定，按照等级原则进行法定安排，形成自上而下的等级系统，规定成员间的命令与服从的关系。

3. 合理的人员任用　组织中人员的任用应根据职位的要求，通过正式培训、考试合格予以任用，务求人尽其才。

4. 遵守规则和纪律　管理者必须严格遵守组织规定的规则、纪律及办事程序。

5. 严格的管理人员制度　人员的任命有严格的标准，必须一视同仁，行政管理人员有固定的薪酬和明文规定的升迁制度。

6. 组织中人员的关系　成员间只有对事的关系，而无对人的关系，完全以理性准则为指导，只受职位关系而不受个人情感的影响。

四、古典管理理论在护理管理中的应用

古典管理理论认识到管理中运用科学方法的重要性，分析了管理过程和管理职能，确定了在组织有效运作中的许多重要原则，阐明了理想行政组织体系的特点，强调了弘扬护理团队精神的重要性。

（一）科学管理理论在护理管理中的应用

1. 科学地制定各项护理质量管理标准　按护理质量管理标准制订护理技术操作规程，训练护士采用标准的护理技术操作步骤，完成高质量、高效率的护理操作；建立护理工作质量标准，如病区管理质量标准、重症患者护理质量标准和急救管理质量等标准，只有依照标准，才能使护理管理规范化、科学化。

2. 科学地挑选与其岗位相匹配的护士　有计划培训各级护士，根据她们的年龄、工作经验、专业技术水平、综合能力等各方面进行科学挑选，找出最适合她们的岗位。特别是对新护士要实行轮岗制度，在轮岗培训期间让护士熟悉考核标准，得到充分培训，并从多方位、多角度进行公平、客观的考评，帮助她们找到最匹配的岗位，使她们的才能得以充分发挥。

3. 建立新型的奖金发放制度　根据护理工作不同岗位职责的要求，通过收集、分析等方法找出与护士工作业绩关系最为密切的内容，将其细化和量化，制定出切实可行的考核标准。奖金发放以工作业绩为主要考核指标，按劳分配，多劳多得，工作业绩考核不合格者以此作为惩处的依据,有效地调动广大护士的积极性。

4. 各级护理管理者职能分开、各司其职 运用科学的工作方法划分各级护士的工作职责。由护理部负责全院护理工作,如护理总目标的确立、组织实施及控制等工作;由护士长带领护士承担执行职能,负责各项护理工作的具体实施。这样才能使各级护士职责明确,各司其职,有序工作。

(二)一般管理理论在护理管理中的应用

1. 运用五项职能做好管理工作 在护理管理中必须履行管理的五项职能。首先,护理管理者对管理科室、部门要制订计划,然后组织实施,在实施过程中履行指挥职能进行决策、协调和控制,及时纠正护理工作的偏差,使护理质量得以保证。

2. 确定每个护理管理者的管理权限,进行分级管理 根据医院级别不同,护理管理工作实行护理部主任、科护士长、护士长三级负责制;护理部主任、护士长或总护士长、护士长二级负责制;并对每个职位明确其权力与责任。护士的培训、考核、院内调配由护理部或总护士长负责;科护士长、护士长负责科室和病区的护理人力资源的协调及病区日常事务管理等工作。

3. 稳定护理队伍,保证护理工作的有序性 护理人员的流动、调动对护理工作都会产生一定影响,如果是合理的人力资源调配,会提高护理工作效率。现代护理管理非常提倡人才流动,但并非人员的变动不定,如果是已经定了专科的护士,不合理的流动会影响科室日常的护理工作,加大管理的难度。因此,只有护理队伍的相对稳定,才能保证护理工作的连续性和有序性。

4. 公平对待每一个护士,增加团队凝聚力 公平的管理可以减少组织冲突,改善成员间关系,增加团队凝聚力。护理管理者在护士的工作安排、奖金发放以及晋升评先等方面均应做到公平、公正、公开。在不违背原则的前提下最大限度地满足护士的公平愿望,对违反纪律的人员按医院相关制度予以惩罚。这样可以增加护士的认同感,最大限度地发挥团队的整体优势。

5. 健全奖惩制度,增强团队协作精神 护理工作是需要分工合作完成的,团队协作精神对现代护理管理尤为重要。对护士的奖励处罚应有明文规定,实行奖惩制度一定要公开、透明,奖要奖在明处,罚也要罚在明处。否则护士之间因个人利益产生矛盾冲突,造成不团结,更谈不上相互协作、齐心协力地完成护理工作。

(三)行政组织理论在护理管理中的应用

1. 为功能制护理分工提供依据 功能制护理是一种以任务为中心的护理分工方法,采用流水作业分段完成任务,具有任务单一、责任明确、便于组织落实的优点。由护士长根据工作岗位、工作任务进行护士排班,安排各班护士的工作,各班的工作内容是相对固定的,工作之间具有连续性,各班之间护士相互配合完成患者的治疗护理。例如,患者的治疗是由主班、连班及治疗班护士分段配合完成的。功能制护理使得医院在护士短缺的情况下,保证了护理工作各项任务的完成。

2. 明确各级护理管理人员的职责、权力 根据不同的管理岗位要求,制定各级护理管理人员的岗位职责,使她们负起相应的责任。为了有效地履行职责就必须赋予管理者相应的权力,权力越大责任越大。

3. 根据岗位和分工不同,合理任用管理人员 各级管理者应具有相应的任职资格,经过考核方能任用。护理部主任应具有护理本科或本科以上学历(过渡期可为大专学历),具有主管护师或主管护师以上职称,担任过五年以上科护士长或病区护士长,是医院护理质量、教学、科研的总负责人。科护士长应具有护理本科或本科以上学历(过渡期可为大专学历),具有主管护师或主管护师以上职称,担任过三年以上病区护士长,有管理全科护理工作的能力。病区护士长应具有大学专科或专科以上学历,具有护师或护师以上职称,是本病区护理质量、教学、科研的负责人。

案例 2-1

一位省领导因"冠心病"在某三级甲等医院干部病房住院。在住院期间患者因为家里房子装修问题跟儿子发生争吵,出现心跳骤停。科室医务人员立即进行全力抢救,经气管内插管、除颤、吸氧及药物等治疗后,患者病情逐渐平稳。鉴于患者身份特殊,医院领导指示科室安排特级护理,护理部从心血管内科抽调 2 名主管护师,干部病房抽出 3 名护师组成 5 人的特护小组。心血管内科一次调走 2 名专业护士,科室整体护理工作大打折扣。干部病房原有 9 名护士,3 人参加特护后,倒班的护士不够,护士长只能安排 5 人倒班,自己 1 人上白班。这样过了 2 周,干部病房的护士病倒 1 人,辞职 1 人,科室护理工作无法正常运转。幸而该特护患者病情明显好转,经护士长建议取消特护才解决问题。

问题:

1. 心血管内科和干部病房的护理工作为什么都出现问题?
2. 该案例可以用什么理论来分析?

第二节　行为科学理论

行为科学理论产生于 20 世纪 30 年代,50 年代初形成系统的理论。随着社会的发展,人们在生产实践中逐渐发现人的积极性对提高劳动生产率的作用与影响,并引起了许多管理学者的重视,为了预测人的行为和控制人的行为,开始研究在自然和社会环境中人的行为产生、发展和相互转化的规律。这些对人行为科学的研究,分为两个时期。早期的研究从 20 世纪 20 年代的霍桑实验开始,主要研究以调节人际关系、改善劳动条件等方法提高生产率,这些研究被称为人际关系学说。在人际关系学说基础上,1953 年美国福特基金会邀请著名大学科学家举行讨论会议,正式命名为行为科学,至此行为科学理论开始形成。

一、霍桑实验与人际关系学说

(一) 梅奥与霍桑实验

原籍澳大利亚的美国哈佛大学心理学家乔治·埃尔顿·梅奥(George Elton Mayo,1880～1949)是人际关系学说的创始人,他主持了著名的"霍桑实验"。从 1924 年到 1932 年,霍桑实验共进行了八年,实验分为四个阶段。

1. 照明实验(1924～1927 年)　目的在于研究工厂劳动条件(车间照明变化)与生产效率的关系。研究结论:工作场所的照明强度对生产效率的影响不大,但生产效率与某些未知因素有关。

2. 福利实验(1927～1928 年)　目的是研究改变工人的各种福利条件对生产效率的影响。研究结论:工作条件改变对生产效率无影响,改变监管方式可以提高生产率。

3. 访谈实验(1928～1931 年)　目的是为了了解工人的工作态度和思想情感对生产效率的影响,而对工人进行大规模的访谈。研究结论:影响生产效率的重要因素是工作中发展起来的人际关系,工人们的不满情绪得到发泄,产量提高。

4. 群体实验(1931～1932 年)　目的是了解计件工资制的作用。研究结论:大部分成员都自行限制产量,工人对不同级别的上级持不同的态度,员工中存在着"非正式组织"等。

长达八年的霍桑试验,展示了一个重要的结论:生产效率不仅受到生理方面、物质方面等因

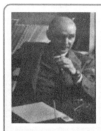

乔治·埃尔顿·梅奥（George Elton Mayo, 1880～1949），美国艺术与科学院院士，美国行为科学家，美国管理学家。梅奥出生在澳大利亚的阿德莱德，20岁时在阿德莱德大学获得逻辑学和哲学硕士学位。1922年由于洛克菲勒基金会的资助，梅奥移居美国。1926年，梅奥进入美国哈佛大学工商管理学院工作直到退休。他通过著名的霍桑实验创立了人际关系学说即早期的行为科学理论。

素的影响，更重要的是受到社会环境、社会心理等方面因素的影响。这对古典管理理论是一个重大的修正。梅奥根据霍桑试验于1933年出版了《工业文明中人的问题》一书，对实验进行了总结，提出了人际关系学说理论。

（二）人际关系学说的主要观点

1. 工人是"社会人" 工人不仅仅是"经济人"，还是"社会人"，是受社会和心理因素影响的，金钱并不是刺激员工积极性的唯一动力。

2. 员工中存在着非正式组织 非正式组织是正式组织的员工之间因为感情交流自然形成的各种小团体，团体内有自然形成的领袖能够左右其成员的行为。管理活动要重视非正式组织及其对生产效率产生的影响。

3. 新型领导重视提高工人的满意度 与传统组织理论观点相比，新型的领导善于倾听员工意见，注重与员工的情感交流，使其社会满足感得到提高，最大可能提高员工士气，从根本上提高生产效率。

二、马斯洛的人类需要层次论

美国著名的心理与行为学家亚伯拉罕·马斯洛（Abraham H. Maslow）在他的代表作《人类的动机理论》一书中提出了人类需要层次理论。他把人类需要分成生理、安全、爱与归属、尊重和自我实现五个层次，依次由较低层次到较高层次。在马斯洛看来，生理需要是人类生存的最基本需要，自我实现的需要是最高层的需要；较低层的需要被满足之后，就会向高层需要逐级发展；最迫切需要是激励人行为的主要原因和动力；生理、安全、爱与归属的需要是低层次的物资需要；尊重和自我实现的需要是高层次的精神需要。人的行为动机是为了满足他们未满足的需要，满足物资需要之后才产生追求精神需要，这是人类共同的特质。

三、赫茨伯格的双因素理论

美国著名的心理学家弗雷德里克·赫茨伯格（Frederick Herzberg）在马斯洛的人类需要层次理论的基础上提出了"双因素理论"。赫茨伯格将影响工作动机的因素分为两大类：一类是保健因素，包括公司政策、管理措施、同事关系、工作条件、福利待遇等；一类是激励因素，包括成就感、赏识和认可、工作责任、工作本身的挑战性和兴趣、提升和发展等。赫茨伯格认为，调动积极性主要以激励因素为主，保健因素能够预防员工的不满情绪，不能直接对人产生激励作用。该理论详细内容见本书第七章激励理论。

四、麦格雷戈的 X-Y 理论

美国著名的行为学家道格拉斯·麦格雷戈（Douglas M. McGregor）1957年在美国《管理评论》杂志上发表了《企业的人性方面》一文，提出 X-Y 理论。

麦格雷戈将传统的管理观点称为 X 理论，基础是"性恶观"的人性假设。X 理论认为：人天生懒惰，往往不愿意工作，生来自私，不愿意负责任，宁愿被领导，多数人缺乏理智，易被扇动，工作只是为了生理和安全的需要。因此，需要采用"胡萝卜加大棒"的专制式管理方式。

麦格雷戈将新的企业管理观点称为 Y 理论,基础是"性善观"的人性假设。Y 理论认为:人天生勤奋,有自我管理的意愿,敢于承担责任,具有聪明才智和创造力,有高层次的需求。因此,管理上需要尊重人,为人创造一种宽松的工作环境,实行自我管理,发挥人的潜能,提高生产效率。

五、行为科学理论在护理管理中的应用

(一)满足护士不同层次需要

护理管理者首先应尽力满足护士最低层次基本需要,然后找出护士最迫切的需要去激励她们,给她们足够的尊严,才能帮助她们实现自我价值。管理中不仅要关心护士的福利待遇、工作条件等问题,还应给予她们的个人发展、晋升提级、自我实现等方面的满足。

(二)注重双向沟通,建立良好的人际关系

护理管理者在制订科室护理工作计划、考核标准和规章制度时要召开会议,集思广益,广泛听取护士的意见和建议,采纳对医院科室发展有利的建议,做到民主参与决策,充分调动护士的工作积极性。还可以通过建立意见箱、定期召开座谈会等方式保证双向沟通渠道的畅通,使护士之间建立良好的人际关系,形成和谐的工作氛围。

(三)管理方式综合考虑人性的多面性

护士是医院工作的主体,护士工作的积极性对医院工作至关重要。大部分护士工作积极主动,勇于承担责任,多数护士都能胜任日常护理工作并且具有解决特殊复杂问题的想象力、独创性和创造力,关键在于护理管理者如何将她们的这种潜能和积极性充分发挥出来。但是,仍有个别护士工作懒惰,不思进取,长此以往就会造成严重后果。因此,管理者要综合考虑人性的多面性,管理因人而异,采取参与式管理、目标管理等多种管理方式,同时对个别护士加强思想教育,加强监督管理力度,纠正其错误行为。

(四)关注非正式组织,引导其产生与正式组织一致的目标

非正式组织是在正式组织中自然存在的一些不受正式组织的行政部门和管理层次限制的群体,在护士中也存在着非正式组织,组织成员以感情、性格、兴趣、爱好相投为基础,组织内部有自然涌现的"领袖",形成一些不成文的行为准则和规范,对正式组织造成一定的影响。护理管理者要关注这些小团体,了解她们的观点,并对她们的观点进行正确引导,使其逐渐产生与正式组织一致的观点,有利于医院整体目标的实现。

案例 2-2

某医院组织合唱比赛,规定每个科室必须参加,还要进行评奖。神经外科病区护士长想在这次活动中拿个优秀奖,于是专门为此事召开护士会议,商量参赛的事宜,宣布除了值班的刘护士,每个护士都要参加比赛。大部分护士热情很高,有几个护士没有表态,都看着郭护士,郭护士提出她本人五音不全不能参加,那几个护士随即也以各种理由拒绝。

问题:

1. 如果你是护士长,你觉得应该如何去做?

2. 该案例可以用什么理论来分析?

第三节 现代管理理论

一、现代管理理论的各学派

第二次世界大战以后,科学技术高速发展,为适应迅速发展的生产力需要,众多管理学家运用不同的方法、手段,从不同的角度进行深入研究,形成了多种管理学派。1980 年,美国管理学家哈罗德·孔茨指出西方的管理理论已发展为十一个学派,以下是现代管理理论的几个主要学派。

(一) 系统理论学派

系统理论学派的代表人物是弗莱蒙特·E·卡斯特(Fremont E. Kast)和詹姆斯·E·罗森茨维克(James E. Rosenzweig)。1970 年,卡斯特和罗森茨维克合作出版了《组织与管理——系统方法与权变方法》一书,形成系统管理理论基本框架。系统理论学派认为组织是由诸要素组成的整体系统,各要素之间相互联系、相互作用,管理职责在于保持各要素之间的动态平衡和相对稳定;组织是一个开放的系统,通过输入、输出与外界环境有着密切的联系,输入的是人、财、物、时间和信息等要素,输出的是产品、服务和效益。

(二) 决策理论学派

决策理论学派的主要代表人物是赫伯特·西蒙(Herbert Alexander Simon),主要著作有《管理行为》《组织》《管理决策的新科学》等。决策理论学派认为管理就是决策;决策过程是通过组织对个人的决策施加影响的过程;决策过程包括收集情况、拟定计划、选定计划、评价计划四个阶段;管理中主张采用"令人满意"的决策准则,做出令人满意的决策;提出了程序化决策和非程序化决策。

(三) 经验主义学派

经验主义学派又称案例学派,主要代表人物是彼得·德鲁克(Peter F. Drucker),主要作品有《管理实践》《管理:任务、责任、实践》等。经验主义学派强调经验管理的重要性,认为管理应侧重于实际应用,管理的实际应用是以知识和责任为依据的;管理学就是研究管理经验;管理学是一门应用学科,通过对各类案例的研究可以为人们提供解决管理问题的有效方法。

(四) 权变管理学派

权变管理学派的主要代表人物弗雷德·卢桑斯(Fred Luthars)在 1976 年出版的《管理导论:一种权变学》中系统的概括了权变管理理论,强调管理的动态性,认为管理没有一成不变、普遍适用的、"最好"的管理理论和方法,而需要根据所处环境、实际情况的不同灵活运用各学派的理论,找出最适合的方法;一个优秀的管理者应具有各方面的管理知识和方法,在实际运用中懂得随机应变,这样才能做出令人满意的决策。

(五) 管理过程学派

管理过程学派又称管理职能学派,主要研究管理的过程和职能,认为管理是组织中的成员一起完成工作的过程。管理过程学派创始人是法约尔。法约尔将管理活动分为计划、组织、指挥、协调和控制五项管理职能,并分别进行了研究、阐述。管理过程学派的主要代表人物是哈罗德·孔茨(Harold Koontz),他将管理的职能分为计划、组织、人事、指挥和控制五项,强调协调是管理的本质。

二、现代管理理论在护理管理中的应用

(一)运用整体观保证最佳的管理效应

要实现科学有效的管理,护理管理者必须具备整体性观点,对科室的护理工作要有一个全面的规划,将科室人员、设备等要素按最优化的结构组成有机的整体,得到各要素之间的最佳组合效应,进而产生最佳的管理效应。

(二)运用决策准则做出令人满意的决策

护理管理者每天要面对各种需要作决策的问题,如护理计划的制订与贯彻、护士的工作安排、物质的使用、资金的分配、护理纠纷的处理等,都要求实时做出正确的决策。如果是经常发生的、重复性问题进行程序化决策,可以把权力下放给下属依程序办事,从而节约时间。如果是突发事件要根据实际情况及时作出非程序化决策。

(三)加强护理安全管理,预防差错事故发生

护理职业是高风险行业,护理的患者随时可能发生各种意外。因此,护理安全管理尤为重要。护理部要成立护理缺陷及差错评定小组,有护理缺陷及护理差错事故定性标准,病区要建立护理差错、缺陷登记本,每周有登记,每月有讨论分析,分析内容包括护理工作中出现的问题、原因分析、防范措施。对实际管理工作中发生的一般差错每月由护士长上报,严重差错事故要及时组织抢救并及时上报护理部,由护理部向主管院长汇报。护理部每月召开护士长会议,分析全院差错事故原因,总结经验教训,并制定防范措施,以免再次发生。

(四)管理方式多样化

一种管理方式,可能在某个环境下是有效的,而在另一个环境下并不一定有效,甚至带来较大的负面作用。因此,固定单一的管理方式不能应对护理环境的复杂性和多变性,需要护理管理者根据事发当时所处环境以及组织内的人际关系等具体情况,找出最适合的管理方法。管理应该因地制宜、因人制宜、因事制宜,这样既能调动护士的积极性,又能在紧急情况下,及时果断地进行控制和指挥。

(五)树立以人为中心的管理理念

在众多管理要素中人的因素、人的积极性的调动最重要。护理管理者应做到以护士为中心,关心爱护她们,尊重她们,重视与她们的交流沟通,为她们创造良好的工作环境,一切管理活动围绕着激发和调动护士的工作主动性、积极性、创造性展开。

第四节 管理原理与原则

现代管理的基本原理有四个:系统原理、人本原理、动态原理和效益原理。管理原理是对管理活动的本质及其规律的科学表述。管理原则是在对管理原理认识的基础上,延伸出来的在管理工作中必须遵守的行为规范。管理原理和管理原则是一脉相承相互依存的,对管理工作的顺利进行有着重要的指导意义,是每一个参与管理的护士必须首先学习并熟记的。

一、系统原理和相应原则

（一）系统原理

1. 系统的概念 系统普遍存在于宇宙间，世间的一切物体、现象等，都可以自成系统，同时又通过特定的联系互为系统。准确来说，系统是若干相互联系、相互依存、相互作用的要素在一定的环境中相互结合而成的具有特定功能的有机整体。对系统涵义的理解如下。

（1）要素、系统和环境的关系：要素是构成系统的基本成分，与系统是部分与整体的关系。要素与要素、要素与系统、系统与环境之间存在相互联系、相互依存、相互作用的关系。

（2）要素和系统具有相对性：一个要素只有相对于由它和其他要素构成的系统而言才是要素，而相对于构成它的组成部分而言是一个系统。系统也是如此：一个系统只有相对于构成它的要素而言才是系统，而相对于由它和其他系统组成的大系统而言是一个要素。

（3）系统具有特定功能：功能是指系统与外部环境在相互联系和作用的过程中所产生的效能。系统的特定功能是指系统具有其构成要素本身所没有的新性质和功能，功能大于各个构成要素功能的总和。

2. 系统的特征 系统的特征有整体性、目的性、相关性、层次性和适应性。

（1）整体性：是系统最基本的特性，系统是由多个要素组合形成的一个有机整体，系统整体的功能大于各个要素功能的简单叠加。

（2）目的性：每个系统的存在都具有明确的目的，并且为了实现这个目的而开展一系列活动。管理系统的目的就是为了提高工作效率，创造更高的社会经济价值。

（3）相关性：在组成系统的各个要素之间是相互联系的，各个要素和整个系统之间也是相互制约的。系统内部要素的变化会引起整个系统的改变，反之系统整体的改变也会对其组成要素造成一定的影响。

（4）层次性：在组成系统的要素中组成了层次结构，一个完整的系统同时又是另一个规模更大的系统的子系统，如此，便形成了一个环环相扣的层次结构。在每个层次中都具有明确的分工以保证管理工作的顺利进行。

（5）适应性：系统存在于外界环境中，外界环境是不断变化的，系统要生存与发展，就必须随外界环境的变化而变化，通过不断地与外界环境进行物质、能量和信息的交换，以适应不断变化的外界环境。

3. 系统原理的涵义 系统原理是指在进行管理工作时，找到系统各个要素之间、要素与系统之间、各个系统之间、子系统与总系统之间相互依存、相互寄托的关系，运用系统的理论和方法去分析问题、处理问题，达到优化管理的目的。

（二）系统原理对应的原则

1. 整分合原则 是系统原理相应的原则之一。整分合原则是指高效率的管理，必须首先把握整体的形态，然后在整体规划下科学分解，明确分工，最后在分工基础上进行有效的综合。实现整分合原则包括三个基本环节。

（1）整体把握：是整分合原则中的首要环节。整体把握就是要坚持整体观念，详细了解整个系统的功能目的、作用地位、运作规律等，处理好整体与局部的关系。

（2）科学分解：是整分合原则中反映管理水平的关键环节。科学分解是指在对系统整体把握的前提下，了解整体的各个局部，将整体系统的目标、任务等用科学的方法分解落实，明确分工，使管理工作专业化、规范化、科学化。

(3)组织综合:是整分合原则中反映管理水平的最主要的环节。组织综合是指在科学分解的基础上,进行综合管理,调节好各个方面的矛盾问题,让在分工中产生的各类矛盾冲突得到良好的缓解,使各部门相互配合、相互帮助,朝着共同目标进行。

2. 反馈原则 是系统原理相应的原则之一。反馈是指由控制系统把信息输送出去,又将其作用结果反送回来,并对信息的再输出发生影响起到控制作用,以达到预期的目标。管理要做到有序高效就必须建立起一个灵敏、准确、全面、有力的反馈系统,将实际工作成效与控制标准进行比较,找出偏差并加以分析,拟订和执行纠偏方案,达到预期的管理目的就是反馈原则。护理管理中的临床护理质量管理、护理教学质量管理、护理人员培训及护理人员执业行为管理等就是遵循的反馈原则。

(三) 系统原理在护理管理中的应用

1. 运用系统的整体观,达到优化管理的目的 护理管理者在从事护理管理工作时,运用系统的观点、理论和方法对对管理活动进行系统分析,从系统的角度来认识和处理护理管理中出现的问题,以达到优化管理的目的。

2. 运用系统的目的性,实行目标管理 护理管理的目的是提高护理质量,在护理管理中,实行目标管理,根据医院总目标制定护理工作的具体目标,与各级护士签订目标责任书,定期检查,最终实现护理目标。

3. 运用整分合原则,提高护理管理效率 护理管理者对自己负责的工作内容,首先应有一个全局观念,然后对工作做一个整体规划,将总目标、任务等用科学的方法分解落实,明确分工,综合管理,追求管理系统的整体最优,提高护理管理效率。

4. 运用反馈原则,完成护理管理目标 通过灵敏的反馈系统发现护理管理中的新情况和新问题,采取相应的措施对其作出及时处理,使管理活动按照预期目标发展,逐步完成护理管理目标。

二、人本原理和相应原则

(一) 人本原理

1. 人本原理涵义 人本原理即以人为本的原理,要求人们在管理活动中把人放在最重要的位置,做到以人为核心,以人的权利为根本,强调人的主观能动性、积极性和创造性的发挥。其实质就是充分肯定人在管理活动中的主体地位和作用。

2. 人本原理的思想

(1)坚持以人为本的思想,管理者要尽量满足人的合理要求,激发人的积极性,提高人的创造力、自觉性和主观能动性。

(2)管理者要为员工创造良好的工作环境,并通过集中培训等方式提升员工的工作能力与工作效率。

(3)管理者要重视对人员的合理分配,在各个岗位上分配合适的人才。

(4)坚定人是管理工作中主体的信念,把人放在工作中的重要位置,重视人主观能动性的发挥。

(二)人本原理对应的原则

1. 能级原则 是人本原理相应的原则之一。能级原则是指在管理工作中根据人的能力大小和特长不同,赋予相应的职位以及与职位相应的权力、责任及报酬,使每个人在不同的岗位上做得人尽其才,各尽所能,保证组织的稳定性和管理的有效性。能级原则认为人的能量有大小和等级之分,并会随着一定条件而发生变化。实现能级原则要求根据不同管理能级配备相应的人才,管理者要了解下属的能力特长,做到管理能级与人才能级相适应。能级可分为组织机构职能分级和个人能力分级。

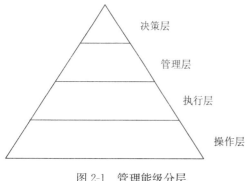

图 2-1 管理能级分层

在组织机构职能分级中,按照权力从大到小可大致分为决策层、管理层、执行层和操作层(图2-1)。在医院护理管理中,决策层是院领导,管理层是护理部主任,执行层是护士长,操作层是护士。

在个人能力分级中,按照每个人不同的特性、所擅长的部分等方面,把人员合理地分配到适合的岗位。这里没有统一的标准来衡量每个人的能力高低,只是按照个人的专业领域或者熟悉的部分分配,以达到最好的工作效果。

2. 动力原则 是人本原理相应的原则之一。动力是一切力量的来源。动力原则是指人本管理需要动力,只有在充分动力作用下,人员才能不断发挥主观能动性。管理者要正确运用动力,确保管理的持续性和有效性。管理的基本动力有三种类型:物质动力、精神动力和信息动力。物质动力是根本动力,是人类生存发展的基础,是不可缺少的重要手段;精神动力可以补偿物质动力的缺陷,满足组织成员自我实现的需求,是激励的重要手段;信息动力是竞争的基础,为组织和个人的发展提供前进的动力。管理者要结合实际灵活把握三种动力,善于发挥三种动力的作用,形成一套完整的激励机制。

(三)人本原理在护理管理中的应用

1. 运用能级原则,合理安排护士分工 护理管理者必须了解每个护士的能力大小和特长爱好,将个人能力和工作岗位做出动态调整,调动各种积极因素,发挥每个护士的聪明才智。如有的护士心思缜密、工作耐心细致,可以安排药品管理工作;有的护士反应敏捷、技术娴熟,可以安排抢救室工作。

2. 树立以人为本的管理理念 护理管理者要把人放在工作中的重要位置,尽量满足护士的合理要求,为她们创造良好的工作环境,激发她们的积极性,提高她们的创造力,重视她们主观能动性的发挥。

3. 重视护士能力培养 世界上没有相同的人,管理应因人而异,培养人也如此。因为护士的学历、年龄、科室、职称和性格等不同,对其能力的要求也有不同。护理管理者应针对护士岗位能力要求,注重对其能力的培养,使护理管理达到最佳效果。

4. 运用三种动力提高护士的主观能动性 在现代护理管理中,以工资、奖金、福利等物质作为基础动力,同时,重视运用精神动力,发挥激励作用,并注重信息动力的运用。只有综合协调地运用三种动力,使三者达到互补,才能发挥最大的整体效能。

案例 2-3

　　一天午睡后,杨奶奶感到头晕、胸闷,双腿肿胀,随即到小区附近的一家医院就诊。下午 2 点到医院,排队挂号等了 20 多分钟,好不容易找到医生的诊室,等叫号又等了 1 小时,排到杨奶奶的时候已经快 4 点了,没等杨奶奶说完自己哪不舒服,医生就开了一堆检查单要杨奶奶去交费。交费后,杨奶奶拿着检查单问导医台的护士在哪儿做 B 超检查,护士随手一指,杨奶奶又来回找了几次才找到 B 超室。医生在检查前问道:"憋尿了没?"杨奶奶很疑惑:"我没有憋尿,没人跟我说检查前要憋尿啊!"医生叫杨奶奶去憋尿,先让后面的人做检查。等杨奶奶憋好了,已经快 5 点了,B 超室的医生忙着下班,让她第二天早上再来。杨奶奶在医院折腾了一下午,病也没看成,从此再也没去那家医院。

　　问题:

　　1. 杨奶奶为什么再也没去那家医院?

　　2. 结合该案例,简单阐述人本原理的涵义。

三、动态原理和相应原则

(一) 动态原理

1. 动态原理涵义　世间一切事物都是在不断运动发展变化的,管理的目标和对象也是如此。在进行管理工作时,只有不断随着外部环境的改变,及时调整内部各环节之间的矛盾冲突,才能保证整体朝着预定目标前进。

　　动态原理认为管理是一个动态过程,管理的要素人、财、物、时间和信息等,都处在一定的时间和空间之中,并随着时空的运动而发展、变化,因此,管理是管理者与被管理者为了达到既定目标的共同活动过程。管理的动态原理体现在管理者应不断更新观念,避免僵化的、一成不变的思想和方法,不能凭主观臆断行事。既要保证管理的相对稳定性,同时也要重视动态改变的状况,对客观环境的改变时刻保持清醒,能够及时作出相应的调整,使整体在动态的环境中依然保持相对稳定的状态,这样才能更好地保证工作的效率与整体的效益。

2. 动态原理的学习意义

　　(1)有利于管理者树立正确的管理指导思想。当今社会科学技术发展日新月异、知识的更新瞬息万变,过去认为正确的知识,现在可能认为是错误的。学习动态原理可以帮助管理者树立正确的管理指导思想,避免一成不变地看待发展变化的管理目标和对象,及时调整对策解决管理中出现的各种问题,有效地实现动态管理。

　　(2)有利于管理者不断调整管理方法,实现最佳管理。管理者要重视动态原理的学习,学习动态原理可以充分认识不断变化的事物,科学的预测未来的发展,帮助管理者认清下属的思想行为变化,以及管理环境的变化,不断调整管理方法,实现最佳管理。

(二) 动态原理对应的原则

1. 弹性原则　是动态原理的相应原则之一。弹性原则是指管理应具有伸缩性,适当留有余地,能够随时适应客观事物变化,实现有效的动态管理。

　　弹性原则认为不仅是在管理中有着各种各样变量的存在,整个客观现实世界都是在不断变化的。因此,管理者对管理中各个环节可能出现的各类问题不可能做到精确预测,即使是学了动态原理也不能完全免除应对突发事件的可能性,这就要求我们的管理者在管理中时刻保持一定的弹性,对任何事情都要留有余地,以便及时处理工作中的突发问题,及时适应各种可能的变化,做到管理游刃有余,避免陷入被动的局面。管理弹性的表现形式主要有整体弹性与局部弹性、积极弹性与消极弹性。

(1)整体弹性与局部弹性:是按作用范围进行分类的。整体弹性是指整个管理系统对大环境改变的可塑性或适应性。例如,在医疗团队中就是指的所有医护人员的进步性、可塑性。一个管理系统有没有很强的适应能力,关键在于是否建立了强有力的整体弹性,以适应各项工作的发展。整体弹性和管理者的政治素质、知识结构、组织领导等能力有关。局部弹性是在一系列管理环节上保持可以调节的弹性,尤其在重要的关键环节上要保持足够的余地,想好了应对的方案。这样,才能使管理体制整体可伸可缩,具有选择的机会和能力。

(2)积极弹性与消极弹性:是按作用效果进行分类的。积极弹性就是在管理工作中,把应对突发问题的应急方案从一个变成两个,做好双重准备,以防万一。消极弹性则是遇事留一手,如降低目标、延长完成时间等。消极弹性的过度使用会对整体的效益有所损失。因此,在管理中遇事要多一手,做到有备无患,以防不测。

2. 随机制宜原则 是动态原理相应的原则之一。随机制宜原则是权变管理学派的管理思想,认为管理活动应从实际情况出发,根据所处环境不同而采取最适宜最有效的管理方法。

(三)动态原理在护理管理中的应用

1. 在护理管理中树立动态管理指导思想 随着现代医学的不断发展,护士的思想观念、行为举止等均随之发生变化。护理管理者的管理思想也应适时改变,不断更新观念,不能凭主观臆断行事,避免僵化地、一成不变地看待护士,及时调整管理对策解决各种管理问题。只有这样,才能使护理管理者在动态的管理过程中因情而异,实现有效的动态管理。

2. 适时调整管理方法,实现最佳护理管理 护理管理者要充分认识管理环境以及护士的各方面变化,对她们的情感需求、行为动机等变化进行科学动态的分析和预测,适时调整护理目标、护理任务及管理方法,从而实现最佳的护理管理。

3. 运用弹性原则合理使用护理人力资源 对护士不足情况,护理部主任或科护士长可以根据各科室各病区的基本人员配备人数、科室工作量及危重患者情况等方面,了解相关科室对各级护士的需求情况,对全院或全科护士进行科学调配,避免护理人力资源浪费。

4. 运用随机制宜原则进行有效管理 护理管理者在制定护理工作计划、人力资源的配置、执行改革创新等方面都应遵循随机制宜原则,因时、因地、因人、因事不同有效地实现动态管理,才能保证护理管理适应社会的发展需求,最终实现组织和部门的目标。

四、效益原理和相应原则

(一)效益原理

1. 效益原理涵义 效益原理是指管理中要以最小消耗和代价实现最大经济效益和社会效益。"效益"按字面来讲,就是管理工作者努力工作后得到的效果,加上从工作中收获的利益,是效果和利益的总称。管理工作者对项目所做的一系列调整、分析、整合等都是为了追求这个"效益"。它可分为经济效益和社会效益两类。

(1)经济效益:简单来说就是一个价格差,所得到的减去所花费的就是真正得到的经济效益。用公式表示:经济效益 = 活动获得的经济成果－劳动耗费。

(2)社会效益:即人们通过实际行动对社会的发展提供了有益的帮助,起到了积极的作用。例如,护士为了救治患者加班加点,不计个人得失而产生的社会影响等。

2. 经济效益和社会效益的关系 一般来说,经济效益和社会效益是一致的。经济效益好,所带来的社会效益就好,经济效益不好,社会效益也不会太高。但这个对应也有一个大前提,就是必须有一个正确的工作目标。如果一开始的目标方向就有问题,那么得到的经济效益越高,产生的社会效益就越少。

效益原理要求管理者在管理中用最小的支出,获得最大的产出。各项管理活动都要以实现有效性、追求高效益为目标,时刻把取得最大的经济效益、社会效益放在管理工作的重要位置。

案例 2-4

某医院实行绩效考核,医务人员的奖金和科室当月的收入直接挂钩,大家都争相创收。张先生是一名新闻工作者,一天早上感到喉咙不适,便就近来到了这家医院。医生说要检查病因,于是给张先生开了很多检查项目,其中还有 CT 检查。张先生觉得很气愤,第二天便发表了一篇关于这家医院乱收费的新闻报道:"小感冒竟需千元医治"。这篇报道引起社会人士的广泛关注,医院的声誉受到了极大的影响,去这家医院就诊的患者明显减少了。

问题:

1. 医院的声誉为什么会受损?
2. 结合该案例,简要阐述怎样处理好效益原理中经济效益与社会效益的关系。

(二) 效益原理对应的原则

1. 价值原则的概念 是效益原理相应的原则之一。价值原则是指在管理中必须树立效益观念,以最少的耗费获得最高的经济价值和社会价值。

价值原则是使项目获得最大利益的法宝。遵循价值原则可以更加科学、合理的使用必要的资源,在管理工作的各个环节中也可以达到在节省支出的同时获得更大的效益,不管是经济效益还是社会效益。

2. 管理中的价值 管理中的价值是指经济价值和社会价值的结合统一体,具有更重要的意义。可用公式表示:价值 = 功效(产品的功能和使用价值等)/ 成本(生产中耗费的资源)。

此公式表明:功效越大,成本越小,价值越高;功效越小,成本越大,价值越低。

由此得出管理中提高价值的方法:功效不变,成本降低;功效提高,成本降低;功效提高,成本不变;功效大幅度提高,成本略有提高;功效略有降低,成本大幅度下降。

(三) 效益原理在护理管理中的应用

1. 运用效益原理树立正确的效益观 护理管理者在进行各项护理管理时,都有遵循效益原理,用最少的护理人力资源的支出,获得最大的管理效益,时刻把获得最大的经济效益和社会效益放在护理管理工作的重要位置,并且保持它们的一致性。如果一味地追求经济效益而忽视社会效益,两者就会产生矛盾,最终会得不偿失。

2. 运用价值原则提高经济效益 目前医院普遍进行绩效考核,经济效益高低是其中的一项考核指标,医务人员的工资奖金与考核结果挂钩。护理绩效考核的目的是努力促进护士的自身发展,以实现医院护理管理目标。护理管理都要以实现有效性、追求高效益为目标,力争以最低成本投入实现最高质量的经济效益。

3. 提高护理管理工作的有效性 每一位护士都是管理者,在管理活动中必须力求做到管理的有效性。医院对护理管理工作有效性的考核以工作绩效为主,并综合考虑护士的服务态度以及与相关部门的协调性等。护理管理应首先确定正确的管理目标,在目标正确的情况下,效率高才能产生效益。如果目标不正确,效率越高,效益越差。只有达到管理的目标、效率和效益的统一,才能提高护理管理工作的有效性。

【案例分析】

案例 2-1

1. 心血管内科和干部病房的护理工作为什么都出现问题?

心血管内科一次调走 2 名专业护士,影响科室日常的护理工作。干部病房因为不合理的特护安排导致护理人员严重不足,进而导致护理人员 1 人病倒,1 人辞职,护理工作无法正常进行。两个科室的护理工作出现问题与不合理的人员流动、调动,无法保证人员的稳定性有关。

2. 该案例可以用什么理论来分析?

根据法约尔的一般管理理论,法约尔提出了管理的 14 项原则,其中的人员稳定原则强调人员的相对稳定有利于企业中员工的能力得到充分发挥,管理应减少不必要的人员流动,否则将造成管理的紊乱。同样,护理人员的稳定对护理管理工作非常重要,护士娴熟的技术及丰富的专业知识的培养都需要稳定的护理工作环境,不合理的调动会影响科室日常的护理工作,造成管理的紊乱,加大管理的难度。

案例 2-2

1. 如果你是护士长,你觉得应该如何去做?

会后找郭护士沟通,听取她对科室护理工作的意见和建议,以及对这次活动的真实想法,打消顾虑,使其充分认识到参加集体活动的重要性,增加她的集体荣誉感,发挥她的工作积极性,进而带动她所在的小团体产生与科室一致的观点,有利于护理工作目标的实现。

2. 该案例可以用什么理论来分析?

根据人际关系学说的观点护理管理者应重视非正式组织及其对护理管理工作产生的影响。该科室在护理人员中也存在着非正式组织,郭护士就是她们自然形成的"领袖",她工作不积极对科室护理管理造成了一定的困难。护士长要关注这些小团体,了解她们的观点,特别是她们的"领袖"郭护士的观点,注重与她们的情感交流,使她们的社会满足感得到提高,从而提高工作积极性。

案例 2-3

1. 杨奶奶为什么再也没去那家医院?

因为该医院没有坚持以人为本的管理指导思想,不能给患者提供一个良好的就医环境,对患者没有做到基本的关心照顾,做事疏忽,不顾患者的感受,导致患者在就诊期间出了许多麻烦,影响了患者的疾病治疗。

2. 结合该案例,简单阐述人本原理的涵义。

人本原理要求人们在管理活动中把人放在最重要的位置,做到以人为核心,以人的权利为根本、强调人的主观能动性、积极性和创造性的发挥。其实质就是充分肯定人在管理活动中的主体地位和作用。医院作为医疗服务行业,在对患者的管理上,应坚持"以患者为中心"的管理理念,一切从患者出发,为患者创造一个良好的就医环境,确保医疗安全,不断提高医疗服务质量和水平。

案例 2-4

1. 医院的声誉为什么会受损?

因为医院只想获得更高的经济效益而没有注意到它的整体方向已经发生转变,得到再高的经济效益也只是一时的,反而损失了社会效益。医院里的医生也只顾自己的私利,为了个人奖金的数目不顾患者的意愿与实际情况,没有对患者负责自然会让医院的名声受损。

2. 结合该案例,简要阐述怎样处理好效益原理中经济效益与社会效益的关系。

一般来说,经济效益和社会效益是一致的,经济效益好,所带来的社会效益就好,经济效益不好,社会效益也不会太高。但这个对应也有一个大前提,就是必须有一个正确的工作目标。如果一开始的目标方向就有问题,那么得到的经济效益越高,产生的社会效益就越少。

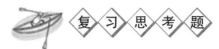

要 点 总 结 与 考 点 提 示

　　古典管理理论(科学管理理论、一般管理理论、行政组织理论)的代表人物、侧重、主要观点;人际关系学说的主要观点;马斯洛人类需要层次理论和赫茨伯格的双因素理论;现代管理理论各学派及其代表人物;系统、系统原理概念、系统的特征;整分合原则;人本原理、能级原则、动态原理、弹性原则、效益原理、价值原则的概念;价值＝功效(产品的功能和使用价值等)/成本(生产中耗费的资源);提高价值的方法。

复 习 思 考 题

一、选择题

1. 现代管理理论中的系统原理最基本的思想是(　　)
   A. 整体功能大于部分功能之和
   B. 各要素具有各自特性
   C. 与环境进行物质、能量、信息的交流
   D. 每一个系统都有其明确的目的
   E. 系统的各要素之间都是相互联系的

2. 管理活动五项职能中最基本的职能是(　　)
   A. 计划职能　　　　　B. 组织职能
   C. 指挥职能　　　　　D. 协调职能
   E. 控制职能

3. 现代管理的基本原理不包括(　　)
   A. 系统原理　　　　　B. 人本原理
   C. 动态原理　　　　　D. 效益原理
   E. 激励原理

4. 被称为管理过程之父的是(　　)
   A. 泰勒　　　　　　　B. 法约尔
   C. 梅奥　　　　　　　D. 韦伯
   E. 马斯洛

5. 霍桑实验的主持者是(　　)
   A. 泰勒　　　　　　　B. 法约尔
   C. 梅奥　　　　　　　D. 韦伯
   E. 马斯洛

6. 双因素理论认为调动积极性主要以(　　)为主
   A. 管理因素　　　　　B. 激励因素
   C. 组织因素　　　　　D. 保健因素
   E. 艺术因素

7. 某护士,女,38岁,主管护师,呼吸内科工作,能说会道、能写会画,呼吸内科护士长安排她负责科室宣传工作是根据(　　)
   A. 价值原则　　　　　B. 弹性原则
   C. 反馈原则　　　　　D. 能级原则
   E. 整分合原则

8. 某护士长,女,42岁,副主任护师,大外科科护士长,每年接到护理部下达的外科护理工作总目标后,均将其按各个病区实际情况及特点进行分解,定期组织检查,使各个病区有效协作,共同完成总目标。张护士长这样安排大外科护理管理工作是根据(　　)
   A. 价值原则　　　　　B. 弹性原则
   C. 反馈原则　　　　　D. 能级原则
   E. 整分合原则

(9、10题共用题干)
　　某医院干部二科每月病床都是满的,科室收入与其他2个干部病房不相上下,但是支出多很多,护士个人收入不如其他2个干部病房的护士。

9. 护士长应该采取(　　)办法,增加科室收入。
   A. 减少护士　　　　　B. 增收患者
   C. 节约支出　　　　　D. 增加护士
   E. 少收患者

10. 护士长应该根据(　　)进行护理管理。
   A. 系统原理　　　　　B. 人本原理
   C. 动态原理　　　　　D. 效益原理
   E. 激励原理

二、名词解释

系统　弹性原则　人本原理　能级对应

三、简答题

1. 简述系统的基本特征。
2. 简述人际关系学说的主要观点。
3. 整分合原则的基本环节。

四、论述题或应用题

1. 试用马斯洛的人类需要层次理论分析你目前的需要。
2. 论述古典管理理论三大流派代表人物及其主要观点。
3. 结合人本主义思想,谈谈如何做好护理管理。
4. 如果你是一位病区护士长,如何进行科室经济效益管理?

(李　红)

第三章

计 划 工 作

"凡事预则立,不预则废",科学而周密的计划是成功的一半。计划是在对未来的事件科学预测的基础上,规定组织发展的方向和对未来一定时期内的工作作出安排的活动。它包括对组织所拥有的和可能拥有的人力、物力、财力所进行的设计和谋划,以找到一条合适的实现组织目标的途径。计划工作为管理活动提供基本依据,是管理者的一项重要职责。

第一节　计划工作概述

管理学家亨利·法约尔曾指出:管理即意味着展望未来,预见是管理的一个基本因素。科学的计划能提高管理的效能;有效的管理必须注重计划和计划工作。提高护理管理的水平也必须从管理的计划职能开始。

一、计划的概念

计划是指工作或行动之前预先拟定的方案,包括工作的具体目标、内容、方法和步骤等。其含义就是确定目标及实现目标的途径,如为患者制定的护理计划、护士长的全年工作计划等。计划应有以下特征:针对性,可操作性,有组织执行,有专人负责,并有一定的时间期限等。国外管理学家将计划的内容归结为"5W1H",即计划要预先决定做什么(what)——目标和内容,论证为什么要做(why)——原因,确定由何人做(who)——人员,在何时做(when)——时间,在何地做(where)——地点,如何做(how)——方式、手段。

在管理科学中,重点研究的是计划的动态过程,即计划工作。计划工作是管理过程的首要职能,这种首要性一方面是指计划工作在时间顺序上是处于管理职能的始发或第一职能位置上的;另一方面是指计划工作对整个管理活动过程及其结果施加影响具有首要意义。它的含义有广义和狭义两种。广义的计划工作是指制订计划、实施计划以及检查评价计划三个阶段的工作过程,它贯穿在管理工作的始终。狭义的计划工作仅指制订计划的活动过程。本章主要介绍狭义的计划职能。

二、计划的意义

(一) 有利于有序地实现组织目标

计划工作使人们就组织的目标以及实现目标的途径作出事先的安排,由此明确组织的发展方向,使各方面的行动获得明确的指示和指导。护理工作繁杂琐碎,但解决的每一个具体问题都与组织目标相联系。计划可以使行动对准既定目标,经过周详的计划过程,将工作统筹安排,使工作运转井然有序,有利于实现组织目标。护理管理者的工作如缺乏计划性,由工作"推着走",就会出现行动盲目、工作杂乱无章而偏离组织目标的现象。

（二）有利于适应变化和应对突发事件

计划工作是面向未来的,而在解决问题的过程中,环境经常会不断地发生变化,计划工作就在于如何适应变化或正确解决变化所产生的问题,达到预定的目标。计划虽然无法消除未来的不确定性和环境的变化性,但通过计划过程,可以预测未来可能的变化以及各种变化对组织的影响,并制订适应变化的最佳方案,而且还可进一步地评估各种反应所造成的结果,以弥补变化可能对目标造成的影响。例如,国家制订的《国家突发公共卫生事件应急预案》《国家突发公共事件医疗卫生救援应急预案》等,在出现相关紧急情况时即可迅速启动,以免慌乱无序。

（三）有利于提高管理的效率和效益

计划提供了工作的目标及达到目标的最佳途径,可以避免不协调的行为发生,以减少人、财、物的重复及多余的投入,从而提高工作的效率和效益。例如,科学合理的护理分工,可使各级护士职责明确,充分发挥各自的作用,并为患者提供优质护理。

（四）有利于组织活动实施中的控制

计划工作为组织活动制订目标、指标、步骤、进度、预期成果,是管理控制活动的标准和依据。而控制工作的目的就是纠正脱离计划的偏差,促使活动保持既定方向。因此,计划有利于控制,控制是实现计划的保证,两者在管理活动中互相制约、互相促进,使组织活动得以顺利进行。

（五）有利于为管理过程奠定基础

计划工作是管理的首要职能,是管理活动的基础和前提条件。美国管理学家哈罗德·孔茨认为:"计划工作是一座桥梁,它把我们所处的这岸与我们要去的对岸连接起来,以克服这一天堑。"计划工作给组织提供了通向未来目标的明确道路,给组织、人事、领导和控制等一系列管理工作提供了基础。

三、计划的类型和形式

（一）计划的类型

计划工作是人类活动的一种形态。国家、企业、家庭、个人的活动都离不开计划。由于人类活动的复杂性和多元性,计划的类型也变得十分复杂和多样,从不同的角度可以对计划作出不同的分类。

1. 按作用时间划分 可分为长期计划、中期计划和短期计划。

(1)长期计划:又称长远规划,一般指5年以上的计划。对组织具有战略性、纲领性的指导意义。其特点表现为:通常由高层管理者制订;具有战略性,涉及重大的方针、政策、策略;不确定因素较多;时间跨度长;以问题为中心。如医院发展的5年规划、护士队伍建设的长期规划等。

(2)中期计划:一般指2~4年的组织计划。它是根据长期计划提出的阶段性目标和要求,并结合计划期内实际情况制定的计划。它是长期计划的具体化,同时又是短期计划的依据。其特点表现为:由中层管理人员制订;具有战役性;时间跨度较长;内容较详细;以时间为中心。

(3)短期计划:短期内需完成的具体工作部署。时间一般为1年或1年以内。其特点表现为:由基层或操作层管理人员制订;一般针对具体的工作任务或问题,具有战术性;时间安排短;

内容详细、单纯;以任务为中心。

2. 按计划的规模划分 即根据计划对组织影响范围和程度不同,可分为战略性计划和战术性计划。

(1)战略性计划:关于整个组织总体目标和战略方案的计划,由高层管理者制订。其基本特点为:计划所包含的时间跨度长,涉及范围宽广;计划内容抽象、概括,并且一旦实施,不易更改。因此,战略计划的制订者必须有较高的风险意识,能在不确定中选定组织未来的行动目标和发展方向。

(2)战术性计划:对具体工作问题,在小范围和较短时间内实施的计划。其主要特点是:计划所涉及的时间跨度比较短,覆盖的范围也较窄;计划内容具体、明确,要具有可操作性;计划的任务主要是规定如何在已知条件下实现根据总体目标分解而提出的具体行动目标,是战略性计划的一部分。战术性计划的风险程度也远比战略性计划低。

3. 按计划的覆盖面划分 可分为整体计划和局部计划。

(1)整体计划:指组织和系统所有一切工作的总体设计,整体计划的范围因该组织或系统所从事工作的广度、深度及涉及的项目多少而有所不同。如整个医院的年度发展计划。

(2)局部计划:又称专项计划,指为完成某个局部领域或某项具体工作而制定的计划,是整体计划的子计划。如护理部的年度发展计划、各病房的年度护理计划。

整体计划与局部计划相互配合,整体计划为局部计划规定了方向、原则、范围及重点,而局部计划是整体计划在各个部门、各种任务上的具体化。

4. 按计划的约束程度划分 可分为指令性计划和指导性计划。

(1)指令性计划:由主管部门制定,以指令的形式下达给执行单位,规定出计划的方法和步骤,要求严格遵照执行的具有强制性的计划,如政策、法规。

(2)指导性计划:由上层管理阶层下达给下层各执行单位,需要以宣传教育以及经济调节等手段来引导其执行的计划。指导性计划一般只规定需要完成任务的方向、目标及指标,而对完成任务的方法、步骤不作硬性规定,如病房护士继续教育学习计划。

(二)计划的形式

哈罗德·孔茨指出:"只要记住,计划包含有将来任何的行为过程,我们就能认识到计划的多样性。"计划的不同表现形式包括:宗旨、目的或任务、目标、策略、政策、程序与规则、规划或方案以及预算等的形式。

1. 宗旨 是组织存在的基本职能和基本使命,它是组织的最高原则。具体来讲,宗旨是组织或系统对其信仰和价值观的表述,它回答一个组织是干什么的和应该干什么。每个组织都必须有明确的宗旨,并将组织的宗旨灌输到每一位成员的头脑中去,贯彻到计划的制定、执行过程中。护理工作的宗旨应该包括护理活动、患者、护士三个方面。明确组织宗旨,是发展具体计划的前提条件。

2. 目的或任务 是组织的作用,是社会赋予一个组织的基本职能。如医院的任务是"治病救人";WHO规定护士的任务是"保持健康、预防疾病、减轻痛苦、促进康复"。这是所有相关组织都应该遵行的任务,并根据具体情况制定目标。

3. 目标 是在宗旨、任务已明确的情况下,整个组织活动要达到的可测量的、具体的成果。目标必须是具体的、可测量或可评价的。例如,本年度医院护士考核合格率≥95%;5种表格书写合格率≥95%等。目标不仅仅是计划工作的终点,也是组织工作、人员管理、领导和指导以及控制工作等活动所要达到的最终结果。

4. 策略 是为实现组织目标而采取的对策,是实现目标的指导方针和行动方针。它指出工作的重点及顺序,人力、物力、财力、时间、信息等资源的分派原则。其重要意义在于可以避免资源浪费,指出统一的方向,从而完成组织全部的目标。如护理部通过加强护士长的培训,来提高医院的护理管理水平等。

5. 政策 是组织为达到目标而制定的一种限定活动范围的计划。具体地说,它规定了组织成员行动的方向和范围,明确解决问题的原则。政策不仅限于国家规定,也包括各级组织制定执行决策时所遵循的原则和方针。政策是指导作决策的统一指南,同时政策的广泛性可使下级在不违反政策的前提下具有一定的自由处理问题的决策权。如奖金分配政策、专业技术职称晋升政策等。

6. 程序 是根据时间顺序而确定的一系列相互关联的活动,它规定了处理问题的例行方法、步骤。如护理程序规定了处理护理问题的步骤。政策和程序都含有规定的性质,但程序规定的是办事细则,是执行政策的具体实施方法。一般来讲,越是基层,所规定的程序也就越详细,数量也就越多。

7. 规则 是一种最简单的计划,是根据具体情况采取或不采取某个特定行动的要求。规则可被作为要求员工为实现计划而努力的行为规范。规则容易和政策、程序混淆。规则与政策的区别在于政策的主要作用是指导人们在决策时如何考虑问题,留有自由处理问题的决策权,而规则在应用中不具有自由处置权,如各项护理常规、消毒隔离制度等。规则与程序的区别在于规则不规定时间顺序,如医院墙上挂"禁止吸烟"、"不要大声喧哗"等标示牌的规则就与程序无关。

8. 规划或方案 是一种最常见、最典型的计划形式。在一个规划中,组织的宗旨、计划所要实现的目标、实现目标应该采取的策略、执行策略时所需遵守的政策、程序和规则等都将得到体现。但是,规划并不等同于计划,它只是一种综合性的计划形式。一个主要的方案或规划可能要求有许多派生的计划。例如,护理部制订的护士继续教育3年发展规划,其中包含各层次护士不同类型的培训计划,如培训目标、相关政策、规定、培训方法、时间安排及经费保证等。

9. 预算 是对组织活动从经济角度进行的一种计划形式,是组织在一定期限内(通常为1年)将所预期的收入和所计划的支出用数据形式表示出来的报告书。与其他计划形式相比较,预算应做到更严格、更精确,才可能取得良好的经济效益。护理管理者需要参与预算的制订。例如,护理预算中有年度预算、季度预算及月预算等,包括了医疗护理器械、资金、人员教育经费等各方面的预算。

案例 3-1

某医院要求提高护士素质以提高护理质量。护理部立即召开工作会议传达医院工作部署,进行一系列计划步骤。①分析形式:发现有哪些问题?②确定目标是什么?③评估资源:包括临床工作量、护士数量、科主任的态度。④就护士学习的方式、时间、内容拟定备选方案。⑤比较方案:对以上方案的利弊及可行性充分讨论并进行比较。⑥根据评价,选择满意的方案。⑦制定辅助计划:包括师资、教材、活动、训练内容计划。⑧编制预算:如教师、教室、教材和教具等做出预算。

问题:

1. 你认为上述计划是否可行?为什么?
2. 请评价护士培训计划的效果,并阐述理由。

四、计划的步骤

科学合理的计划对组织目标的实现具有重要意义,为使计划尽可能科学、合理、完善,计划的编制要遵循一定的原则、方法和步骤。任何计划工作的步骤都是相似的,依次包括以下8个阶段(图 3-1)。

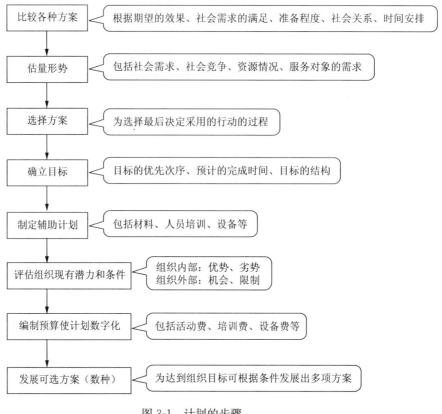

图 3-1 计划的步骤

(一)估量形势

对现存形势的分析和估量是计划工作的第一步。能否确定切实可行的目标取决于对形势的分析。将组织、部门置于更大的系统中,而且要有动态的观点,考察环境、对手与组织自身随时间的变化与相互间动态反应。通过适当的社会调查,获取一定的背景材料,重点作下列项目的评估:①社会需求;②社会竞争;③组织的资源;④服务对象的需求。例如,医院护理部门计划开设家庭护理服务项目,在第一步应该评估以下内容:社会对家庭护理的需求;医院所处社区对家庭护理的需求;医院的地理位置,开展家庭护理服务的人力、物力资源及其他医院开展家庭护理的有关信息资料。

(二)确定目标

目标通常是指组织预期在一定时间内达到的数量和质量指标,是未来行动的方向和努力的动力。在估量形势的基础上根据组织自身的条件,确立通过努力可以达到的合理目标。通常在确定总目标后,各部门按照总目标拟定分目标,各部门的分目标又控制其基层下属单位的目标。层层控制,可有效地把握全体员工努力的方向。明确的目标应包括 3 个方面:①目标的优先次序;②达到目标的时间安排;③目标的结构。目标陈述应清晰、精确、具体、可行;否则计划后无法执行、检查和评价。

（三）评估组织潜力和条件

管理人员应对组织的人力资源、设备物资资源、物理环境、人际关系、与相关部门的关系等进行 SWOT 分析。S（strengths）是指组织内部的优势，W（weaknesses）是指组织内部的劣势，O（opportunities）是源于组织外部可能存在的机遇，T（treats）是指来源于组织外部可能的威胁或不利影响。例如，护理部计划开设家庭护理服务项目，经评估：S——人力资源可得到保证，有一批经验丰富的护士；W——建立家庭护理中心的场所难于落实；O——可向上级部门申请一定的经费支持；T——医院所处城市开展家庭护理的机构较多。

（四）发展可行方案

"条条道路通罗马"、"殊途同归"，都描述了实现某一目标的途径是多样化的。应在分析的基础上，拟定尽可能多的方案。通常可供选择的方案数量越多，对选中的方案的相对满意程度就越高。因此，要发扬民主，充分利用组织内外的专家，产生尽可能多的有利于组织目标实现的方案。

发展可行方案应考虑方案与组织目标的相关程度，可预测的投入与效益之比；公众的接受程度；下属的接受程度以及时间等因素。例如，护理部的目标是提高护士的业务素质，则可行的备选方案是：①聘请护理专家进行专题讲课；②招聘一定数量的高层次、高学历的护理专业毕业生或护士；③成立护理质量管理检查组；④加强护士的在职培训；⑤加强护士的学历教育等。

（五）比较各种方案

根据前提条件和目标，将所有备选方案进行分析、比较，评价各方案的优缺点，按优先次序进行排列。如某方案可能效益好，但操作难度大或职工不满意；某方案可能获益小，但风险少；某方案可能更有利于组织的长远目标等。

（六）选定最佳方案

这是计划工作的关键一步。对各种备选方案进行分析和评价后，选择明确、经济、可行的方案。有时会采用几个方案的优势，而不只是一个最优方案，舍去不合理或者不可行的方案。

（七）制订辅助计划

基本方案选定后，一般要有派生计划以辅助和扶持该方案，即总计划下的分计划。例如，建立家庭护理服务的总计划中，选择和培训家庭护理专业人才计划，有关设备添置计划等均属辅助计划。

（八）编制预算

预算是数字化的计划。通过分析、比较、选定方案后，将计划转化为预算的形式，使之数字化。编制预算实质上是资源的分配计划，包括人员、设备、经费、时间等方面的内容。通过编制预算，组织对各类计划进行汇总和综合平衡，控制计划的完成进度，保证计划目标的实现。

第二节　决　策

决策是管理的核心，直接关系到事业的兴衰成败。护理管理者们在制订计划、管理病房、组织开展工作、分配和训练护士等各项活动中，都需要决策。科学的决策起着避免盲目性和减少风险的导向作用。因此,管理者要按照科学的决策程序和方法,以达到决策的正确性。

一、决策的定义

决策是针对需要解决的问题,运用科学的理论和方法,系统地分清主、客观条件,提出各种可行方案并从中选择最佳方案的活动。决策是计划工作中的步骤,也是解决问题的核心。但决策并不只限于计划职能,在管理的各项职能中,几乎都会遇到决策问题。决策管理学派的代表人物赫伯特·西蒙认为"决策贯穿于管理的全过程,管理就是决策"。

二、决策的重要性

管理的核心是决策,决策失误是最大的失误。如何正确认识、把握和利用决策方法有效地提高决策的科学性,是关系到组织未来生存与发展的关键问题。

三、决策的分类

决策按划分依据的不同,有多种类型,较常见的分类有以下几种。

1. 按决策范围划分 可以分为战略决策与战术决策。战略决策与战术决策属于一个完整的决策体系中的不同层次,两者的区别如下。

(1)从调整对象看:战略决策调整组织的活动方向和内容,解决"干什么"的问题,是根本性决策;战术决策调整在既定方向和内容下的活动方式,解决"如何干"的问题,是执行性决策。

(2)从涉及的时间范围看:战略决策面对未来较长一段时期内的活动,而战术决策则是具体部门在未来较短时期内的行动方案。战略决策是战术决策的依据,战术决策是在其指导下制定的,是战略决策的落实。

(3)从作用和影响上看:战略决策的实施效果影响组织的效益和发展,战术决策的实施效果则主要影响组织的效率与生存。

2. 按决策的有无程序划分 或者按照对决策问题的了解程度划分,可以分为程序性决策与非程序性决策。

(1)程序性决策:又称常规决策或确定性决策,是对管理中经常重复出现的问题按预先规定的程序、处理方法和标准来处理的决策。程序性决策通常用于解决一般性问题,组织中大约有80%的决策可以成为程序性决策,如日常护理管理中有关病室管理、患者陪护、护理制度执行等问题。护理管理者就可按既定的程序、模式和标准进行决策。越是基层管理者,程序性决策所占的比例越大。

(2)非程序性决策:是为解决不经常重复出现的、非例行的新问题所进行的决策,是一次性的决策。如对护理中突发事件的处理,它的决策主要依靠决策者的经验、学识和创造力。

3. 按决策条件的可控程度划分

(1)确定型决策:在主要的约束条件已十分明确和肯定,每个被选方案的预测期望结果也比较确定时,决策者可通过比较,选择结果最佳的决策方案。

(2)风险型决策:又称随机型决策,决策者不能肯定决策将来出现的结果,但对其出现的概率可以预先作出估计或计算,根据概率选择方案。

(3)不确定型决策:是决策者对决策问题未来各种结果状态发生的概率毫无所知。不确定性决策中可行方案的选择和评判,主要取决于决策者的知识和经验。

4. 按决策者的职务层次划分 可分为高层决策、中层决策和基层决策,管理者的地位越高,决策的作用和影响也越大。

5. 按决策形成的机制划分 按决策主体和决策形成的权力机制可分为个人决策和群体

决策。

(1)个人决策:决策者是单个人,适用于日常事务性决策或程序性决策。个人决策及时、快捷,但决策的效果受决策者的能力水平的影响比较大。

(2)群体决策:决策者可以是几个人、一群人,甚至扩大到整个组织的所有成员,如护理组织中成立的评审组、委员会等组织就是群体决策的工具。群体决策适用于所有的决策活动,尤其是对组织影响重大的关键性问题的决策。

群体决策与个人决策相比的优点有:①群体通常能比个人做出质量更高的决策,因为它具有更完整的信息和更多的备选方案;②以群体方式做出决策,易于增加有关人员对决策方案的接受性。缺点是:群体决策的效果受到群体大小、成员从众现象等因素的影响,效率相对较低,也易导致责任不清。可以采取一些改善群体决策的方法,如头脑风暴法、名义群体法、德尔菲法、电子会议、鱼缸观鱼法等。

知识链接

群体决策的方法

1. 头脑风暴法 美国创造学家 A. F. 奥斯本首创的一种决策方法,又称思维共振法。典型的头脑风暴法通过小型会议的组织形式,一般5~10人为宜。主持者首先以明确的方式向所有参与者阐明问题,让所有参加者在自由愉快、畅所欲言的气氛中,"自由"提出尽可能多的方案。不允许任何批评,并且所有的方案都当场记录下来,然后再讨论和分析。以此激发与会者创意及灵感,使各种设想在相互碰撞中激起脑海的创造性"风暴"。它适合于解决那些比较简单、严格确定的问题。

2. 名义群体法 在集体决策中,如果大家对问题性质的了解程度有很大差异,或彼此的意见有较大分歧,直接开会讨论效果并不好,可能争执不下,也可能权威人士发言后大家随声附和。这时,可以采取"名义小组技术"。管理者先选择一些对要解决的问题有研究或有经验的人作为小组成员,并向他们提供与决策问题相关的信息。小组成员各自先不通气,独立地思考,提出决策建议,并尽可能详细地将自己提出的备选方案写成文字资料。然后召集会议,让小组成员陈述自己的方案。在此基础上,小组成员对全部备选方案投票,产生大家最赞同的方案,并形成对其他方案的意见,提交管理者作为决策参考。

3. 德尔菲技术 德尔菲技术是兰德公司提出的,用于听取专家对某一问题的意见。运用这一方法的步骤是:根据问题的特点,选择和邀请做过相关研究或有相关经验的专家。将与问题有关的信息分别提供给专家,请他们各自独立发表自己的意见,并写成书面材料。管理者收集并综合专家们的意见后,将综合意见反馈给各位专家,请他们再次发表意见。如果分歧很大,可以开会集中讨论;否则,管理者分头与专家联络。如此反复多次,最后形成代表专家组意见的方案。

四、决策的基本步骤

绝不能把决策仅仅理解为管理者一瞬间的"拍板",决策的程序实际上是一个提出问题、分析问题、解决问题的分析、判断过程。健全的决策程序基本上包括以下几步。

(一)确立问题

决策的开始应及时准确地发现问题。经过调查研究,全面详细地收集资料,认真分析问题的性质、范围、程度、产生的主客观原因及真正根源,以确立问题。

(二)确定目标

目标是影响方案拟定、选择和实施的关键。决策目标必须具体明确,不能含糊不清,并且目标要有明确的标准,以便于考核。

(三) 拟定方案

拟定方案就是把实现目标的多种途径具体化,使之成为指标清晰、目标合理、方向明确的能够对人们的行为起指导作用的行动方案。

(四) 方案评估

方案评估是对方案进一步论证,依据前面建立的价值准则,从实用性、效益性和可行性等方面对方案进行综合评价。通过对每个方案的权衡比较,提出每一方案的执行条件和环境要求等,排出它们的优劣顺序,为下一步的方案择优工作做好准备。

(五) 方案选优

方案选优是决策的关键环节,选优的标准主要是指在一定条件下,效益最佳的方案。决策者应具有勇于开拓创新、敢于承担风险的心理素质,依靠经验、试验、研究分析等方法,确立正确的决策方案。要注意处理好下述几个方面的问题:统筹兼顾;注意反对意见;有决断的魄力。

(六) 实施中追踪决策

选定了方案,在付诸实施过程中,要建立信息反馈系统。决策者要根据反馈信息,采取各种相应的措施。在执行中,如果由于主客观条件发生了变化,就要对原定方案进行必要的修正,以尽量防止或减少失误。

第三节　目标管理

一、目标及目标管理的基本概念

(一) 目标的概念

社会中任何一个组织,如社会团体、政府部门、企事业单位等,都应有自己的目标。目标既是组织各项管理活动的起点,也是各项管理活动所指向的终点。对于组织来说,目标是指组织在一定时期内期望达到的预期成果,它包括组织的目的、任务、具体的目标项目和指标水平及指标时限。简单地说,目标就是组织在某一方面、某一预定时期所要取得的成果指标。例如,某医院护理部年度目标是将患者对护士的满意率提高5%。

(二) 目标管理的概念

目标管理是由组织中的管理者和被管理者共同参与制定,在工作中由员工实行自我控制并努力完成工作目标,并以共同制定的目标为依据来检查和评价目标达到情况的一种管理方法。它既是一种激励技术,又是员工参与管理的一种形式。

目标管理的由来

目标管理是在泰罗的科学管理和行为科学理论基础上形成的一套管理制度。1954年,美国著名管理学家彼得·德鲁克在他所著的《管理的实践》一书中,首先提出了"目标管理和自我控制"的主张。他认为,通过目标管理就可以对管理者进行有效的管理。之后,他又在此基础上发展了这一主张,认为"企业的目的和任务,必须转化为目标",企业的各级主管必须通过这些目标对下级进行领导,以此来达到企业的总目标。如果每个职工和主管人员都完成了自己的分目标,则整个企业的总目标就有可能达到。与此同时,还有许多先驱者对目标管理也同样做出了重大贡献,在此基础上形成了目标管理制度。由于这种制度在美国应用非常广泛,而且特别适用于对主管人员的管理,所以被称为"管理中的管理"。

二、目标管理的特点

(一)员工共同管理

传统的管理是由上级管理者制定目标,再指派给下属。由于缺乏沟通,常造成下属对目标及努力方向不够明确,影响工作效率和目标的实现。而目标管理是下属参与管理的一种形式,目标的实现者同时也是目标的制订者,即由上级与下级共同确定总目标,然后将总目标进行分解,逐层展开,通过上、下级协商,制订出各部门及个人目标。分目标由总目标指导,总目标由分目标保证,形成一个"目标手段"链,使各层次、各部门、各成员都明确自己的任务、方向、考评方法,共同为实现组织目标而努力。

(二)强调自我管理

由于每个人都有了明确的目标,所以在目标实施过程中,人们会自觉地、努力地实现这些目标,并对照目标进行自我检查、自我控制和自我管理。这种自我管理能充分调动各部门及每一个人的主观能动性和工作热情,充分挖掘自己的潜力。目标管理的主旨还在于用"自我控制的管理"替代"压制性的管理",它使人们能够控制他们自己的成绩,这种自我控制可以成为更强烈的动力,推动人们尽自己最大的努力把工作做好。它意味着更高的成就和更广阔的眼界。

(三)实行分权管理

集权和分权的矛盾是组织的基本矛盾之一。唯恐失去控制是阻碍大胆授权的主要原因之一,推行目标管理有助于协调这一矛盾。目标管理实行分权管理,要求上级管理者相信下级、依靠下级。目标确定后不过多干预,而是让下级自我管理、自我控制。这使得组织更有生气,团结气氛更加浓厚。同时,分权管理可以充分发挥下属员工的主人翁精神,体现以人为中心的管理,员工有了权力会认为自己是主人,事业(任务)是自己的,就会加倍地努力工作,由"叫我干"转变为为了目标的完成"我要干"。

(四)注重工作效果

目标管理所追求的目标就是组织和个人在一定时期内应该达到的工作效果。目标管理不以行动表现为满足,而以实际效果为目的。工作效果对目标管理来说,既是评定目标完成程度的依据,又是奖评和人事考核的依据。采用传统管理方法评价下属员工的表现,往往容易根据印象、本人的思想和对某些问题的态度等定性因素来评价;实行目标管理后,由于有了一套完善的目标考核体系,从而能够按员工的实际贡献大小如实地评价一个人,使评价更具建设性。因此,目标管理又叫效果管理,离开工作效果,就不能称其为目标管理。

三、目标管理的基本过程

目标管理一般分为目标确定、目标实施和目标评估3个阶段。这3个阶段周而复始地呈螺旋形上升,不断达到更高目标。

(一) 目标确定阶段

此阶段主要是建立完整的目标体系,是实施目标管理的第一步,也是最重要的一步。如果目标合理、明确,则后阶段的管理和评价就会更加客观、有效。这一阶段一般包括以下四个方面的内容。

1. 确定组织总目标 组织总目标是组织共同愿望、宗旨和使命在某一阶段欲达成的状态或结果。一个组织若只有共同愿望而没有具体实现共同愿望的阶段性目标,那么共同愿望始终将是一个空想。因此,组织在有了共同愿望的条件下,重要的工作是要确定组织未来运作的一个总目标。事实上,共同愿望的塑造规定了组织行进的方向和使命,这样也就大致决定了确定组织总目标的基本方面。组织要做的事是如何在判定自己的资源实力、外部环境条件下,制订一个符合共同愿望方向又切合实际的在发展方向推进的具体要求,以作为组织和全体成员在未来一段时间内努力的具体方向和既定的责任。

在组织总目标的确定过程中关键是要处理好以下几个问题。

(1)分析判断组织的内部环境,包括所拥有的资源实力、可调动资源的多寡、组织存在的问题和相对优势所在,从而判断自己有无核心专长。表面上组织目标的确定与组织发展方向有关,实际上组织目标确定过程中更重要的是与组织核心专长的建立与发展有关。组织的核心专长是组织生存与发展的最关键因素,因为是它支撑着组织目标的最终实现。所以,组织总目标的确定要考虑目标是否有助于组织核心专长的发展。

(2)分析组织的外部环境以及这些环境因素的未来变化。例如,组织面临的政治环境、文化环境、经济环境、社会环境等,一定会对组织目标的实现有影响,有时甚至是重大的约束。更重要的是目前一些因素尚不成为目标实现的重要约束,但有可能在未来某一时间成为重要约束。因此,组织总目标的确定必须考虑这些因素的影响。因为确定的组织总目标一定要能够实现,否则目标确定就没有价值。

(3)组织总目标一旦确定就成了组织计划工作的前提或依据,也成了组织未来行为获得成果的标志。为此,组织总目标确定的另一个重要方面就是组织总目标是可以度量的,即可以用一系列相应指标来反映与计量。

2. 审议组织结构和职责分工 目标管理要求每一个目标都要有明确的责任主体,因而总目标确定后,要重新审查现有的组织结构,对各级人员的权限及现有的人、财、物等内部环境资源根据目标进行调整,以明确职责分工。

3. 确定下级和个人目标 将已确定的组织总目标按照组织架构进行纵向与横向的分解是目标管理过程中最为关键的一步。具体来说可分为以下3个阶段。

第一,将组织总目标按组织体系层次和部门逐步展开,直至每一个组织成员。这一个展开的过程是所谓的自上而下的过程,但这一过程只是上级给下级的一个初步的推荐目标,不是最后决定了的目标。

第二,组织体系中的每个层次、每个部门、每个成员均可以根据自己的部门、层次、岗位分工和职责要求,结合初步下达的目标进行思考分析,最终提出自己的目标。显然这一目标是上级下达初步目标的一种修订。自己目标提出后必须按层级上报,这就是所谓的自下而上的过程。

　　第三，组织将自下而上的目标与下达目标比较,分析差异,征询下级意见,再进行修订然后再下达,下级各方仍可以修正再次上报。经过这么一个上下多次反复,最终将组织总目标分解成一个目标体系,下达给组织相应的层次、部门和组织成员。组织目标下达给每个部门、每个层次、每个组织成员时,要求有下达目标的具体说明、具体要求、自主权限、完成后的激励措施等,使接受目标的每个层次、每个部门和每个组织成员可以有明确的工作努力方向,有明确的责任和行为激励。

　　4. 协议授权　上、下级就实现目标所需的条件、权力及目标实现后的奖惩达成一致。双方协商后,由下级写成书面协议。

（二）目标实施阶段

　　第二阶段为目标的实施阶段。通过目标的确定,每个目标执行者都明白自己在实现总目标过程中应承担的责任,以及各自的职责范围。在这一阶段中,目标执行者采用自我管理的方法,按照目标总体要求根据自己的权限范围,调动各种积极因素,发挥自己的聪明才智全面组织实施。这一过程的管理与传统的管理方式不同,是让目标执行者自己管理自己,即实行自我控制、自我约束。这样做有利于调动目标执行者的积极性和创造性,充分发挥他们的能力。

（三）目标评估阶段

　　目标管理这一方式的核心思想就是把分解下达后的目标作为组织每个层次、每个部门和每个单位的工作业绩的衡量标准。因此,目标管理全过程中最后一个重要工作就是根据下达的目标对各方工作和业绩进行检查和考评。然而,目标完成检查与业绩考评不是同一项工作。因为目标完成检查在整个目标工作期间可以进行多次,也就是说当目标下达后,并不是上级放任不管,但上级也不是时不时下命令,而是经常检查指导,采取帮助的态度,并给予必要的资源支持以使得下级部门、组织成员实现他们的目标。

　　业绩考评是目标管理全过程中的最后一环。一个组织如果能够正确公正地判断每个组织成员的业绩和工作努力程度,那么这个组织一定是无往不胜的,因为公正的评价是对组织成员最有力的激励。事实上大多数组织很难做到这一点,组织很容易偏听那些说的多做的少的人,导致那些真正埋头苦干的人被忽视,最终影响组织的士气。然而,这样一种情况往往出现在没有目标分解或目标分解不全的组织之中,正因为没有目标或目标不全,那些光说不练的人就有了偷懒的可能。反之,在目标管理的条件下,考评并不看你说的如何,而是看你做的与目标的差异程度,看你的真正的业绩。

　　目标管理过程中的业绩考评可以有两种方式:第一种是组织各层次、各部门、各个成员的自我考评,即自己对照目标和自己所取得的工作业绩来判断自己做得如何;第二种是组织的上级部门对下级部门及组织成员进行考评,考评过程也是对照工作业绩与下达的目标进行分析评判。实际上这两种方式各有利弊,在组织成员自觉性高、自我管理能力强时可采取第一种方式,否则可采取第二种方式。有时可以两种方式同时采用,即先由组织成员们自我评价,然后由上级部门复评。根据考评结果,按照预先的规定给予一定的奖惩。对于完成好的,给予充分的肯定,以调动各级人员积极性;对于目标没有完成的,分析原因总结经验教训,然后讨论下一阶段目标,开始新一轮目标管理循环。

四、目标管理的优点及局限性

(一) 目标管理的优点

目标管理是目前运用比较广泛的管理方法之一,很多美国企业如杜邦和通用汽车公司等都采用目标管理方法。许多组织应用目标管理取得了显著的成效。根据美国《幸福》杂志最近的调查,在美国最大的 500 家工业公司中有 40% 采用了目标管理。目标管理的全部好处可以用一句话概括,那就是它能导致管理工作的全面提高。

1. 形成激励 当目标成为组织的每个层次、每个部门和每个成员自己未来时期内要达成的一种结果,且实现的可能性相当大时,目标就成为组织成员们的内在激励。特别是当这种结果实现,组织还有相应的报酬时,目标的激励效用就更大。从目标成为激励因素来看,这种目标最好是组织每个层次、每个部门及组织每一个成员自己制订的目标。他人强加的目标有时不但不能成为激励,反而会成为一种压力而受到抵制。

2. 有效管理 目标管理方式的实施可以切实地提高组织管理的效率。目标管理是一种结果式管理,这种管理迫使组织的每一层次、每个部门及每个成员首先考虑目标的实现,尽力完成目标。因为这些目标是组织总目标的分解,因此在组织的每个层次、每个部门及每个成员的目标完成时,组织总目标也实现了。同时,在目标管理方式中,分解目标确定后,不规定各个层次、各个部门及各个组织成员完成各自目标的方式、手段,这给了人们在完成目标方面一个创新的空间,更有效地提高了组织管理的效率。

3. 明确任务 目标管理使组织的各级主管及成员都明确组织的总目标、组织的结构体系、组织的分工与合作及各自的任务。这些方面职责的明确,使得各级人员知道,为了完成目标必须给予下级相应的权力以及个人应尽的义务。另一方面,在目标管理实施的过程中常常能发现组织体系存在的缺陷,从而帮助组织对自己的体系进行改进。

4. 自我管理 目标管理实际上也是一种自我管理的方式,或者说是一种引导组织成员自我管理的方式。在实施目标管理的过程中,组织成员不再只是做工作、执行指示、等待指导和决策,组织成员此时已经成为有明确目标的单位或个人。一方面,组织成员们参与了目标的制订,取得了组织的认可;另一方面,组织成员在努力工作实现自己的目标时采取的方式方法都是由他们自己决定的。从这个意义上看,目标管理至少可以算是自我管理的方式,是以人为本的管理的一种过渡方式。

5. 有效控制 目标管理方式本身也是一种控制的方式,通过目标分解后的实现最终保证组织总目标实现的过程就是一种结果控制的方式。目标管理并不是目标分解下去便没有事了。事实上,组织高层在目标管理过程中要经常检查、对比目标,进行评比,看谁做得好,如果有偏差就及时纠正。从另一个方面来看,一个组织如果有一套可考核的目标体系,那么其本身就是进行监督控制的最好依据。

(二) 目标管理的局限性

尽管目标管理有以上种种优点,有很多的组织在使用目标管理后也取得了很好的成效,但它也存在着一些不足。这主要源于目标管理本身和运行中存在的问题,认识这些问题,可使我们预先采取防范措施或提高警觉,避免或防止这些问题的发生。

1. 目标难以设定 德鲁克在《管理实践》中说:"真正的困难不是确定我们需要哪些目标,而是决定如何设立这些目标。"组织内的许多目标难以定量化、具体化;许多团队工作在技术上不可分解;组织环境的可变因素使组织活动的不确定性越来越大,这些都使得设置真正可考核的目标很难确定。另外,由于过分强调定量化目标而忽视一些定量性不明显的指标,如只奖励低成本而损害创造性;以及为保证目标的实现且具有激励作用,目标既要具有挑战性又要是可以实现的,等等。这一切均导致设置目标困难重重。

2. 过分强调短期目标 大多数的目标管理中的目标通常是一些短期的目标,如年度的、季度的、月度的等。短期目标比较具体,易于分解,而长期目标比较抽象,难以分解;另一方面,短期目标易迅速见效,长期目标则不然。所以,在目标管理方式的实施中,组织似乎常常强调短期目标的实现而对长期目标不关心,甚至为追求短期目标而以牺牲长期目标为代价。这样一种观念若深入组织的各个方面、所有成员的脑海中和行为中,将极大地影响组织的发展。

3. 目标商定费时 有效的目标管理需要投入足够的时间进行准备,上下级之间统一认识、商定目标等都应该是反复进行的。有些组织推行目标管理收效甚微,就是因为不能或不愿在统一思想、协商目标、提供协助等方面花费必要的时间,从而削弱了目标管理的效果。有些采用目标管理的组织过分强调数量的目标,要求报表和总结过多,使得管理人员忙于写总结、报表,对下级只是分派任务或提出建议,很少坐下来与下级共同研究问题,结果就造成目标管理流于形式,达不到应有效果。

4. 结果可能袒护过程 因为目标管理注重成果,很可能产生这样一种态度,只要能够获得成果,任何行动都可以接受。这种态度很可能使人们做出对组织构成损害的不明智的决策。也正是因为如此,有时奖惩不一定都能和目标成果相配合,也很难保证公正性,从而削弱了目标管理的效果。

5. 缺乏灵活性 目标管理要取得成效,就必须保持其明确性和肯定性,如果目标经常变动,就难以说明它是经过深思熟虑和周密计划的结果,而且目标的改变还可能造成组织的混乱。但是计划是面向未来的,而未来存在许多不确定因素,这又使得目标必须根据已经变化了的计划工作前提对目标进行修正。然而,修正一个目标体系与制订一个目标体系所花费的精力相差无几,这有可能迫使目标管理活动的暂停或终止。

6. 过于乐观 目标管理对于管理人员的动机的假设是Y理论,认为多数人都有发挥潜力、承担责任、实行自治和富有成就感的需要,都有事业心和上进心,而且只要有机会,他们就会通过努力工作来满足这些需要,把在工作中取得成就看得比金钱更重要。而现实并不完全如此,特别是将目标的考核和奖励联系在一起后,往往指标要低,出力要少,奖励要多。这样会破坏信任的气氛,无法形成承诺、自觉、自治与愉快的氛围。因此,在实际推行目标管理时,除了掌握具体的方法外,还要特别注意把握工作性质,分析其分解和量化的可能,培养员工的职业道德水平,培养合作精神,使目标管理的运行建立在一定的思想基础和科学管理基础之上,从而使目标管理发挥预期效果。

五、目标管理在护理管理中的应用

(一)确定目标

护理部根据医院分级管理评审标准要求,经反复调查论证,设定了全年3个方面的总目标,并尽量用定量指标表达。

(二)目标分解

护理部对于每一个具体指标都按纵横两个系统从上到下层层分解。从横向系统看,每个科室都细分到各自的目标。从纵向系统看,从护理部到下属各科室直至每一个护士都要落实细分的目标。由此形成层层关联的目标连锁体系。现以技术操作合格率≥95%为例,对其目标进行分解。经分析,技术操作合格率的提高取决于各科室护士长的重视、主管护师的传帮带和护士的主动学习。为确保目标的实现,各科室护士长的重视、主管护师的传帮带和护士的主动学习继续分解为护士长、主管护师和护士的个人目标,涉及包括护士长的定期检查、主管护师的理论和实践的授课以及护士的考核成绩等具体要求。也就是将目标最终落实到责任单位和责任人。

(三) 执行目标

护理部按照目标管理的要求,让各目标执行者"自主管理",使其能充分发挥积极性和潜能,并为各级执行者实现自己的细分目标创造一个宽松的管理环境。在此阶段,护理部注意做到:进行充分的委权和放权,提高自我管理和自我控制的水平。但对各科室及各级护士并不是完全放任。他们的职责主要表现在以下几方面:一是为各级人员创造良好的工作环境;二是对各级人员做好必要的指导和协调工作;三是遇到特殊事项时,主动下到科室去协商研究解决。各级责任人在目标落实后,就开始按目标制定具体实施方案。实施方案包括执行目标的权限、工作条件、工作任务和计划进度等。在每天的工作中,每个人都要制定详细的日工作计划,这些计划要能对自己目标的完成作出贡献,并尽可能取得最大工作效率。

(四) 评价成果

护理部在进行目标管理时,非常重视成果评定。当预定目标实现期限结束时,就大规模开展评定成果活动借以总结成绩,鼓励先进,同时发现差距和问题,为更好地开展下一轮目标管理打好基础。

护理部在评定成果时贯彻了三项原则:一是以自我评定为主,上级评定与自我评定相结合;二是对目标达到程度、目标复杂程度、执行目标的努力程度进行综合评定;三是按综合评定成果进行奖励,体现公平、公正的激励原则。

例如,某医院呼吸内科的理论考核优良率目标是85%。护理部的考核标准是达到85%,得100分;超过95%得120分;80%～85%,得80分;80%以下得0分。经过呼吸内科全体护士的努力,最后自评成绩为120分的,达到了97%。在目标达到程度这一因素上取得了最优。

呼吸内科是医院比较忙碌的一个科室,而且年轻护士比例较大。护理部在制订评价目标时,认为理论考核优良率定为85%对呼吸内科来说,属于难度较大的目标,应记为100分,超过95%定为难度极大的目标,记为120分。经过护理部和呼吸内科协商后一致确认,97%的目标完成值应记为120分。在评定执行目标的努力程度时,护理部也制订了很努力、比较努力和一般努力3个等级,分值分别是120分、100分和80分。呼吸内科的自评结论是,呼吸内科护士齐心协力,各项指标都达到护理部要求,取得了优异成绩,应记为120分。最终,护理部按5:3:2 (目标达到程度:目标复杂程度:执行目标的努力程度)比例对呼吸内科的成果予以确定:呼吸内科综合平均分=120×50%;120×30%+120×20%=120(分)。由于呼吸内科目标管理成绩很大,护理部给予了表彰和奖励。呼吸内科每个护士也根据自己细分的目标进行了评定,并依据评定结果认真总结经验教训和学习先进经验,以便完成下一个目标管理。后该医院护理部把此方法引用到各个科室,经过一年的目标管理取得了丰硕的成果,所有指标均完成或超额完成。同时,护理部上上下下关系变得融洽、和睦,护士的积极性、主动性和创造性得以充分发挥出来。

第四节　时　间　管　理

一、时间与时间管理的概念

古往今来,人们从不同角度概括了对时间的认识。有人说时间是金钱,是力量,是生命,是速度,是知识,是财富等。马克思主义时空观认为:"时间是运动着的物质的存在形式",这科学地概括了时间的本质。

时间管理是指在同样的时间消耗情况下,为提高时间的利用率和有效率而进行的一系列活动,包括对时间进行有效的计划和分配,以保证重要工作的顺利完成,并能及时处理突发事件或紧急变化。

二、时间管理的基本程序

按照护理程序的要求进行时间管理,是科学而有效的。

(一) 评估

要进行有效的时间管理,首先必须评估自己使用时间的情况。包括评估时间利用情况、浪费时间的情况以及个人的最佳工作时间。

(二) 计划

包括:制定具体工作目标及重点;选择有效利用时间的方法与策略;列出时间安排表。

(三) 实施

实施时间计划时应注意:集中精力;学会"一次性处理"或"即时处理";关注他人时间;有效控制干扰;提高沟通技巧;处理好书面工作。

(四) 评价

应评价时间安排是否合理有效,活动主次是否分明,有无时间浪费情况。

三、时间管理的方法

(一) ABC 时间管理法

ABC 时间管理法的核心:抓住主要问题解决主要矛盾,保证重点工作,兼顾全面,有效的利用时间,提高工作效率。

ABC 时间管理法由美国管理学家莱金(Lakein)提出。他建议为了提高时间的利用率,每个人都需要确定今后 5 年、今后半年及现阶段要达到的目标。人们应该将其各阶段目标分为 ABC 三个等级,A 级为最重要且必须完成的目标,B 级为较重要很想完成的目标。C 级为不太重要可以暂时搁置的目标,ABC 时间管理的步骤如下。

1. 列出目标 每日工作前列出"日工作清单"。

2. 目标分类 对"日工作清单"分类。

3. 排列顺序 根据工作的重要性、紧急程度确定 ABC 顺序。

4. 分配时间 按 ABC 级别顺序定出工作日程表及时间分配情况。

5. 实施 集中精力完成 A 类工作,效果满意,再转向 B 类工作。对于 C 类工作,在时间精力充沛的情况下,可自己完成,但应大胆减少 C 类工作,尽可能委派他人执行,以节省时间。

6. 记录 记录每一事件消耗的时间。

7. 总结 工作结束时评价时间应用情况,以不断提高自己有效利用时间的技能。

(二) 四象限时间管理法

按照重要性和紧迫性把事情分成 2 个维度,一方面是按重要性排序,另一方面是按紧迫性排序,然后把所有事情纳入四个象限,按照四个象限的顺序灵活而有序地安排工作。

(三)记录统计法

通过记录和总结每日的时间消耗情况,以判断时间耗费的整体情况和浪费状况,分析时间浪费的原因,采取适当的措施节约时间。

(四)拟定时间进度表

护理管理者的工作千头万绪,事先拟定活动安排进度表,可以作为一个解决时间浪费的方法。

(五)区域管理法

护理管理者可以把时间分为整体、阶段和瞬时 3 种情况来进行管理。

四、时间管理的策略

1. 消耗时间的计划化、标准化及定量化　可以 30 分钟为一时间单位,详细记录每日时间消耗过程。

2. 充分利用自己的最佳工作时间　可根据体力和精力状况安排工作内容,充分利用自己的最佳时间。

3. 保持时间利用的连续性　管理者安排时间表时,应将重要事件安排在无干扰时处理,集中完成,减少时间的浪费。

4. 学会授权　作为管理者必须明确,有很多事情不能亲历亲为,通过适当授权他人可增加自己的工作时间。

5. 学会拒绝　护理管理者必须学会拒绝干扰自己正常工作的事,拒绝承担非自己职责范围内的责任,以保证完成自己的工作职责。

6. 善于应用　助手管理者选择好的助手会减少管理的麻烦,节省时间、精力及体力。

【案例分析】

案例 3-1

1. 你认为上述计划是否可行? 为什么?

上述计划可行,因为任何计划工作的步骤都是相似的,依次包括以下 8 个阶段:估量形势、确定目标、评估组织潜力和条件、发展可行方案、比较各种方案、确定最佳方案、制订辅助计划和编制预算等。

2. 请评价护士培训计划的效果,并阐述理由。

护士培训计划的效果护理是可见的,但实际工作中存在大量问题。例如,护士编制不足、护理质量不高等。计划工作过程也是解决问题的过程,计划工作的步骤与解决问题的基本程序是一致的,经常是同步进行的。

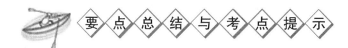

要 点 总 结 与 考 点 提 示

计划的概念;计划工作的一般步骤;时间管理的方法;预测、决策的概念。

复习思考题

一、选择题

1. 按照计划的时间划分,长期计划的时间在(　　)
   A. 10 年以上　　　B. 8 年以上
   C. 5 年以上　　　D. 3 年以上
   E. 1 年以上

2. 目标管理的基本精神是(　　)
   A. 以经济为中心　　B. 以整体人为中心
   C. 以工作为中心　　D. 以自我管理为中心
   E. 以人际关系为中心

3. "协议授权"程序属于目标管理的(　　)
   A. 计划阶段　　　B. 实施阶段
   C. 执行阶段　　　D. 评价阶段
   E. 检查阶段

4. ABC 时间管理方法中,C 类目标是指(　　)
   A. 可暂时搁置的目标　B. 必须完成的目标
   C. 最优先的目标　　D. 很想完成的目标
   E. 较重要的目标

5. 与确定组织发展方向和长远目标有关的重大问题的决策称为(　　)
   A. 确定型决策　　　B. 风险型决策
   C. 微观决策　　　D. 个人决策
   E. 战略决策

6. 按照决策的重复性划分,可以将决策划分为(　　)
   A. 个人决策和团体决策
   B. 确定型决策和风险型决策
   C. 程序化决策和非程序化决策
   D. 战略决策和战术决策
   E. 常规决策和不确定型决策

7. 四象限时间管理法的两个维度是指事情的(　　)
   A. 战略性和战术性　B. 集体性和个人性
   C. 时间性和紧迫性　D. 权威性和重要性
   E. 重要性和紧迫性

8. "按照考核结果对参与培训的护士进行奖惩,并将奖惩与护士的晋升等事情相结合"属于目标管理步骤中的(　　)
   A. 制定阶段　　　B. 授权阶段
   C. 执行阶段　　　D. 实施阶段
   E. 评价阶段

(9、10 题共用题干)

　　某医院护理部制定了如下一个计划:经过培训的测试,护士正确给药的服务质量达到 100%。

9. 按照计划的表现形式划分,该计划属于护理部的(　　)
   A. 目的　　　　　B. 目标
   C. 策略　　　　　D. 规则
   E. 预算

10. 按照目标管理的步骤,"建立医院护理质量控制和评定小组"属于目标的(　　)
    A. 制定阶段　　　B. 实施阶段
    C. 执行阶段　　　D. 评价阶段
    E. 检查阶段

二、名词解释

计划　目标管理　ABC 时间管理

三、简答题

1. 简述计划的制定步骤。

2. 简述时间管理的方法

(林　慧)

第四章

组 织 工 作

组织是人类社会中最常见、最普遍的社会现象。管理的组织职能就是通过建立组织结构，规定职务或职位，明确责权关系，以使组织中的成员互相协作配合，共同完成任务，有效实现组织目标的过程。在管理的各项职能中，组织职能是进行人员配备、领导和控制的前提。管理者的主要任务之一就是使组织不断发展、完善，使其更加富有成效。只有做好组织工作，才能使决策等方案得以顺利实施，才能保证计划目标的实现。

第一节　组织工作概述

一、组　　织

组织职能的目的就是建立一个适于组织成员相互合作，能够发挥组织成员各自才能的良好环境，消除工作或职责方面的各种矛盾和冲突，使组织中每个成员都能为实现组织的目标做出贡献，充分发挥组织的整体功能，有效实现组织的统一指挥，促进组织的变革，保证组织的良性运行。研究管理的组织职能，首先要明确组织的相关概念及其含义。

(一) 组织的概念

1. 组织的一般含义　组织是按照一定的目的、任务和形式编配起来的结构严密、制度化的人群集合体。组织是职、责、权、利四位一体的机构，是具有明确目的和系统结构的实体。如护理的目标是以服务对象为中心，满足人们的健康需求，为实现这一目标，医院内护理组织设置有护理部主任、科护士长、病房护士长、护士等不同岗位，并通过岗位责任制明确规定各自的工作职责、权限。组织的具体含义包括以下四层。

(1)组织必须具有特定的共同目标：组织的目标是由社会分工决定的，它体现了组织的社会功能，是社会对组织的要求。任何组织都必须有一个明确的目标，这样才能有统一的指挥，统一的意志，统一的行动。这种共同目标应该既为宏观所要求，又能被组织中各个成员所接受。目标是组织存在的前提和基础。

(2)组织是实现目标的工具：组织是在其目标已经确定的情况下，为了实现这个目标而进行分工合作才形成的，从而建立起权力与责任的关系。组织是一个人为的系统，是为了完成任务和目标而存在的。因此，组织是实现目标的工具。

(3)组织必须具有不同层次的分工与协作：分工与协作是由组织目标限定的，因为组织的效率也是个人效率无法比拟的，组织目标是个体单独活动所无法达到的。组织要达到这样的效率和目标，就必须要进行分工与合作，同时要有不同层次及相应的权责制度来保证；否则，共同目标再好也无法实现。

(4)组织是一个有机的整体：组织不仅是各部分的组合，更重要的是它与各部分之间的有机联系，是一个系统的整体。同时，组织作为一个系统，与外界也有着紧密的联系，是社会大系统中的一个子系统。

2. 组织工作的概念　组织工作作为管理的基本职能,是指设计合理的组织结构,并使组织结构有效地运转起来,为实现既定目标而采取行动的全过程。组织工作的内容包括:①确立组织各个层次目标;②将必要的业务工作进行分组归类,并把工作分成各种具体职务,使组织中的各个成员充分认识自身的工作责任;③把各种职务组成部门,为组织成员提供工作环境,确定各部门机构的职责范围,并赋予相应职权;④联系组织内各部门及单位,明确各层次、单位之间分工协作关系,使组织成员了解自己在组织中的工作关系和所属关系;⑤建立组织内的信息沟通渠道;⑥与其他管理职能配合,保证组织内各项活动正常有效运转,实现组织高效率。

(二) 组织的要素

组织的基本要素包括以下五个方面。

1. 目标与任务要素　目标是组织自我设计和自我维持的依据。组织的目标只有与社会需求相适应,组织才具有生命力。组织目标也是组织成员工作中的行动指南和努力方向。在组织目标建立后,要围绕目标进行工作任务分配,各部门和各成员要明确自己的工作内容与职责。组织工作的任务分为两大类:一类是业务主体部门的工作,如医院的门诊部、急诊科、住院部等的工作是医院的主要工作;另一类是由所有支持、扩展业务部门的工作,如后勤部门、财务部门、辅助检查部门等的主要工作任务是保证业务主体部门工作正常有效地运转。

2. 职权与责任要素　职权是指被组织正式承认的权力,是履行岗位责任的重要手段之一。组织根据各成员所承担的责任大小,赋予相应的职权,使各级管理人员能够采取一系列措施完成本部门的工作任务,从而实现组织目标。

3. 物质与精神要素　物质要素是指组织内所需要的人、财、物等,是保证组织目标实现的必要资源。如医院护理组织内各不同岗位层次的人员;供给护理各项工作所需的预算支出,如办公室、护理站及各个病室的基本设备,以便于护理工作的正常执行等。精神要素是指组织内成员的权力、职责、工作范围、生活准则、服务精神、认同感及归属感等。如医院的院训、护理的团队文化和护理人员的奉献精神等。

4. 技术与质量要素　技术与质量是组织实现目标、满足社会需要的根本保证。一个组织必须有基本的能够与时俱进的技术队伍,才能保证其生存和发展。拥有一支具有现代化技术力量的医疗护理队伍,是医院满足社会需求、实现医院总体目标和自身发展的关键。

5. 适应与发展要素　组织的内、外环境总是不断变化的,组织必须不断地获取信息,及时调整自己的业务范围,才能在市场竞争中求得生存与发展。医学模式已经发生改变,医院的医疗护理模式也应随之调整,才能满足不断变化的社会需求。

(三) 组织的类型

由于分类的角度不同,可将组织分成多种类型。如根据组织的性质,可将组织分为政治组织、经济组织、文化组织、群众组织、宗教组织;根据组织的社会功能,可将组织分为以经济生产为导向的组织、以政治为导向的组织、整合组织;根据人员的顺从度,可将组织分为强制型组织、功利型组织;根据组织的形态,可将组织分为实体组织和虚拟组织。在管理中,根据组织的形成方式,可将组织分为正式组织和非正式组织。

1. 正式组织　是指为了实现某一共同目标,通过组织设计而形成的权责分配体系。正式组织一般有组织系统图、组织章程、职位及工作标准说明的文件。正式组织的组织结构、成员的权利和义务均由上一级管理部门规定。正式组织成员的活动要服从所属机构的规章制度和组织纪律。

正式组织一般具有以下特点：①有共同的目标；②有正式的权利分配和上下隶属关系；③有稳定的工作程序和内容；④有明确分工和密切合作的关系；⑤讲究效率；⑥有明确的信息沟通系统；⑦不强调工作人员工作的独特性，组织成员的工作及职位可以相互替换。

2. 非正式组织　是指在正式组织中的成员相互接触后，为满足个人需要而形成的一种自然组合，而不是由管理部门规定的。

（1）非正式组织的特点：①没有法定的职位和结构，以寻求和满足个人需要为目的；②组织内的人员是以共同的兴趣、思想、观点而自发形成的；③有较强的内聚力和行为一致性，成员间自觉进行互相帮助；④有一定的行为规范和不成文的奖惩办法，对成员有实际的控制力；⑤组织的领袖不一定具有较高的地位和权力，但一定具有较强的实际影响力。

（2）非正式组织的作用：包括正负两方面。

正面作用为：①配合社会需求：在非正式组织中，各成员间更能彼此相互关心、包容、同甘共苦，从而提高正式组织中不易显现的归属感；②促进目标的实现：人们互相帮助，目标自然更易完成；③提供更多沟通渠道：在非正式组织中，由于成员彼此间的朋友关系，因而能畅所欲言。

负面作用为：①传播谣言，不利安定；②排斥外人，造成隔阂；③抵制改变，使组织难以进步；④形成个人角色冲突，困扰工作。

在任何组织结构中，都存在正式组织和非正式组织。非正式组织虽然不是管理部门正式规定组成的，但由于其特点和作用，管理者应认识到它存在的客观性、必要性，应重视非正式组织的作用，消除或减弱非正式组织的消极作用，要善于引导、发挥其积极作用，共同实现组织目标。

二、组 织 结 构

任何组织都有一定的内部组织结构。组织结构是随着生产力和社会的发展而不断发展和变化的，组织结构是否科学合理将对于组织目标的实现产生重大影响。

（一）组织结构的概念

1. 组织结构　是由任务、工作和责任关系以及连接组织各部门的沟通渠道所构成的系统模式。它体现了组织各个部分的排列顺序、空间位置、聚集状态、联系方式以及各要素之间相互关系，是整个管理系统中的框架，使组织中的人流、物流、信息流正常流通。组织能否顺利达到目标和促进个人在实现目标过程中做出贡献，在很大程度上取决于组织结构的完善程度。因此，组织结构设计是组织管理中关键而重要的内容。

2. 组织图　又称组织树，是用图表形式表明正式组织整体结构、各个组织部门的职权关系及主要功能。其垂直形态显示权力和责任关系，水平形态表示部门化的情况。组织图可为管理者提供组织的相关信息。例如，①指挥关系：显示组织各部门或各职位之间的垂直指挥及管辖关系。②指导关系：显示部门或各职位之间虽然没有指挥关系，但在业务上有指导关系。③各部门的水平划分：明确各部门及单位的分工和各自必须执行的基本任务。④垂直关系：可显示人、财、物的流向。⑤管理的功能与范围：根据组织规模和部门名称，可显示专业化与组织分工、各部门的功能与控制范围。⑥集中与分散：反映组织划分的层次，各部门、人员的集中与分散状况。⑦组织的规模：根据组织图的复杂情况和部门分工，可判断出组织的规模。

（二）组织结构的类型

在实际工作中，组织结构的类型有许多种，差异也很大。但这些类型都是由几种基本类型变化而来的，下面介绍六种基本的类型。

1. 直线型组织结构 又称单线型组织,是最简单的一种组织类型(图 4-1)。它有一个纵向的权力线,职权从最高领导层"流向"组织基层,从而构成直线结构。设立这种直线权力的主要目的是维持组织的正常运转,实现组织目标。这种组织结构的特点是:组织的各层次管理者负责该层次的全部管理工作;下属人员只接受一个上级的命令;管理人员在其管辖范围内有完全的职权。该组织结构的优点是:结构比较简单,各部门目标清晰,个人责任和权限明确,联系简捷,做决定较容易和迅速。其缺点是:当组织规模较大、业务较复杂时,所有的管理工作由一人承担比较困难;另外,由于权力高度集中,易造成掌权者主观专断、滥用权力;同时,每个部门基本上关心的是本部门的工作,部门间协调较差。因此,直线型组织结构不适用于规模较大、业务复杂的组织。

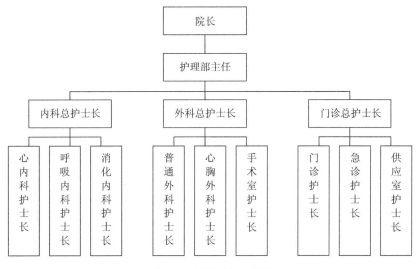

图 4-1 直线型组织结构

2. 职能型组织结构 又称多线型组织(图 4-2)。这种结构是在上层主管下面设立职能机构和人员,把相应的管理职责和权力交给这些职能机构,各职能机构在自己的业务范围内可以向下级下达命令和指示,直接指挥下属。职能型组织结构的优点是:管理分工较细,能充分发挥职能机构专业管理作用,减轻上层管理者的负担。其缺点是:多头领导,不利于组织的统一指挥;过分强调专业化,易使管理人员忽视本专业以外的知识,不利于培养高层管理者;各职能机构横向联系较少,配合较差,当环境发展变化时适应性差,不够灵活。实际工作中,纯粹的此类结构较少。

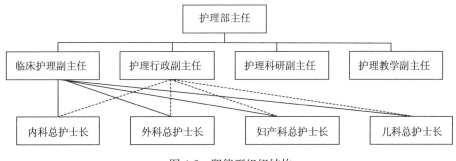

图 4-2 职能型组织结构

3. 直线-职能参谋型组织结构　结合了直线型和职能型组织结构的优点(图4-3)。这种组织结构的特点是它把组织管理机构和人员分为两类:一类是直线指挥部门和人员,在自己的职责范围内有一定的决定权,对其下属进行指挥和下达命令,并对自己部门的工作负全部责任;另一类是参谋部门和人员,它是直线部门的参谋,对下属直线部门只能提供建议和业务指导,在特殊情况下可指挥下属,并对直线部门主管负责,以保证各项组织任务的完成。这种组织结构的优点是既可统一指挥、严格责任制,又可根据分工和授权程度,发挥职能人员的作用。这种结构在实际工作中应用最多。

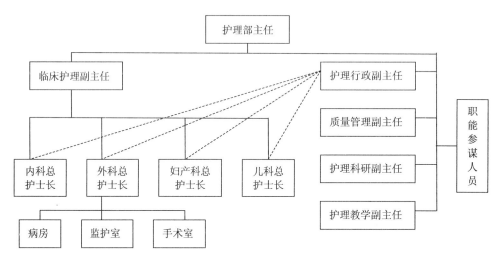

图4-3　直线-职能参谋型组织结构

4. 矩阵型组织结构　是一种按组织目标管理与专业分工管理相结合的组织结构(图4-4)。在这种组织结构中,命令路线有纵、横两个方向。纵向是直线部门管理者的指挥权,横向是按职能分工的管理者的指挥权。矩阵组织结构中的各小组人员既接受横向职能部门的领导,又接受纵向机构的领导。横向机构领导的重点是组织小组成员完成所承担的任务,纵向机构领导的重点则是为工作小组完成任务创造必要的条件和给予支持。这种组织结构的优点是加强了纵向与横向部门的联系,便于沟通,灵活性较强,发挥了专业人员的作用,具有较大的机动性和适应性。其缺点是稳定性较差。在矩阵型护理组织中,按目标负责的护理部副主任与其他各职能副主任共同完成各护理单元工作。护理部主任居于矩阵之外,担负全面管理、协调、平衡权力和处理各种关系的职能。

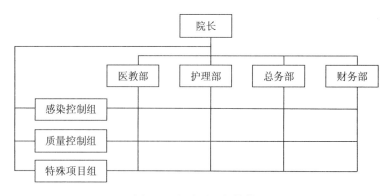

图4-4　矩阵型组织结构

5. 委员会 常与上述组织机构相结合而发挥功能,主要起咨询、合作、协调作用,是由来自不同部门的专业人员和相关人员组成,共同研究各种管理问题,如医院感染管理委员会、护理教育委员会、质量管理委员会、职称评审委员会等。委员会的组成应考虑以下因素:①成员应具有高度的个人意愿,即有使命感,愿意奉献自己的时间及精力等;②应由具有不同工作经验及教育背景的成员组成,如护理职称评审委员会应由护理行政领导者、护理专家等组成。委员会的优点是:可以集思广益;利于集体审议与判断,防止权力过分集中;利于沟通与协调;能够代表集体利益,具有一定的权威性,易获得群众信任;促进管理人员成长。其缺点是:费时间;职责分离,有些参与讨论的人不负责执行决议或责任少,不利于落实组织决定。

6. 团队 是目前盛行的一种组织形式。团队是由来自同一等级不同工作领域的成员为完成一项任务而组成的,通过其成员的共同努力能够产生积极协同作用,团队成员努力的结果能使团队的绩效水平远大于个体成员的绩效总和。团队由具有技术、决策和人际技能的成员组成,以完善的评估系统和奖酬体系来约束成员。根据团队存在的目的,可将团队分为问题解决型团队、多功能型团队和自我管理型团队等类型。团队比传统的组织结构更灵活、反应更迅速,其优点是:可以打破部门界限快速地组合、重组、解散;能够促进成员参与决策,增强民主氛围,调动积极性,可以作为传统组织结构的补充。

进入 21 世纪,越来越多的组织面临的是一个动态、变化不定的环境。这就要求组织及时调整自身,适应环境的变化。我国的护理管理工作,也要随着组织内、外环境的变化而做出适应性调整,如优质护理工作的开展、护士的规范化培训、护理文化建设等,通过护理组织的变革,迎接挑战,适应我国医疗卫生事业发展的变化。

第二节 组织设计

组织设计是以组织结构为核心的组织系统的整体设计工作。组织设计的任务是设计清晰的组织结构,规划和设计组织中各部门的职能和职权,确定组织中各职权的活动范围,并编制职务说明书。

一、组织设计的概念

组织设计是指管理者将组织内各要素进行合理组合,完善或建立一种特定组织结构的过程。组织设计主要解决管理层次的划分、部门的划分及职权的划分这三个主要问题。组织设计是有效管理的手段之一,通过组织设计,可以协调组织内各成员、各部门之间的关系,明确组织中的沟通渠道,减少组织中各部门及成员之间的摩擦和矛盾,使组织内各级目标、责任、权力等要素发挥最大的效能,从而提高组织的整体功效。

合理的组织设计应具备清晰的职责层次、有效协作的部门体系、相对稳定的组织结构、畅通的沟通渠道、及时准确的信息反馈系统、灵活的环境适应性等特点。

二、组织设计的原则

组织结构是否科学、合理对组织功能的发挥具有举足轻重的作用。组织设计必须遵循以下原则。

（一）目标明确原则

组织设计一定要明确组织总目标、各个分支机构的分目标，以及每个人的工作目标，所设计的部门均须有助于组织目标的实现，并且分目标必须服从总目标。组织设计应围绕着组织目标和工作任务，以事为中心，因事择人，因事设机构、职务、配备人员，做到人与事的高度配合，避免因人设事、因人设职的现象。

（二）统一指挥原则

统一指挥原则是指每个下属应当而且只能听从于一个上级的命令和指挥，只有这样，上级的指示才能很好地贯彻执行，上下级对最终结果的责任感才能加强。强调统一指挥是组织有序性和效率性的要求。统一指挥的原则对于保证组织目标的实现和组织绩效的提高具有关键的作用。但是，统一指挥原则在实际工作中经常遇到来自多方面的破坏，最常见的是"多头领导"和"越级指挥"，若不同上级的指示又不一致，则会造成下属工作混乱，无所适从。

（三）分工与协作原则

分工是指按照提高管理的专业化程度和工作效率的要求，把组织的任务、目标分成各个层次、各个部门以及每个人的任务和目标，明确各个层次、各个部门以及每个人应该做的工作以及完成工作的手段、方式和方法。分工是提高工作效率的手段。分工原则强调，一个人可以不必什么技能都要掌握，而只需要掌握一项或少数几项技能并使之达到相当熟练的程度，以提高工作效率。

有分工就必然有协作，协作是与分工相联系的一个概念，它是指明确部门与部门之间以及部门内部的协调关系与配合方法。协作是各项工作顺利进行的保证，协调则是促进组织成员有效协作的管理手段。组织作为一个系统，各个部门都是其子系统，各部门之间必然要经常进行相互协调，以实现本部门目标，同时保证整个组织目标的实现。只有坚持分工与协作的结合，才能提高专业化程度和管理效率。

（四）最少层次原则

管理层次是组织结构中纵向管理系统所划分的等级数量。管理最少层次的原则是指在保证组织合理有效运转的前提下，应尽量减少管理层次，建立一条最短的指挥链。每个组织都有层次结构，组织中管理层次的多少，应根据组织的任务量与组织规模的大小而定。一般来说，组织规模越大层次越多，但从最高领导层到基层以2~4个层次（等级）为宜。管理层次过多，不仅不利于组织信息的上传和下达，而且也会增加管理成本。所以，一般情况下，组织中的管理层次越少越好，命令路线越短越好。

（五）管理幅度原则

管理幅度又称管理宽度或管理跨度，是指一个管理人员能直接有效管理下属的人数。一般而言，组织结构中管理层次与管理幅度成反比，即管理幅度宽则管理层次少，管理幅度窄则管理层次多。管理幅度原则强调在设计组织结构时，应考虑到管理人员有效指挥、管辖其直接下属人数的适用性。人数过多过少都会降低管理效率。管理幅度受工作的性质、难易程度、类型、特点，下属人员的素质、技术水平、经验，管理者的能力、是否愿意授权等因素的影响。一般而言，层次越高,管理下属的人数应相应减少,以保证有效管理。在组织结构的高层,管理幅度一般为4~8人,基层一般为8~15人。应根据不同的人和不同的环境而确定管理幅度。应注意管理幅度过小,会导致机构臃肿,人浮于事,造成人力资源的浪费;管理幅度过大,会造成管理者的工作量过多,导致工作的失控。

(六) 权责对等原则

职权是指管理职位所具有的发布指令并保证指令得到执行的一种强制权力。职责是指对应岗位应承担的责任。权责对等原则是指职权和职责必须保持动态对等,即在设计组织结构时,既要规定每个层次和部门人员的职责范围,也要授予他们完成职责所必需的职权。权力是完成任务的必要工具,责任、权力、利益三者之间是不可分割的,必须是协调的、平衡的和统一的。责权分离、有责无权、有权无责、责权不对等或责权利不协调、不统一等,都会使组织结构不能有效运行,难以完成组织的任务目标。

(七) 稳定性与适应性相结合原则

组织结构的稳定有利于组织的正常运转和协作关系的稳固。但是,建立起来的组织结构也不是一成不变的,要随着组织内、外环境条件的变化作出适应性调整。如随着社会人口学和疾病谱的改变,医院内部的组织结构也发生了变化,工作重点从治疗急性传染病转向预防和治疗慢性疾病及心身疾病。医院近年来开设的社区保健、康复治疗、心理咨询等部门就是组织做出的适应性变化。

案例 4-1

　　某市第一人民医院是一所三级甲等医院。为增强风湿内科的业务能力,内科总护士长将护士小王作为业务骨干由肾脏内科调至风湿内科,这引起了风湿内科业务骨干护士小李的猜疑和嫉妒,在工作中经常故意排挤护士小王。两人的矛盾在最近的护理组长选举中进一步激化,以至于在全科室人面前公开争吵了起来。护士小李平时与护理部赵主任的私人关系密切,将此事直接反映给赵主任,赵主任非常重视,认为护士小李的理由非常充分,错在护士小王,立即将护士小王叫到护理部进行批评教育,并亲自到风湿内科组织护理工作,召集全科护士开会处理此事。对于这样的处理结果,护士小王明确表示不能接受。

　　问题:

　　1. 护士小王为什么不接受这样的处理结果?

　　2. 这暴露了该医院护理组织管理的什么问题,应如何解决?

三、组织设计的步骤

组织结构设计是一个复杂的工作过程。组织结构设计一般有两种情况:一是新组建的组织需要组织结构的设计;二是对原有组织结构进行调整和完善。组织设计的基本过程如下。

(一) 确定组织目标

要明确组织的目的或任务,在科学的预测和决策的前提下,以充实、完善的信息资料为基础,提出组织的总目标。

（二）进行职能分析和设计

在组织目标逐步分解的基础上，根据组织的工作内容和性质及工作之间的联系，将组织活动组合成具体的管理单位，并确定其业务范围和工作量，进行部门化的工作划分。

（三）提出组织结构的基本框架

按组织设计要求，设计各个管理层次、部门、岗位及其权责，形成层次化的组织管理系统。在设计组织框架时，应注意认真处理好管理层次及管理幅度的关系，纵向与横向的协调关系，保证信息上下传递及反馈的灵活方便。

（四）确定组织的运作方式

包括：①联系方式的设计，即纵向管理层、横向管理部门之间的信息交流、控制、协调方式等；②管理规范的设计，确定各项管理业务的工作程序、工作标准和管理人员应采用的管理方法等，并使之成为各个管理层次、部门和人员的行为规范；③各类运行制度的设计，进行各部门中的人员配备制度、人员培训制度、绩效考核和评价制度、激励制度等方面的设计。

（五）决定人员配备

按职务、岗位及技能要求，选择及配备恰当的管理人员和员工。

（六）形成组织结构

根据组织目标及设计要求，对组织设计进行审查、评价及修改，并确定正式组织结构及组织运作程序，颁布实施。

（七）调整组织结构

根据组织运行情况及内、外环境的变化，及时对组织结构进行调整，使其不断完善，确保组织高效运行。

第三节　我国卫生组织系统

一、卫生组织结构

卫生组织是卫生体制的重要组成部分，卫生组织结构决定了卫生管理体制运行的效果和效率。按照性质和职能可将卫生组织分为卫生行政组织、卫生事业组织和群众性卫生组织。我国卫生组织系统的建立以行政体制为基础，在不同行政地区设置不同层次和规模的卫生组织（图4-5）。各层次卫生组织都是按医疗、预防、保健、教育和科研等主要职能配置的。医院是其中的一种，与卫生防疫机构、妇幼保健院等其他专业机构等并行，都隶属于同级卫生行政部门，并依照卫生行政部门所制定的卫生工作方针、政策、法规、计划和标准等提供卫生服务。国家卫生和计划生育委员会（卫计委）和省卫生厅机构中均有分管卫生工作的职能机构（图4-6和图4-7），其中医政司（处）内设有护理处或护理专职人员分管护理工作。

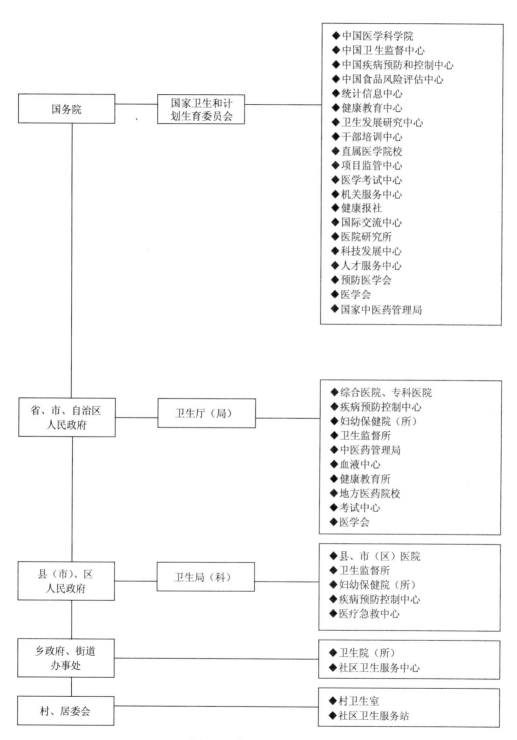

图 4-5 我国卫生组织系统

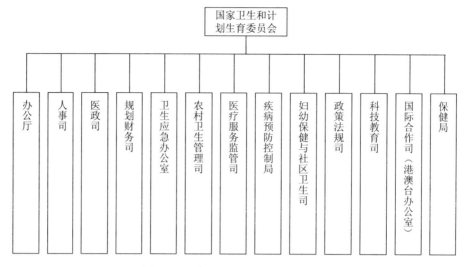

图 4-6　国家卫生和计划生育委员会

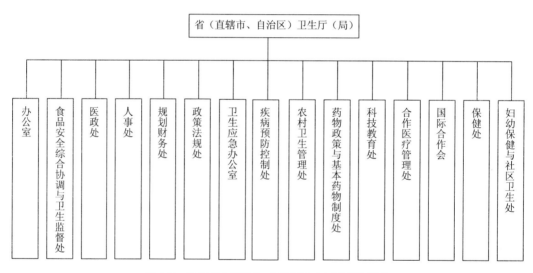

图 4-7　我国省（直辖市、自治区）卫生厅（局）机构

二、卫生组织分类和任务

（一）卫生行政组织

卫生行政组织是贯彻执行党和政府的卫生工作方针、政策，领导全国和地方卫生工作的组织机构。从国家、特别行政区、省（自治区、直辖市）、省辖市、县（市、省辖市所辖区）直到乡（镇）各级人民政府均设有卫生行政机构。国务院设有国家卫生和计划生育委员会，省、自治区、直辖市设卫生厅（局），省辖市设卫生局，市、县、区设卫生局（科），在乡、镇或城市社区处设卫生专职干部，负责所辖地区的卫生工作。

卫生行政组织的主要职责是：推进医药卫生体制改革；制定各级卫生事业发展规划；负责建立国家基本药物制度并组织实施；承担食品安全综合协调管理工作；统筹规划与协调全国卫生

资源配置;组织制定并实施农村卫生发展规划和政策措施,负责新型农村合作医疗的综合管理;制定社区卫生、妇幼卫生发展规划和政策措施,规划并指导社区卫生服务体系建设,负责妇幼保健的综合管理和监督;负责疾病预防控制工作;负责卫生应急工作;指导规范卫生行政执法工作;负责医疗机构(含中医院、民族医院等)医疗服务的全行业监督管理;组织制定医药卫生科技发展规划,组织实施国家重点医药卫生科研攻关项目,参与制定医学教育发展规划,组织开展继续医学教育和毕业后医学教育工作;指导卫生人才队伍建设工作;组织指导卫生方面的国际交流合作与卫生援外有关工作,开展与港澳台的卫生合作工作;负责保健对象的医疗保健工作;承担全国爱国卫生运动委员会和国务院防治艾滋病工作委员会的具体工作;承办各级行政机构交办的其他事项。

(二) 卫生事业组织

卫生事业组织是具体开展卫生业务工作的专业机构。按工作性质,可将其分为以下机构。

1. 医疗预防机构　是以承担治疗疾病为主要任务的业务组织,是我国分布最广、任务繁重、卫生人员最多、最集中的卫生组织,包括各级综合医院、专科医院、门诊部、医疗保健院(所)、疗养院、康复医院、护理院等。

2. 卫生防疫机构　是以承担预防疾病为主要任务的业务组织,并对危害人群健康的影响因素进行监测、监督,包括各级疾病控制中心(所)、健康教育所,卫生防疫机构,寄生虫病、地方病、职业病防治机构及国家卫生检疫机构等。

3. 妇幼保健机构　是以承担保护妇女儿童健康为主要任务的业务组织,负责制订对妇女、儿童卫生保健的规划,计划生育的技术质量标准的监督检查,新技术开发研究和优生优育工作,包括妇幼保健院(所、站)、产院、儿童医院、计划生育专业机构等。

4. 有关药品、生物制品、卫生材料的生产、供销及监管机构　是承担并保证全国用药任务及用药安全的业务组织,包括药品检定所、生物制品研究所等。

5. 医学教育机构　是以培养和输送各级、各类卫生人员,并对在职人员进行专业培训的专业组织,包括高等医学院校、中等卫生学校及卫生进修学院(校)等。

6. 医学研究机构　是以承担医药卫生科学研究为主要任务,为推动医学科学和人民卫生事业发展做贡献的机构,如中国医学科学院、中国预防医学科学院、中国中医研究院等。此外,各省、自治区、直辖市有医学科学院的分院及各种研究所,医学院校及其他卫生机构也有附属医学研究所(室),都属于医学研究机构。

(三) 群众卫生组织

群众卫生组织是由专业或非专业人员在政府行政部门的领导下,按不同任务所设置的机构,可以分为以下三类。

1. 由国家机关和人民团体的代表组成的团体　该团体是协调有关方面力量,推进卫生防病的群众卫生组织,由各级党政组织负责人和群众团体负责人参加,组织有关单位、部门支持并做好卫生工作,如爱国卫生委员会、血吸虫病或地方病防治委员会。

2. 由卫生专业人员组织的学术性团体　该团体主要任务是组织会员学习、开展各种学术活动、提高医疗卫生技术、交流工作经验、科普咨询等,如中华医学会、中华护理学会、中华预防医学会等。

3. 由广大群众卫生积极分子组成的基层群众卫生组织　其主要任务是协助各级政府有关部门发动群众开展卫生工作、宣传卫生知识、开展社会服务活动等,如中国红十字会等。

三、医院组织系统

(一) 医院的概念

医院是对个人或特定人群进行防病治病的场所,配备一定数量的病床设施、医疗设备和医务人员等,运用医学科学的理论和技术,通过医务人员的集体协作,对门诊或住院患者实施诊治与护理的医疗事业机构。《全国医院工作条例》规定了我国医院的基本性质:"医院是治病防病、保障人民健康的社会主义卫生事业单位,必须贯彻党和国家的卫生工作方针政策,遵守政府法令,为社会主义现代化建设服务"。

医院是社会系统的一个有机组成部分,必须适应社会环境的改变和发展。医院同时具有公益性、生产性和经营性等社会属性。随着我国卫生事业的改革与发展,政府已确定卫生事业是公益福利事业,属于第三产业,这也决定了医院的性质。医院在整个社会系统中不可缺少,以防病治病为主要任务,起着修复劳动力的作用。因此,医院又是具有经济性质的生产特殊产品的经营单位。为了贯彻我国社会主义卫生工作的方针政策,医院在提供卫生保健服务的过程中,必须提高服务质量、工作效率,合理分配卫生资源,充分体现出医院的社会效益和经济效益。

(二) 医院的分类

依据不同的划分标准,可将医院划分为不同的类型(表 4-1)。

表 4-1　医院的分类

分类依据	类型
收治范围	综合医院、专科医院
特定任务	军队医院、企业医院、医学院校附属医院
所有制	全民、集体、个体、中外合资医院
经营目的	非营利性医院、营利性医院
分级管理	一级医院(甲、乙、丙等)、二级医院(甲、乙、丙等)、三级医院(特、甲、乙、丙等)
地区	城市医院(市、区、街道医院)、农村医院(县、乡、镇医院)

综合医院:分内、外、妇产、儿、眼、耳鼻喉等各专科及药剂、检验、影像等医技部门和相应人员、设备的医院。它是各类医院的主体,对患者具有综合诊治及护理能力,满足急、危、重、难患者的诊治需求。

专科医院:是为防治专科疾病而设置的医院,如传染病医院、结核病医院、精神病防治医院、儿科医院、妇产医院、眼科医院、口腔医院、胸科医院、肿瘤医院等。设置专科医院有利于集中人力、物力,发挥技术及设备优势,开展专科疾病的预防、治疗和护理。

非营利性医院:是指为社会公众利益而设立和运营的医院,不以营利为目的,其收入用于弥补医疗服务成本,实际运营中的收支结余不能用于投资者的回报,只能用于自身的发展,如引进技术、改善医疗条件、开展新的医疗服务项目等。

营利性医院:指医疗服务所得收益可用于投资者经济回报的医疗机构,其医疗服务项目和价格依法由市场进行调节。

1989 年起我国医院实行分级管理制度,结合我国实际情况,借鉴国际上的先进做法和经验,积极探索医院评审工作。根据医院的功能、设施条件及相应规模、服务地域范围及隶属关系、技术力量、管理水平及服务质量等综合水平,将医院划分为三级(一、二、三级)、十等(每级分甲、乙、丙等,三级医院增设特等)。

一级医院:是直接为社区提供医疗、护理、预防保健和康复服务的基层医院,是提供初级卫生保健的主要机构。包括农村乡镇卫生院、城市社区医院、地市级的区医院和某些企事业单位的职工医院等。其功能主要是直接对人群提供一级预防,在社区管理常见病、多发病现症患者,并对疑难重症做好正确转诊,协助高层次医院搞好中间或院后服务,合理分流患者。

二级医院:是跨几个社区提供医疗卫生服务的地区性医院,包括直辖市的区级医院和一般的市、县医院。其功能主要是参与指导对高危人群的监测,接受一级转诊,并对一级医院进行业务技术指导,及进行一定程度的教学和科研。

三级医院:是跨地区、省(自治区、直辖市)、市或向全国范围提供医疗卫生服务的医院,是具有全面医疗、预防、教学和科研能力的技术中心,如省、市级大医院和医学院校的附属医院。其功能主要是提供专科(包括特殊专科)服务,解决危重疑难病症,接受二级转诊,并对下级医院进行业务技术指导和人才培训;承担培养各高级医疗专业人才的教学工作和完成省级以上科研项目的任务;参与和指导一、二级预防工作。

(三) 医院病床的编设

医院病床数量的多少从某种意义上说明医院的规模和收治患者的能力,但不能以此来衡量医院业务水平的高低。根据医院分级管理标准,医院病床编设的原则是:一级医院病床数不少于 20 张;二级医院病床数不少于 100 张;三级医院病床数不少于 500 张。医院管理实践证明:医院的病床编设不能太多或太少,二级综合医院病床设在 100~500 张为宜,三级综合医院病床编设在 500 张以上,但也不宜太多。调整医院病床编设,具体需考虑以下因素。

1. 当地卫生行政主管部门的要求 当地卫生行政主管部门根据医院的业务发展规划和本地区人群医疗服务需要,充分论证后申报上级卫生行政部门审定,调整各级医院病床编设。

2. 医院承担的任务 不同级别的医院应根据各自所承担的任务大小,结合医院的人力、物力、条件和所在地区的医院分布情况进行病床编设。

3. 医院特色及社会需求 即便是针对常见病多发病,也应优先考虑特色专科的病床编设,以利于专科的发展;对三级综合医院的重点学科或重点专科,要重视它在医疗、教学和科研工作中的需要,保证病床的编设比例。

4. 病床使用情况及实际效益 应据此进行随机化管理,合理调整,保证卫生资源的充分利用。

(四) 医院的组织机构

1. 医院的组织机构 不同级别的医院在机构的设置规模上有所不同。医院的组织机构分医院的行政管理组织机构(图 4-8 和图 4-9)和医院的业务组织机构(图 4-10~图4-12)两大类。

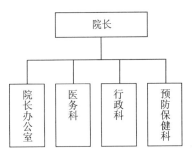

图 4-8 一级医院行政管理组织机构

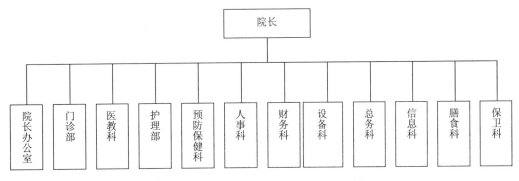

图 4-9 二、三级医院行政管理组织机构

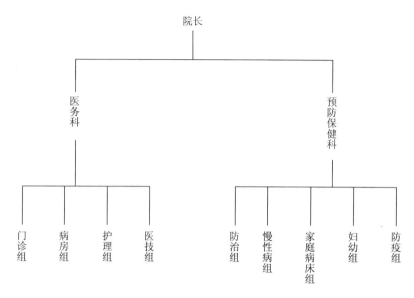

图 4-10 一级医院业务组织机构

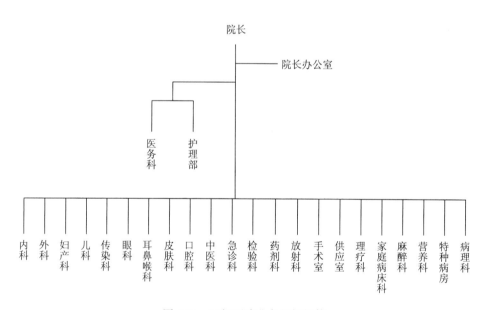

图 4-11 二级医院业务组织机构

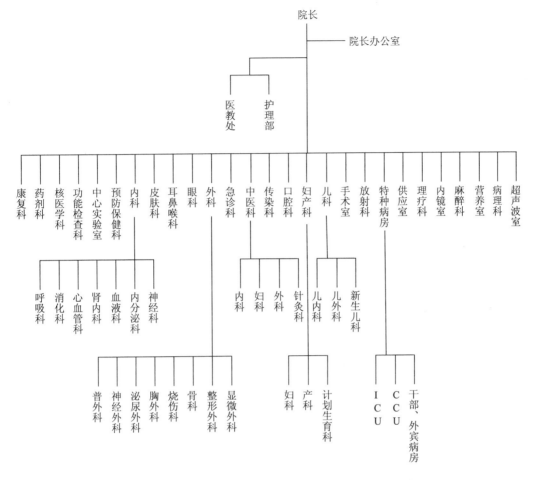

图 4-12 三级医院业务组织机构

2. 医院的组织系统 根据医院各组织的不同职能作用,医院的组织系统可分为以下部分。

(1)党群组织系统:包括党组织书记、党委办公室、工会、共青团、妇女、宣传、统战、纪检、监察等部门。

(2)行政管理组织系统:包括院长、院长办公室、医务、护理、科教、预防保健、设备、信息、财务、总务、膳食、门诊等部门。

(3)临床业务组织系统:包括有内、外、妇产、儿、眼、耳鼻喉、口腔、皮肤、麻醉、传染、中医等临床业务科室。

(4)护理组织系统:包括病房、门急诊、手术室、供应室及有关医技科室的护理岗位。

(5)医技组织系统:包括检验、药剂、放射、同位素、超声、心电图、中心实验室、理疗、营养等部门。

在大型医院的组织系统中,为进一步做好协调和联系工作,也可增设以专家为主的智囊团组织,如专家委员、院务会等,为医院领导的决策提供参谋作用,或协调各职能部门的工作。这些组织机构的设立以精简增效为原则,可采取兼职或与相应机构兼容,不一定独立设置。

(五) 医院的功能和特点

1. 医院的基本功能 医院的功能可综合为以下四大基本功能。

(1)医疗:这是医院的主要功能。医院的医疗工作是以诊治和护理两大业务为主体,并与医院医技部门密切配合形成医疗整体为患者服务。医院医疗分门诊医疗、急救医疗、住院医疗和康复医疗。门诊和急诊是诊疗工作的第一线;住院诊治是针对危重、疑难、复杂的患者进行;康复是运用物理及心理等方法,纠正因疾病引起的功能障碍或心理失衡,促进身心健康。

(2)教学:任何医院都有教学功能,医学教育任务的比重,可根据医院的性质决定。医学教育要求每个不同专业不同层次的卫生技术人员,经过学校教育后,都必须进行临床实践教育和实习,即使是毕业后在职人员也需要不断进行继续教育,更新理论知识和实践技能,才能熟练掌握各种医疗技术,提高医疗质量,以适应医学科学技术发展的需要。

(3)科学研究:这是医院的另一个基本任务。医院是医疗实践的场所,许多临床上的问题是医学科学研究的课题,通过研究既解决了医疗中的难题,又能推动医疗教学的发展。因此,医学科学的发展需要医院的参与。

(4)预防和社区卫生服务:医院不仅诊治患者,还要开展预防保健工作,成为人民群众健康保健的服务中心。在"人人享有卫生保健"的全球目标中,各级医院要发挥预防保健功能,进行健康教育和普及卫生知识,指导基层做好计划生育、健康咨询和疾病普查工作,提倡健康的生活行为和加强自我保健意识,开展社区医疗和家庭服务,延长寿命和提高生活质量等,向社区提供全面的医疗卫生保健服务。

2. 医院工作的特点 医院系统区别于其他系统的本质特点是:以服务对象为中心,组织医务人员运用医学知识与技能,诊断、治疗、预防和护理患者,为患者与社会人群服务。因此,在医院管理上要注意以下几个方面。

(1)医院工作以患者为中心、医疗为主体,一切为了患者。医院的一切部门都要围绕患者进行工作。医院要强调医疗质量和医疗效果,加强医务人员的职业道德和技术水平,保证患者的安全,以预防医院内感染,防治并发症,尽可能保持患者的身心功能等,不断提高医疗服务质量。同时,在诊疗过程中满足患者的基本需要,包括舒适卫生的环境、身心安全的护理、保证营养的膳食等,这些工作由医疗、护理、医技、后勤等各部门相互协作,共同完成。

(2)医院工作的科学性、技术性强。医院以医学科学技术手段为患者服务,而患者又是一个非常复杂的有机整体。因此,要求医务人员按照生物-心理-社会的医学模式去工作,既要有扎实的医学理论知识和熟练的技术操作能力,还要有团结协作的精神和良好的服务态度,熟悉专业相关知识和人文社会科学等知识,重视人才的培养和训练提高,发挥仪器装备效应。

(3)医院工作随机性大、规范性强。医院各科的病种复杂繁多,病情千变万化,需要临时调配人员,而且突发事件和难测性灾害等抢救任务繁重,医院工作的随机性很大,必须具有随机应变的能力;另一方面,医院的医疗行为又关系到人的生命安全,要求医院必须有严格的规章制度,明确岗位职责,规范医疗工作程序和技术操作程序,符合质量标准。

(4)医院工作时间性、连续性强。时间就是生命,医院在诊治抢救工作中必须争分夺秒,既要严密又要连续不断地观察病情。因此,医院的工作是长年日夜不间断的,医院管理要顺应这个特点安排工作时间。

(5)医院工作的社会性、群众性强。医院工作必须满足社会对医疗的基本要求。医院服务范围广,联系着社会、家庭和个人,每个人的生、老、病、死都离不开医院,需要医务人员发扬救死扶伤的人道主义精神,按医疗规律办事;同时,医院工作也受到社会条件的制约,搞好医院的工作离不开社会的支持,需调动各方面的因素为医疗服务,应坚持群众性,以社会效益为主,搞好医院的经营管理。

(6)医院工作整体性强。医疗工作需要多专业技术人员共同参与完成,包括医、护、药、剂的分工协作,及医疗与后勤部门的密切配合。因此,要注意加强医务人员团队精神的培养,为患者提供全方位、全过程的医疗服务。

(7)医院工作以社会效益为首位。医院的公益性决定了它必须坚持以社会效益为首位,在保证社会效益的前提下讲求经济效益,以提高医院医疗水平,达到为患者服务的效果,做到社会效益与经济效益的有机统一。

(8)医院工作是脑力劳动和体力劳动相结合的复合型劳动。医务人员需要掌握医学知识和技能,医疗工作是一项创造性的劳动,是脑力劳动和体力劳动相结合的活动。管理者应根据医疗服务特点,重视人才培养和技术建设,发挥医务人员的积极性,提高科学技术水平,保证医疗服务活动的高效性。

第四节 我国护理管理组织系统

护理组织结构是否完善、合理是影响护理专业持续发展的重要因素。只有建立完善、合理的护理组织结构,才能保证提高护理质量和工作效率的护理管理目标的实现,进而推动护理专业的发展,满足人民群众的卫生服务需求。

一、护理行政管理系统

(一) 国家卫生和计划生育委员会护理管理机构

我国卫生行政部门的护理管理系统(图 4-13)。国家卫生和计划生育委员会下设医政司护

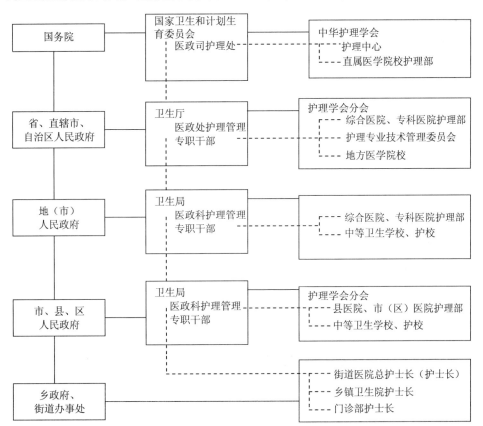

图 4-13 我国护理管理组织结构模式

理处,是国家卫生和计划生育委员会主管护理工作的职能机构,一名副司长分管护理工作。负责为全国城乡医疗机构制定有关护理工作的政策、法规、规划、人员编制、管理条例、工作制度、职责和技术质量标准等;配合教育人事部门对护理教育、人事等进行管理;通过卫计委护理中心进行护理质量控制、技术指导、专业骨干培训和国际合作交流。

(二) 各省、自治区、直辖市及其下属各级卫生行政部门的护理管理机构

各省(市)、自治区卫生厅(局)均有一名厅(局)长分管医疗和护理工作。除个别省市外,地(市)以上卫生厅(局)普遍配备了一名主管护师或主管护师以上技术职称人员全面负责本地区的护理管理工作,并根据需要配备了助手。部分县(区)卫生局也配备了专职护理干部。各级卫生行政部门中的护理管理机构与人员的职责和任务是:在各级主管护理工作的厅、局长领导下,根据实际情况,制订本地区护理工作的具体方针、政策、法规和技术标准并组织实施;提出并实施发展规划和工作计划,检查执行情况,组织经验交流;负责听取护理工作的汇报,研究解决存在的问题;与中华护理学会的各分会互相配合。

二、护理学术组织系统

(一) 中华护理学会

中华护理学会是由护理科技工作者组成的学术性群众用体,是全国性的护理学术组织,是中国科学技术协会所属全国性自然科学专门学会之一,受中国科协和卫计委的双重领导。中华护理学会在全国各省、自治区、直辖市均设有分会并形成网络,建立了直接的业务指导关系。香港特别行政区和澳门护理学会亦与本会有相应的工作联系。

中华护理学会成立于1900年,原名"中国护士会",1936年改为"中华护士学会",1964年改名为"中华护理学会"。于1922年参加国际护士会,成为第11个会员国。总会会址历经迁徙,新中国成立后定址北京。90多年来,中华护理学会经历了旧中国和新中国建立两个主要历史时期。

中华护理学会的最高领导机构是全国会员代表大会,每4年召开一次。理事会是领导机构。理事会设理事长、副理事长、秘书长、常务理事若干人组成的常务理事会,负责行使理事会职责。理事会下设各种工作委员会,如学术、科普与教育、刊物编辑、国际学术交流工作委员会及护理行政管理、护理教育、内科护理、外科护理等专业委员会。理事会休会期间,由常务理事会履行职责。

中华护理学会的主要任务是:团结全国广大护理工作者,加强学会组织建设;为繁荣和发展中国的护理事业,积极开展与国内外护理学术交流与技术培训;协助提高护理教育水平;大力开展对会员的继续教育,提高会员的学术水平;发挥卫生行政部门的咨询和助手作用,提出合理化建议;编辑出版专业科技期刊和书籍,向广大民众普及卫生保健和护理知识,以及维护会员的合法权益等。

(二) 国家卫生和计划生育委员会护理中心

国家卫生和计划生育委员会护理中心是经中华护理学会提议,由原卫生部批准,于1985年成立的,是国家卫计委领导全国护理工作的主要参谋和咨询机构之一。国家卫计委护理中心的主要任务是:负责对我国护理教育、临床护理质量控制及技术的指导;收集国内外护理科技信息和资料;组织护理师资及在职护理骨干的培训;开展护理科学研究与学术交流等。

三、医院护理管理组织系统

我国医院内的护理组织系统有过多次变更。20 世纪 50 年代初,医院护理工作为科主任负责制,没有护理部,护理管理部门附属于医务部门。50 年代末 60 年代初建立护理部,是负责全院护士的管理机构。60 年代中期,受"文化大革命"的影响,护理部再次瘫痪,严重影响了护理质量。1978 年原卫生部发布《关于加强护理工作的意见》后,整顿了医院护理工作秩序,开始逐步完善了护理管理组织。1986 年在全国首届护理工作会议上,原卫生部提出《关于加强护理工作领导,理顺管理体制的意见》后,全国各地医院建立健全了护理管理指挥系统,实行了"护理部垂直领导体制",给医院护理管理学科发展带来了生机。医院相对独立的护理管理体制逐步完善,少数医院设了护理副院长,护理部成为医院的一个重要职能部门。护理部的职权不断扩大,护理部主任直接进入医院领导层,参与整个医院管理活动。

(一) 护理行政管理组织结构

目前我国医院均已实行护理部主任、科护士长、护士长三级管理或总护士长、护士长两级管理体系。我国医院护理管理体制主要有以下三种。

1. 护理部主任 县和县以上医院均设护理部,实行院长领导下的护理部主任负责制。500 张以上床位的医院要求配备护理副院长,另设护理部主任 1 名,护理部副主任 2 名;300～500 张床位的医院,或虽不足 300 张床位,但医教研任务繁重的专科医院,应设护理部主任 1 名,护理部副主任 1～2 名;300 张病床以下的医院,设总护士长 1 名。

2. 科(总)护士长 100 张病床以上或有 3 个护理单元以上的科室以及任务繁重的手术室、门诊部、急诊科设科护士长 1 名,在护理部主任领导和科主任业务指导下,全面负责本科的护理管理工作。

3. 护士长 一般 30～50 张病床的病区或拥有 5 名以上护理人员的独立护理单元设护士长 1 名。护士长是医院病室和门诊、急诊、手术室、供应室、产房、婴儿室、ICU 等其他基层单位的护理工作管理者。病室护理管理实行护士长负责制,病室护士长在护理部主任(或总护士长)、科护士长领导下和科室主任业务指导下,与病室主治医师配合做好病室管理工作。

(二) 护理部的地位、作用与管理职能

1. 护理部的地位 护理部是医院管理中的职能部门,在院长或主管护理的副院长领导下,负责管理全院的护理工作。它与医院行政、医务、教学、医技、科研、后勤等职能部门并列,工作中相互配合,共同完成医院各项工作。护理部主任一般代表护理系统参加医院院务会议和医院学术委员会、质量管理委员会、药事管理委员会、医院感染管理委员会、专业技术评审委员会等的工作。护理部承担了占全院职工总数 1/3 的护理人员和分布在 3/4 部门的护理管理工作。因此,在医院管理中,护理部是提高医疗质量和实现工作目标的关键。

2. 护理部的作用 护理的作用主要体现在以下三方面。

(1)护理部在医院管理中的作用:护理管理是医院管理工作的重要组成部分,良好的护理管理是搞好整个医院工作的重要环节,护理管理水平的高低很大程度上影响着医院的管理水平。护理部在院长的授权下,在其业务范围内,对护理活动中的人、财、物、时间、信息等卫生资源进行系统整合,为患者创造优美的医疗环境及良好的就医秩序。同时要采用科学管理的方法,调动护理人员的积极性,使人尽其才、物尽其用。在为患者提供优质的护理服务中发挥领导、指挥及监督作用。

(2)护理部在完成医疗护理任务中所起的作用:医院的医疗工作以诊疗、护理两大业务为主

体,并与医疗辅助业务密切配合,形成一个以患者为中心的现代医疗卫生服务整体。护理工作既要与医生配合完成诊疗任务,又要完成对患者身心两方面的护理。因此,护理部必须要加强管理,重视行为规范、文明用语、规章制度、质量标准等方面的建设;对护士的职责、各种护理制度、技术操作规程及各项质量标准等要作出明确的规定,使护理管理达到标准化、规范化、程序化、系统化;使医院护理工作得到各方面的支持和配合,提高护士工作积极性,为患者提供最佳的服务。

(3)护理部在教、研、防工作中的作用:医院承担着医学院校不同层次的医、药、护、技等专业学生的临床见习和实习,及在职专业人员进修和培训的任务。护理部负责护理专业不同层次的学生临床实习计划、组织、实施和检查考核等工作,要为其创造良好的教学条件。有的医院护理部分管教学工作的主任兼护理学教研室主任的工作,这样更有利于护理教学和科研工作的开展。同时还要站在学科的前沿,及时掌握国内外护理发展的新动态,培养临床带教人员,提高师资水平,不断完善教学管理。要加强新理论、新知识、新技术、新方法的学习,不断拓展医院的护理功能,以保障人民群众的健康。

3. 护理部的管理职能 在院长或护理副院长的领导下,负责全院的护理业务和行政管理工作,具体管理职能主要包括以下内容。

(1)制订全院护理工作发展规划,包括工作计划、质量标准、工作制度和检查考评护理管理标准等,并组织实施,定期检查与总结。

(2)负责护理人力资源管理,合理调配护理人员,包括对护理人员培训、考核、晋级、晋升、奖惩、调动、任免等。

(3)建立健全护理质量管理体系,督导和评价全院护理质量,实施持续质量改进,不断提高护理质量。

(4)组织疑难病例护理会诊、查房和危重患者抢救。

(5)加强对护士长队伍的领导与建设,制订培养计划,提高她们的业务水平、管理能力以及处理疑难问题的能力,并进行临床护理工作及护理服务安全管理。

(6)制定科学、规范的疾病护理常规、护理技术操作规程、护理工作关键流程、护理质量评价标准等。

(7)负责临床教学工作,组织领导对护理实习生、进修生的管理及全院各级护理人员的业务活动安排。

(8)组织全院护理人员参加护理科研和技术革新,开展新业务和护理科研成果转化工作,不断提高护理质量。

(9)建立护理人员技术档案,指定专人负责记录、登记与保管。

(10)关心护理人员的思想与生活,积极与有关部门联系、协商,帮助解决护士的困难。

(11)建立健全护理信息系统,建立收集、储存、分析、处理护理动态资料的制度,掌握各项信息指标。

(12)配合医院业务用房建筑设计和装饰布局的审核。

(13)参与护理设施、相关耗材的购置、考察与审定工作。

(三)对护理部主任(总护士长)的基本要求

护理部主任是医院护理管理指挥系统的负责人,是医院指挥调度机构的成员,护理部主任承担着医院护理工作的"龙头"作用。其素质和能力对整个医院的护理管理工作起着举足轻重的影响,护理部主任要根据医院中心工作,研究护理工作特点规律,进行护理工作的计划、组织、领导、控制,达到提高护士积极性,保证护理服务质量的目的。因此,对护理部主任的素质和能力要求较高。

护理部主任应德才兼备。根据医院分级管理标准,护理部主任应具有主任或副主任护师技术职称,任科护士长5年以上,具有丰富的临床护理和护理管理经验,及临床护理业务、科研、教学、组织、社交、表达等行政管理能力;总护士长应具有主管护师技术职称。护理部主任应具有学士学位、硕士学位或受过高等护理教育毕业的护理学历;具有足够的知识跨度;有健壮的体魄和充沛的精力及庄重、威严的风度、和蔼可亲、平易近人的魅力;更重要的是应有良好的品德修养,正直、谦虚、热诚豁达;有将帅胸怀等。

案例 4-2

某二级甲等医院10年前病室只有内科、外科及妇产科3个综合科,床位200张,设总护士长1人,近年来为满足市场需求,医院的病床已发展至400张,更有骨科、产房等特色科室,可护理工作仍由总护士长1人负责,为方便开展工作,总护士长多次要求院领导增设1名副手,可总未被批准,她只能临时调配不同的助理人员,工作开展得常常不尽如人意。近日主管护理工作的副院长让她接收一所护理院校的实习生,她再次提出增加副手之事,副院长十分不悦,令她烦恼不已。

问题:

1. 为什么总护士长这么烦恼?

2. 你觉得总护士长的要求合理吗,为什么?

知识链接

学习型组织

学习型组织是指通过不断提高自身获取信息、传递知识和发展技能等能力,并善于修正自身行为,以提升自身竞争力的组织。20世纪60年代,美国麻省理工大学佛瑞斯特教授提出了组织学习的概念,1990年彼得·圣吉在其代表作《第五项修炼——学习型组织的艺术与实务》中系统地阐述了学习型组织理论。学习型组织具有建立共同愿景、团队学习、改变心智模式、自我超越、系统思考等五大要素,及共同的愿景、创造性的个体、不断学习、兼学别样、扁平式结构、无边界行为、自主管理、员工家庭与事业平衡、领导者设计师的角色等九大特点。1997年世界管理大会上,"学习型组织"在世界管理变革十大趋势中被列为"未来成功企业的模式"。

第五节　组织的变革与发展

随着全球经济一体化和各领域高新技术的飞速发展,我国各个企业与组织正处于日益发展的激烈竞争及全面深化改革的开放环境之中。当组织的环境发生变化时,组织结构、职权层次、指挥和信息系统也必须做出相应的调整和变革,才能提高组织的效能,适应不断发展的新形势。因此,组织变革是管理的重要任务之一。医院内外部环境的变化给医院发展带来了机遇与挑战,医院只有进行组织变革,才能不断发展。

一、概　　述

(一) 组织变革与发展的基本概念

1. 组织变革　是指运用行为科学和相关管理方法,对组织的权利结构、角色设定、组织规模、沟通渠道、组织与其他组织之间的关系,以及对组织成员的观念、态度和行为,成员之间的合作精神等进行有目的、系统的调整和革新,以适应组织所处的内外环境、技术特征和组织任务等方面的变化,提高组织效能。简而言之,组织变革就是对组织功能方式的转换或调整。所有的组织都会不断地进行一定的变革,以促进组织的发展。

2. 组织发展 是指以人员优化和组织气氛协调为思路,通过组织层面的长期努力,改进和更新组织的过程,实现系统的组织变革。组织发展比较强调正式工作群体的作用,其主要对象是工作群体中的管理人员和员工。这一点与传统方式的组织改进活动不同,传统的办法集中于个别管理员,而不是群体。全面的组织发展还包括群体间的相互关系以及整个组织系统的问题。组织变革与组织发展关系十分密切,组织发展是实现有效组织变革的手段。

3. 组织创新 组织创新与组织变革和组织发展密切相关,它是指运用多种技能和组织资源,创造出所在行业或市场上全新的思路、产品或服务。通过在人力资源管理、管理机构和体制等方面的有计划地组织干预活动,帮助管理人员有计划变革,促进各级干部与员工履行承诺、促进协调和提升岗位胜任力,以增强组织效能和员工综合胜任力。

(二)组织变革的分类

1. 适应性变革 是指引入已经经过试点的比较成熟的管理实践,对组织进行小幅度的局部调整,力求通过一个渐进的过程,实现初态组织模式向目的态组织模式的转变,是复杂程度较低、确定性较高的变革,对员工的影响较小,潜在阻力较小。

2. 创新性变革 是指引入全新的管理实践,复杂性和不确定性通常比较高,容易引起员工的担忧和思想波动。

3. 激进性变革 是指实行大规模、高压力的变革和管理实践,力争在短时间内,对组织进行大幅度的全面调整,以期彻底打破初态组织模式并迅速建立目的态组织模式,具有高度的复杂性和不确定性,变革的代价也很大。典型实践如"全员下岗,竞争上岗"。

(三)组织变革的征兆

管理者必须抓住以下组织变革的征兆,及时进行组织变革:工作业绩下降、管理缺乏创新、组织指挥系统指挥失灵、员工士气低落或信息沟通不畅等。

(四)组织变革的内容

1. 结构变革 组织变革会改变组织结构的复杂性、规范化及集权化程度。组织变革涉及一个或多个关键要素的变革,如几个部门合并且职责融合、精简某个层次、拓宽管理宽度,使组织扁平化,减少官僚机构。

2. 技术变革 不仅是管理技术,也包括医疗护理技术,都已发生日新月异的变化。新技术、新业务、新设备、自动化与计算机化等均带来组织的技术变革。

3. 物理环境变革 组织的物理环境,如内部设计、空间结构、设备布局等会影响组织运行的效果。因此,医院装修应充分考虑采光、颜色搭配、冷暖程度、场地清洁、设施摆放及是否便于人流、物流、信息流的通畅等,这些都属于组织环境变革。

4. 人员变革 组织成员的观念、态度和行为不一致,成员之间相互合作不良,则需要进行人员变革,调整角色设定、分工和授权等,以使人尽其才,才尽其用,提高组织效率。

5. 组织文化变革 是对组织宗旨、规范、规章制度等进行变革,以提高组织成员的工作士气,使组织成员乐于奉献,主动参与决策,积极应对挑战。

(五) 组织变革的步骤

组织变革需经历以下几个步骤:①进行组织诊断,发现变革征兆;②了解变革动力,明确变革内容,应用组织变革模型,制订变革方案;③克服变革阻力,实施变革计划;④评价变革效果,及时进行整改。

知识链接

常用的组织变革模型

1. Lewin 变革模型 由美国社会心理学家莱温 K. Lewin 提出,包含解冻、变革、再冻结三个步骤的有计划组织变革,来阐述如何启动、管理和稳定变革过程。

2. 系统变革模型 由斯坦福大学管理心理学教授李维特(H. J. Learitt)提出,包括技术、结构、人员和任务四个因素。这四个因素相互作用、相互影响,使组织成为一个动态的系统。

3. Kast 的组织变革过程模型 美国系统管理学派的主要代表人物弗里蒙特·E·卡斯特(Fremont E. Kast)提出了组织变革过程的六个步骤:审视状态、觉察问题、辨明差距、设计方法、实行变革、反馈效果。

此外,还有 Kotter 组织变革模型、Schein 的适应循环模型、Gibson 模型等。

二、组织变革的阻力及应对策略

(一) 组织变革的阻力

组织变革作为组织战略发展的重要途径,总是伴随着不确定性和风险性,会遇到各种阻力,这些阻力集中表现在以下两方面。

1. 团体阻力

(1)组织因素:组织变革中的主要阻力来至组织惰性。组织惰性是指组织内普遍存在的保持既定行为方式和消极应对环境变化的倾向。组织变革因组织惰性的影响而表现得保守、刻板,缺乏灵活性,难以适应内外部环境变化的需求。导致组织惰性的因素比较多,如组织内部体制不顺、决策程序不良、职能发挥欠佳、行政组织体系和组织文化陈旧等。此外,组织文化和激励机制以及组织变革的时机等组织因素也可影响组织变革的进程。

(2)群体因素:主要有群体规范和群体内聚力两方面。群体规范具有层次性,边缘规范比较容易改变,而核心规范则由于群体的认同而难以改变;内聚力高的群体,若其目标与组织目标不一致时也不易接受组织变革。

2. 个人阻力

(1)利益因素:变革可能带来机构撤并、人员精简等,要求组织成员不断提高和完善自己,使其感到压力和紧张,担心自己在组织中的地位和收入受到影响,进而阻碍变革。

(2)心理因素:变革使员工从熟悉、稳定和具有安全感的职业习惯状态,转向不确定性较高的变革过程,可能使其对变革缺乏信心,进而产生抵制变革的心理倾向,对因循守旧、故步自封的员工影响尤甚。

(二) 组织变革阻力的应对策略

1. 团体阻力的应对策略

(1)分析变革阻力的程度:组织中存在着支持变革和反对变革这两种相反的力量,前者为推力,后者为阻力,它们的此消彼长决定了变革的进程:当两种力量均衡时,组织维持原状;当阻力小于推力时,变革向前发展;当阻力大于推力时,变革收到阻碍。因此,管理者应客观分析推力和阻力的强弱,采取有效措施,增强支持推力,减弱反对阻力,推动变革的深入进行。

(2)群体促进和支持:运用群体动力可以促进组织变革,尤其是在人们由于心理调整不良而产生抵制时使用比较有效。具体包括创造强烈的群体归属感,设置群体共同目标,培养群体规范,建立关键成员的威信,改变成员态度、价值观和行为等。

(3)创新策略方法和手段:为避免变革中的重大失误,坚定员工变革成功的信心,必须选用周密可行的变革方案,循序渐进地推动变革进程。尤其要调动管理者的积极性,尽可能提高员工的参与度。

(4)坚定变革决心:必要时需运用行政手段,采取强硬措施,迫使员工接受组织变革。

2. 个人阻力的应对策略

(1)加强宣传与沟通:加强与员工沟通,特别是在改革前,广泛听取员工的意见和建议,宣传旧体制的弊端和新体制的益处,使员工了解变革的目的、内容、过程、方式等,激励员工改革的动机,使其感到变革的必要性和迫切性,接受新的工作模式。

(2)鼓励员工参与改革:让员工参与组织变革的决策,创造一种开放的氛围和心理上的安全感,减少变革的心理障碍,使其认识到改革的成败与自己息息相关,变阻力为动力,增强变革成功的信心。

实际工作中,团体阻力的应对和个人阻力的应对并不能截然分开,但无论是应对团体阻力,还是应对个人阻力,都应该尽可能消除阻碍变革的各种因素,削弱反对变革的阻力,这才是变革成功的关键。

第六节 组 织 文 化

文化是人类物质文明与精神文明的结晶。不同的组织有不同的习惯、行为模式,有约定俗成的行为规范,有占主导地位的价值观,反映了该组织的特征和氛围。组织文化贯穿于组织的全部活动,影响组织的全部工作,决定组织中全体成员的精神面貌和整个组织的素质、行为和竞争力。组织文化是组织管理新的里程碑,是管理思想的一次革命。

一、组织文化的概念

组织文化是组织在长期生存和发展过程中所形成的价值观、群体意识、工作作风和行为准则的总和。组织文化是以思想观念的形式调控成员的行为,是对组织运用结构和制度开展管理工作的强化和补充,属于管理的软件范畴。组织文化有广义和狭义之分。广义的组织文化包括物质文化和精神文化,也可称为硬文化和软文化。硬文化是组织的物质状态、技术水平和效益水平等,其主体是物;软文化是组织在其发展过程中形成的带有自身特色的思想、意识、观念等意识形态和行为模式,及与之相应的组织结构和制度,其主体是人。狭义的组织文化是指组织所创造的传统、价值观、习惯、作风、精神、道德规范、行为准则等精神财富。

二、组织文化的特点

(一) 广泛性

组织文化以共识为基础,是一种广泛的力量,广泛影响群体成员交往和相互作用的行为方式。如群体工作的重心、与他人相处的准则等,均以共同的价值观作为行为的基础。

（二）微妙性

组织文化是群体成员基本的共识，存在于每个成员的潜意识中，是一些非正式的、逐渐默契的共同规范行为。它是一种微妙的力量，人们的日常工作行为很自然地受到这些约定俗成的文化行为的潜移默化的影响。

（三）超个体的独特性

不同的组织，由于其行业、规模、社会文化背景、管理方式、人员素质、环境等的不同，在各具特色的实践活动过程中，建立了有别于其他组织的思想意识、价值观念和行为准则，形成了自己的特殊品质，其组织文化必然充分体现组织的个性特征。

（四）内在强制性

组织文化是群体在发展过程中选择的最佳生存方式，具有一种强制力量，起到支配成员行为的作用，对其成员的心理影响有时会比权威、命令的效力还大。

（五）相对稳定性

组织文化是组织在长期发展中日积月累而成的，具有较强的稳定性，不会因组织结构的改变、战略的转移、人员的变更或产品与服务的调整而变化。在组织中，精神文化比物质文化更具稳定性。

（六）融合继承性

每个组织都是在特定的文化背景下形成的，必然会接受和继承其国家和民族的文化传统和价值体系。然而，组织文化在发展过程中，也必须注意吸收其他组织的优秀文化，融合世界上最新的文明成果，不断充实和发展自我。这种融合继承性使得组织文化能够更加适应时代的要求，并形成历史性与时代性相统一的组织文化。

三、组织文化的结构

组织文化的结构划分有多种观点，从现代系统的观点看，可将组织文化分为以下三个层次（图 4-14）。

（一）物质层

物质层是指组织创造的物质文化，或存在于物质产品中的文化，它是组织文化精神层和制度层的形成条件，反映人与自然的关系，属于表层文化。物质层组织文化主要包括以下方面：①组织名称、标志、标准字、标准色；②组织外貌，如自然环境、建筑风格、绿化美化情况、环境的治理、办公室等场所的设计和布置方式等；③工作的性质、特点等；④特质性、创造性的内容；⑤组织的徽、旗、歌、服、花；⑥组织的生活、文

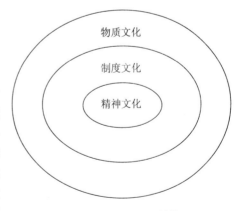

图 4-14　组织文化的结构

化、体育设施；⑦组织造型和纪念性建筑；⑧组织的纪念品；⑨组织的文化传播网络，如自办的报刊、宣传栏（宣传册）、广告牌、招贴画、有线广播、闭路电视、计算机网络等。

（二）制度层

制度层是组织文化的中间层次,主要是指对组织和成员的行为进行约束和规范的部分,存在于各种制度中,集中体现了组织文化的物质层和精神层对组织和成员行为的要求,反映人与人的关系,属于中介文化。制度层组织文化主要包括三个方面:①一般制度,指带普遍意义的工作制度和管理制度及各种责任制度;②特殊制度,主要是指非程序化制度,相比一般制度,特殊制度更能反映一个组织的管理特点和文化特点;③组织风俗,是指组织约定俗成的行为、习惯、活动、节日、典礼、仪式等。

（三）精神层

精神层是一种观念文化,是全体成员共同信守的基本信念、价值标准、道德规范等的总和,是组织文化的核心和灵魂,反映了人与自身角色的关系,属于深层文化。精神层组织文化包括六个方面:①组织宗旨,是指组织存在的价值及其对社会的承诺;②组织最高目标,是组织全体成员的共同追求,是组织全体成员凝聚力的焦点,是组织共同价值观的集中体现,反映了组织全体成员的追求层次和理想抱负,是组织文化建设的出发点和归宿;③组织哲学,是组织领导者为实现组织目标而在整个管理活动中树立的基本信念,是组织领导者对组织长远发展目标、发展战略和策略的哲学思考;④组织精神,是组织有意识地提倡、培养其成员的风貌,是对组织现有的观念意识、传统习惯、行为方式中的积极因素进行倡导、培育、总结及提炼的结果,是通过全体成员有意识地实践体现出来的;⑤组织风气,是指组织及其成员在组织活动中逐渐形成的一种带有普遍性的、重复出现且相对稳定的行为心理状态,是影响整个组织运作的重要因素;⑥组织道德,是指组织内部调整人与人、个人与集体、个人与社会、单位与单位、组织与社会之间关系的行为准则。其内容主要包括调节成员与成员、成员与组织、组织与社会三方面关系的行为准则和规范。

组织文化的三个层次是紧密联系的,物质层是组织文化的外在表现和载体,是制度层和精神层的物质基础;制度层则约束和规范着物质层及精神层的建设,没有严格的规章制度,组织文化建设就无从谈起;精神层是形成物质层和制度层的思想基础,也是组织文化的核心和灵魂。

四、组织文化的功能

（一）导向功能

组织文化将组织全体成员的思想行为统一到组织发展的目标上来,使组织成员的个体目标与组织的整体目标相一致,不仅对组织成员个体的心理、行为起导向作用,而且对组织整体的价值取向和行为起导向作用。

（二）凝聚功能

组织文化,特别是作为组织文化核心的组织价值观与组织精神,与一个组织的生存与发展关系极大,它是组织的向心力、凝聚力之所在,具有一种凝聚功能。组织文化通过培育组织成员的认同感和归属感,建立起成员与组织之间的相互依存关系,使个人的思想、感情、信念、行为、习惯与整个组织有机地统一起来,形成相对稳固的文化氛围,凝聚成一种无形的合力与整体趋向,以此激发出组织成员的主观能动性,为组织的共同目标而努力。

（三）激励功能

组织文化作为精神目标和支柱,以人为中心,人的自身价值受到重视,人格得到组织信任和尊重,从而起到精神激励的能动作用。它会激发组织内各部门和各成员的积极性,使员工看到自己组织的特点和优点,认识自己工作的意义,产生热爱本组织的荣誉感、自豪感,激发出巨大的工作热情,激励成员自信自强、团结进取,调动成员的主动性、创造性,提高工作效率。

(四) 约束功能

为保证组织活动的正常进行,组织需要制订各种规章制度。但是,即使有千万条规章制度,也很难规范每个员工的每个行为,更难消除一些员工对规章制度的逆反心理和对抗行为。而组织文化则带来一种无形的思想上的约束力量,它不对组织成员施加明文规定的硬性要求,而是一种软性的理智约束,将组织的共同价值观不断地渗透和内化为组织成员的个人价值观,使组织自动地生成一套自我调控机制,以"看不见的手"操纵着组织的管理行为和实务活动,形成一种软规范,制约员工的行为。组织文化可以弥补规章制度的不足,并诱导多数员工认同和自觉遵守规章制度。

(五) 效率功能

一方面,组织文化试图通过增强组织成员个体活力来提高组织整体活力;另一方面,组织文化对组织内部管理体制提出新的挑战,要求以人性化、开放式的体制代替传统僵硬的、封闭式的行政管理体制,以提高组织效率。

(六) 辐射功能

组织文化通过在社会大系统中塑造良好的社会形象,提高组织的声誉和知名度,引起全社会的尊重与支持,发挥组织文化的社会辐射效应。

五、护理组织文化的建设与管理

(一) 护理组织文化的定义

护理组织文化是在一定的社会文化基础上形成的具有护理专业自身特征的文化,是全体护士在工作和生活中创造出来的物质成果和精神成果的集中表现,是在护理活动过程中形成的特定的文化观念和历史传统,以共同的价值标准、道德标准和文化信念为核心,最大限度地调动护士的积极性、创造性和潜在能力,将护理组织内各种力量聚集于共同的宗旨和哲理之下,齐心协力地实现护理组织目标。

(二) 护理组织文化建设的内容

1. 物质文化建设 目的是树立良好的组织形象,其内容主要如下。

(1)护理组织环境:包括内环境和外环境。内环境是指护理人员的工作环境和人际关系。任何医院都要有一个适合护士工作和职业发展的环境,保证护士在安全、健康、文明、安定的环境中工作和发展。此外,由于护理工作的服务对象是社会人群,提供的产品是护理服务,所以人际关系的和谐、稳定尤为重要;外环境是指医院所处社会中的政治、经济、文化传统等方面的环境,是影响护理组织文化的重要因素之一。

(2)护理组织形象:是社会公众和内部护士对护理组织的整体印象和总体评价,是护士素质、技术水平、公共关系、护理服务质量等在社会上和服务对象心目中的总体印象。在护理工作中,应以患者为中心,坚持质量、患者、利益、社会信誉并重的原则。良好的护理组织形象,有利于提高护理组织的知名度,增强护理组织的凝聚力和竞争力,给护士以自信心和自豪感。

(3)护理专业物质技术基础的优化:要注重对护理专业物质技术基础的改造。例如,利用现代化的视听设备(广播、电视、网络等)表现和宣传医院良好的护理组织文化,提高护理服务对象及其家属和社会对护理组织的认同感。

(4)院容院貌的优化、美化:应体现医院的个性化,要有好的院名、院徽,有合理的医院空间结构布局,有与护士及患者的心理需求相适应的工作及修养环境,从而促进员工的归属感和自豪感,增强患者的舒适感及信任感,有效地提高工作效率。

2. 制度文化建设 目的是使物质文化更好地体现精神文化的要求,其内容主要如下。

(1)确立合理的领导体制:要明确护理工作的领导结构、领导制度和领导方式,理顺医院中党、政、工、团等各类组织的关系,做到领导体制的统一、协调和通畅。

(2)建立和健全合理的护理管理组织结构:护理组织要明确其内部各组成部分及其相互关系,以及组织内部人与人之间的相互协调和配合的关系,建立高效精干的结构,以利于组织目标的实现。

(3)建立和健全开展护理活动所必需的规章制度:各种护理管理规章制度是医院护理文化建设的重要组成部分,切实可行、行之有效的各项规章制度是保证护理工作正常运行、协调各级各部门之间的关系以及护理组织与其他组织的纽带,也是护理组织的宗旨、价值观、道德规范、科学管理的反映。要以明确合理的规章制度规范护士的行为,使护士的个人行动符合组织目标的要求,使组织协调有效地运行,提高护理管理效率。

3. 精神文化建设 决定着组织物质文化和制度文化的建设,其内容主要如下。

(1)明确组织所奉行和追求的价值观念:护理组织的价值观是在护理组织运转过程中形成的基本信念和行为准则,是组织生存的思想基础和组织发展的精神指南,如质量第一、一切以患者为中心等。

(2)塑造护理组织精神:护理组织精神是指护士对本院护理发展趋势所抱有的理想和希望,也是对护理组织前途的一种寄托,是护理管理者倡导、全体护士认同的,并集中反映了护士的思想活动、心理状态和职业精神,如救死扶伤、爱岗敬业、乐于奉献、团结互助、开拓进取、创新求实、人性化护理等。

(3)促进护理道德的形成和优化:形成良好的道德风气和习俗,以规范护理人员的行为,如保护患者隐私、加强慎独修养、培养创新和评判精神及循证实践的工作态度等。

(4)加强护士礼仪建设:礼仪是美德的一种外在表现形式,其核心是尊敬别人,如文明有礼、尊重人格和个人信仰等。

(三) 护理组织文化建设的过程

组织文化是组织的生命力,护理组织文化是医院文化的重要组成部分,护理组织文化的建立与维护包括以下几个阶段。

1. 调查分析阶段 首先应全面收集资料,系统分析现存的组织文化,通过自我诊断,确定组织已经形成的传统作风、行为模式和工作特点,具体包括以下内容。

(1)组织文化发展史:每个组织都有自己的组织文化发展史,各组织间的区别就在于文化的个性与特色。新文化是在旧文化的基础上发展起来的,创立护理组织文化也需要总结过去,规划未来。

(2)组织价值观:对现在组织价值观的调查分析,是确定新价值观的基础。价值观文化是组织文化中最难确定的部分,其稳定性最大、影响力最大。选择正确的组织价值观是塑造组织文化的首要问题。

(3)组织文化发展的内在机制:调查组织的护理活动机制,这是组织文化调查分析的中心环节。

（4）护士群体素质的高低:护士素质的高低决定着护理组织文化水平的高低,创立护理组织文化必须调查分析护士的素质。

2. 总体规划阶段　是指组织文化的倡导者根据组织文化的现实状况和未来文化的发展设想,在调查分析的基础上制订的文化发展方案,包括制度、规范、口号、守则等。总体规划制订之后,需要进行论证,并在经过选择的区域内进行示范,从经验和实践两方面充分论证其可行性。

3. 传播执行阶段　即将文化计划变成文化现实的过程。传播执行是在总体规划经过验证,被大多数护士认可以后方可进行,此阶段最为复杂、多变和漫长,是非常关键的环节,具体做法包括以下方面。

（1）宣传组织文化:利用一切宣传工具和手段,充分宣传组织文化的内容和要求,以创造浓厚的环境氛围。

（2）树立英雄人物:典型榜样和英雄人物是组织精神和组织文化的人格化身与形象缩影,能够以其特有的感染力、影响力和号召力为组织成员提供可以效仿的具体榜样。

（3）培训教育:有目的、有针对性的培训与教育能够使组织成员系统接受和认同组织所倡导的组织精神和组织文化。

4. 提炼定格阶段　具体做法包括以下方面。

（1）精心分析:在经过群众性的初步认同实践之后,应对反馈回来的意见加以剖析和评价,详细分析和仔细比较实践结果与规划方案的差距,必要时可接纳有关专家和员工的合理化建议。

（2）全面归纳:在系统分析的基础上,进行综合的归纳、总结和反思,采取去粗取精、去伪存真的方法,删除落后的、不为员工所认可的内容与形式,保留进步的、为广大护士所接受的内容与形式。

（3）精练定格:把经过科学论证和实践检验的组织价值观、组织精神等组织文化,予以条理化、格式化,再通过必要的理论加工和文字处理,用精练的语言表述出来。

5. 巩固落实阶段　即在初步建立组织文化的基础上,稳定已取得的文化成果,通过建立必要的制度保障,并发挥领导的表率作用,来落实和维护组织文化。

6. 变革与创新阶段　任何一种组织文化都是特定历史的产物,在组织发展的不同阶段,组织文化应有不同的内容和风格。当组织的内外条件发生变化时,需要根据形势的发展不失时机地调整、变革、丰富和创新组织文化的内容和形式。这既是一个不断淘汰旧文化性质和不断生成新文化特质的过程,也是一个认识与实践不断深化的过程,组织文化经此循环往复以达到更高的层次。

(四) 护理组织文化建设的方法

护理组织文化建设的各个阶段,均可采用以下方法。

1. 正面灌输法　利用权威或各级领导宣讲和培训护士,参观医院创业、发展史、陈列室等,从正面引导护士理解、接受和认同护理组织的愿景、使命及核心价值观等组织文化的核心。并通过开展护理知识与技能竞赛、赞美护士诗朗诵、护患沟通技巧小品表演赛等活动,使护理组织文化渗入护士脑海中。

2. 规范法　发放组织文化手册,督促护士自觉执行医院及护理规章制度,自愿接受实践规范监督。

3. 激励法　对表现优秀的护士进行鼓励表扬、派出参观学习及给予适当的物质及现金奖励,达到正性强化的激励效应。

4. 示范法 树立护士的先进典型、进行模范护士的事迹宣讲,使护士以身边先进模范为榜样,达到现身说法的作用,使其行为与组织文化相契合。

5. 实践法 开展思想讨论,进行公开承诺,让理念变成行动,使护士通过践行体验自己医院的组织文化。

6. 暗示法 在医院开展的文体活动、张贴的标语及提出的口号中,有意识地贯穿组织文化的宗旨、精神、价值观等核心内容,潜移默化地引导护士的思想和行为,以适应组织文化的要求。

【案例分析】

案例 4-1

1. 护士小王为什么不接受这样的处理结果?

护士小王不接受这样处理的主要原因是护理部主任没有对此事进行充分的调查,就认为错在护士小王,并越过科护士长和病室护士长直接召集本科室全体护士开会批评她,让她感到主任是在有意包庇与其私人关系密切的护士小李。

2. 这暴露了该医院护理组织管理的什么问题,应如何解决?

这主要暴露了该医院组织管理"越级指挥"问题,应建立和执行有效的护理部主任-科护士长-病室护士长三级护理组织管理负责制,并认真实践,提倡和履行公平、公正的护理组织文化。

案例 4-2

1. 为什么总护士长这么烦恼?

由于医院的发展,目前该院总护士长的工作繁杂,需要有专职人员协助,临时调配人员由于职、责、权、利的不稳定性,带来诸多不便,致使现有工作开展得不顺利,实在难以再负责接管护理院校的实习生工作,所以总护士长烦恼不已。

2. 你觉得总护士长的要求合理吗,为什么?

国家卫计委规定:300~500 张床位的医院,或虽不足 300 张床位,但医教研任务繁重的专科医院,应设护理部主任 1 名,护理部副主任 1~2 名。总护士长的要求符合规定,是合理的。

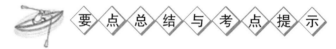

要 点 总 结 与 考 点 提 示

组织、组织文化的概念,组织文化的结构与功能,护理组织文化的建设与管理;组织设计的概念及步骤,我国卫生组织结构、分类和任务,医院组织结构;正式组织与非正式组织的特点及作用,组织设计的原则,医院护理管理组织系统;组织变革的内容、动力与阻力,组织的变革与发展在护理管理中的应用。

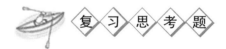

复 习 思 考 题

一、选择题

1. 以下关于管理层次与管理幅度的描述,错误的是(　　)
   A. 一个管理者有效管理的下属人数是有限的
   B. 一般来说,从最高领导层到基层以 2~4 层次为宜
   C. 较大的管理幅度意味着较多的管理层次
   D. 在组织结构的高层,管理幅度一般 4~8 人
   E. 在组织结构的低层,管理幅度一般 8~15 人

2. 国家卫计委护理管理机构是(　　)
   A. 国家卫计委医政司护理处

   B. 国家卫计委卫生科
   C. 国家卫计委医政科
   D. 国家卫计委医政处
   E. 国家卫计委护理专干

3. 在我国卫生组织分类中,红十字会属于(　　)
   A. 卫生行政组织
   B. 医疗预防机构
   C. 卫生防疫机构
   D. 有关药品生产、供销及管理、核定的机构
   E. 群众卫生组织

4. 三级护理指挥系统是指(　　)

A. 护理副院长-护理部主任-科护士长

B. 护理部主任-科护士长-护士长

C. 科护士长-护士长-护士

D. 总护士长-护士长-护士

E. 医院院长-护理副院长-护理部主任

5. 实际工作中应用最多的组织结构类型是（　　）

A. 直线型　　　　　B. 职能型

C. 直线-职能参谋型　D. 矩阵型

E. 委员会

6. 一天下班的路上，护理部王主任对护士小李说："这两天为大家进行注册了，你明天来护理部帮忙吧"。这破坏了组织设计的（　　）

A. 统一指挥原则　　B. 分工与协作

C. 管理层次原则　　D. 责权一致原则

E. 管理宽度原则

（7、8题共用题干）

因天气突然变冷，气温急剧下降，前来某医院急诊科就诊的儿童数量较平日翻了一番，因观察室容量有限，走廊的防火通道上及电梯旁都有患儿在输液。护理部张主任得知此情况，立刻把即将投入使用的肿瘤中心一楼提供给急诊科使用。

7. 张主任做出此应对措施的依据是担心发生（　　）

A. 工作业绩下降

B. 管理缺乏创新

C. 组织指挥系统指挥失灵

D. 员工士气低落

E. 信息沟通不畅

8. 张主任将就哪方面进行改革（　　）

A. 结构变革　　　　B. 技术变革

C. 组织文化变革　　D. 人员变革

E. 物理环境变革

二、名词解释

中华护理学会　　组织文化　　管理幅度

三、简答题

1. 正式组织与非正式组织的关系。

2. 组织图可为管理者提供哪些信息？

3. 组织设计应遵循的基本原则。

4. 我国医院护理管理体制主要有哪几种？

5. 护理组织文化建设的主要内容。

四、论述题

医院应提倡怎样的护理组织文化，为什么？

（潘　杰）

第五章

护理人力资源管理

当今知识经济时代,人是组织中最重要的资源,人才更是财富。人力资源是组织在激烈的竞争中生存、发展的特殊资源,组织的成败主要取决于人员配备是否合理、能否充分激发蕴藏在职工当中的极大积极性。人力资源管理是近二十年来管理学科中发展迅速的一个领域,并逐步被管理者认识到其在组织生存发展中的重要地位。护理管理的高效率首先是医院护理人力资源的科学化管理,因此护理人力资源管理是护理管理中十分重要的任务。

第一节 护理人力资源管理概述

案例 5-1

小王在一家公立医院做护士已经有5年了。这家医院在以前不是很重视绩效考评,但是依靠自己所拥有的资源,医院的发展很快。去年,医院从外部引进了一名人力资源总监,至此,医院的绩效考评制度才开始在医院中建立起来,医院中的大多数员工也开始知道了一些有关员工绩效管理的具体要求。

在去年年终考评时,小王的护士长要同她谈话,小王很是不安,虽然她对一年来的工作很满意,但是不知道护士长对此怎么看。小王是一个比较"内向"的人,除了工作上的问题,她不是很经常地和护士长交往。在谈话中,护士长对小王的表现总体上来讲是肯定的,同时指出了她在工作中需要改善的地方。小王也同意此看法,她知道自己有一些缺点。整个谈话过程是令人愉快的,离开护士长办公室时小王感觉不错。但是,当小王拿到护士长给她的年终考评书面报告时,小王感到非常震惊,并且难以置信,书面报告中写了她很多问题、缺点等负面的东西,而她的成绩、优点等只有一点点。小王觉得这样的结果好像有点"不可理喻"。小王从医院公布的"绩效考评规则"上知道,书面考评报告是要长期存档的,这对小王今后在医院的工作影响很大。小王感到很是不安和苦恼。

问题:

1. 绩效面谈在绩效管理中有什么样的作用?人力资源部门应该围绕绩效面谈做哪些方面的工作?

2. 经过绩效面谈后小王感到不安和苦恼,导致这样的结果其原因何在?怎样做才能避免这类问题的产生?

护理人力资源是指由正式护理院校毕业,并获得专业执照的各层次护理工作人员。护理人力资源管理是卫生服务组织为提高服务质量,实现组织目标,通过采取措施,对护理人员进行规划、招聘、培训、开发和利用等管理活动的过程。医院的护理人力资源管理是为医院寻求高素质护理人才,使他们在组织中得到支持和发展,并能够在实现医院目标的同时提高自己的职业价值,达到组织和成员利益最大化的人力资源管理目的。

一、护理人力资源管理的目标、意义、基本原则和组织体系

(一) 护理人力资源管理的目标

护理人力资源管理的主要目标是根据医院发展总目标,通过有计划地对护理人力资源进行合理配置,做好护理人员的使用、培训和人力资源的开发,采取各种措施,调动员工的积极性,充分发挥他们的潜能,做到人尽其才,才尽其用,在实现组织目标的同时,最大限度实现组织成员的自我价值。概括起来,主要包括三个方面。

1. 人与岗位的匹配　遵循能级岗位对应的原则,人员的优势和特点与岗位要求的有机结合与匹配,做到事得其人、人尽其才。

2. 人与人的科学匹配　遵循合理结构、优化组合的原则,注意梯队建设,使组织中护理人员结构优势互补,提高护理工作质量和群体工作效率。

3. 人的贡献与工作报酬的匹配　遵循按劳分配、以人为本的原则,实现同工同酬,满足护理人员的需要,并使组织薪酬发挥有效激励作用,提高护理人员的满意度。

(二) 护理人力资源管理的意义

1. 有利于护理工作的顺利开展　护理人员是实施护理工作的决定性因素,是开展护理工作的基本保证。护理人力资源的合理配置与充分使用是保证护理工作正常、规范运行的基础,也是新时期护理工作发展的关键。医院已由原来的单纯以医疗为主逐渐向融医疗、教学、科研、预防、康复和保健为一体的综合性、系统性的服务方向转变。这些转变促使了护理专业的内涵在延伸、功能在扩大、范围在拓展、工作量在增加,需要对护理人力资源进行科学的管理和合理的配置。

2. 有利于调动护理人员的积极性,实现人的全面发展和才能的全面发挥　护理人员与患者的接触最直接、最密切,其服务质量的高低与好坏,不仅直接影响临床护理工作质量,也直接影响着医院的整体水平和形象。护理人力资源的合理配置与使用,不仅能够提高工作效率,还能调动护理人员的积极性,提高员工满意度,发挥个人及专业所长,做到人尽其才,从而提高医院的整体服务能力和竞争力。

3. 有利于减少护理人力需求,提高经济效益　护理人力资源管理做到精心选人、正确用人、科学育人、全方位评人、注重留人,形成一支结构优化、配置合理的队伍,可有效地减少护理人力的需求,从而显著提高经济效益。

(三) 护理人力资源管理的基本原则

1. 优化原则　即通过科学招聘、合理搭配,实现人员配备的最优化。护理管理者要注重择优选拔、适才适用、用人所长、人才互补、优化组合。

2. 竞争原则　即人员的招聘、组合、使用与发展不能在封闭和僵化的环境下进行,必须引入竞争机制,公开、公正、公平竞争,并形成有利于人才脱颖而出的有效机制。

3. 激励原则　即通过人员配备,最大限度地调动人的积极性和创造性。护理管理者要做到充分授权,科学地安排工作职位,科学地进行工作设计,根据科学公正的考核机制对人员做出客观评价,并将奖励与贡献紧密挂钩。

4. 开发原则　即在人员配备与使用过程中,通过各种形式进行智力开发,不断提高人员素质,最大限度地发挥人的潜能,要把促进人的全面发展作为组织的重要目标。

（四）护理人力资源管理的组织体系

护理人力资源管理活动需要通过医院人力资源管理部门与护理人力资源管理体系及其相关部门共同完成，由此构成组织的人力资源管理系统。医院护理人力资源管理组织一般分三个层次：高层、中层和基层。不同管理层次管理者在人力资源管理职责的侧重点上是有所区别的。

1. 高层护理管理者 如护理部主任，其主要任务是护理人事决策，根据组织发展目标制定护理人力资源发展规划，并对中层护理管理岗位的配置设计、护理人员的作用和选择、绩效评价，参与组织护理人事政策的策划制定等。

2. 中层护理管理者 如科护士长，在人力资源管理方面主要承担三种职能：①协调职能，对所管辖护理单元在执行护理人力资源管理过程中出现的问题和矛盾进行协调处理，确保护理的人事目标政策在部门中正确贯彻执行；②服务职能，为自己所属的护理单元提供人力资源管理相关的业务服务，包括护理人员选择、培训、奖酬、晋升；③指导下级护理管理者执行组织有关护理人事管理的相关政策法规，协助科室处理劳动纠纷等。

3. 基层护理管理者 如医院的护士长，其人力资源管理内容主要包括：指导进入本护理单元的新人熟悉护理岗位工作；训练新护士掌握相关护理工作技能；根据护理人员个人特点安排适当的工作岗位；对所管辖的护理人员进行绩效评估；提出本护理单元护士薪资分配方案，调动人员的工作积极性、控制本单元护理人力资源成本；开发护理人员的工作潜力，促进职业发展；提供安全的工作环境，维护护理人员的身心健康等。

二、护理人力资源管理的基本内容

（一）护理人力资源规划

这包括对人力资源现状做出评估，依据组织的发展战略、目标和任务并利用科学方法，对未来人力资源供给和需求做出预测，制定人力资源开发与管理的政策和具体措施。

（二）护理人员的招聘与录用

护理人员招聘是根据护理组织的人力资源规划所确定的人员需要，通过多种渠道，利用多种方法，广泛吸引具备相应资格的人才到护理组织求职的过程。录用则是从众多合格申请人中挑选出最适合组织的人选，同时通知申请人被录用的过程。

（三）护理人员的培训与使用

这是护理人力资源管理的核心内容。护理人员培训是通过对护理人员的工作指导、教育和业务技能训练，使护理人员在职业道德、工作热情、知识水平、业务技能等方面得到不断的提高和发展。护理人员使用是管理者将招聘的护理人员分配到具体的岗位，赋予他们具体的职责、权力，使之进入工作角色，完成组织任务的过程，通过培训和合理使用护理人员，能保证在高效率、高质量地完成护理工作任务的同时，有利于促进个人发展，增加工作的满足感，最大化地实现医院目标与个人价值。

（四）护理人员的绩效评价

绩效评价是人力资源管理的重要手段和方法，是对照工作岗位职责和工作任务安排，通过制定科学合理的评价标准和评价方法，对护理人员的工作态度、业务能力进行考核并对这些信息进行量化处理的过程。评价结果将作为护理人员晋升、培训、奖惩、薪酬和个人发展机会的有效依据。

（五）护理人员的职业生涯规划

现代护理人力资源管理越来越重视护理人员的职业生涯规划与发展,强调引导护士正确认识自我,正视专业,主动计划未来,充分发挥自己的潜能,在实现组织目标的同时满足自己的需求,以增强和激发其工作的积极性、主动性和创造性,在个人和专业发展中达到自我实现的最高境界。

（六）薪酬管理

要从人员的资历、职级、岗位及实际表现和工作成绩等方面综合考虑,制定相应的、具有吸引力的工资报酬标准和制度,并将随着人员工作职务的升降、工作岗位的变动、工作表现及工作成绩的优劣进行相应的调整。

（七）福利与劳保管理

根据国家、政府有关条例和规定,落实退休金、医疗保险、工伤事故待遇、节假日等规定。拟订确保护理人员在工作岗位上安全和健康的条例和措施,并进行相应的教育与培训,开展相应的检查与监督。

（八）护理人员的档案管理

人力资源管理部门和护理管理职能部门均有责任保管护理人员的档案资料,包括护理人员个人的基本情况、学历、工作经历及绩效、薪酬和福利记录、培训及晋升情况等,使之真实、完整、准确和系统地反映护理人员情况。

第二节 护理人员编配

一、护理人员编配原则

（一）功能需要的原则

满足功能需要是护理人员编配的主要原则。护理人员编配应根据医院的性质、规模、功能、任务和发展趋势,科学合理地编配人员,以保证各项护理任务的顺利完成及护理质量的持续提高。如综合医院与专科医院因功能不同,需要人员的编制也有差异,ICU、心脏病监护病房(CCU)护理任务繁重,需要护理人员的数量也相对增加。

（二）能级对应的原则

人员的配备应根据护理岗位职责、技术要求,合理调整护理队伍能级结构设置,充分发挥不同层次护理人员作用,优化人力资源配置。不同专科、不同岗位和责任对护士技术水平、专业能力要求不尽相同,如较高学历、职称及专科知识扎实且有临床经验的护理人员可以分配在重症监护病房、急症科等业务技术部门,使能级结构更趋合理。

（三）结构合理的原则

护理人员的编配不仅要根据工作性质、专业特点、教学及科研任务的轻重考虑人员数量,尚需考虑人员群体的结构比例。在编制结构中应体现不同资历(老、中、青)、不同职称(高、中、初)的护士及合同护士的合理编配,优化人才组合、充分发挥个人潜能,以达到提高工作效率的目的。

(四)动态调整的原则

护理专业的发展、服务对象的变化以及医院功能的拓展,对护理人员编制、动态管理提出了新的要求,同时员工的继续医学教育、培训、生育及退休等都涉及人员的调整。因此,护理管理者应根据实际情况有预见性地进行人员动态调整,以掌握管理的主动权。

(五)经济效能原则

人员配置也要考虑经济效能,考虑预算中的人工成本消耗和经济效益也是护理管理者的重要职责。比较合理的人员编制,可以优化组合,较大限度地发挥人力资源的效能。

二、护理人员编配的影响因素

(一)任务轻重

工作数量和质量要求是影响护理人员编配的主要因素。工作量大、质量要求高、任务重,则需要员工数量多、质量高。工作量主要与开放病床数、床位使用率及周转率、门急诊患者人次、危重患者、疑难患者、手术患者的多少等因素有关;质量要求主要与患者的护理级别、护理工作模式等因素有关。此外,护理业务范围开展的广度和技术要求难度对护理人员数量、质量也有较高要求。

(二)人员素质

护理人员的素质体现在其业务、身体、心理、思想等各个方面。人员训练有素、技术操作熟练、理论水平高、身体好、专业思想巩固、有奉献精神、工作主动,则编配可以少;反之,人力需要则增加。

(三)工作环境

工作环境包括硬环境和软环境。前者是指建筑、设备、后勤保障等条件,建筑集中及仪器设备机械化、自动化、现代化程度高且后勤供应及时可节省人力、提高工作效率;后者是指护理服务所处的社会人文环境,包括工作单位的组织文化、管理者的管理能力、服务对象的素质、社会价值取向、经济科技进步等方面。良性的软环境可激发护理人员的积极性、主动性和创造性,有利于组织目标的实现。

(四)政策规定

一些现行的人事管理制度如病事假、产假、计划生育、探亲、培训等均可影响人员编配。

三、护理人员编配的计算方法

(一)按《规划纲要》配置人员

我国《中国护理事业发展规划纲要(2011-2015 年)》(以下简称《规划纲要》)提出要根据《医药卫生中长期人才发展规划(2011-2020 年)》,大力培养与培训护理专业人才,落实护士配备相关标准,加强基层护士人力配备,优化护士队伍结构,提高护士队伍服务能力。

1. 增加医院护士配备 《规划纲要》提出要进一步落实医院护士配备标准,使医院护士数量与临床工作量相适应。到 2015 年,全国 100％的三级医院、二级医院的护士配置应当达到国家规定的护士配备标准。其中,三级综合医院、部分三级专科医院(肿瘤、儿童、妇产、心血管病专科医院)全院护士总数与实际开放床位比不低于 0.8：1,病区护士总数与实际开放床位比不低于 0.6：1;二级综合医院、部分二级专科医院(肿瘤、儿童、妇产、心血管病专科医院)全院护士总数与实际开放床位比不低于 0.6：1,病区护士总数与实际开放床位比不低于 0.4：1。

2. 优化护士队伍结构 《规划纲要》提出要进一步增加大专层次护士比例,缩减中专层次护士比例。到 2015 年,全国护士队伍中,大专以上学历护士应当不低于 60％;三级医院中,大专以上学历护士应当不低于 80％;二级医院中,大专以上学历护士应当不低于 50％。

(二) 按实际工作需要配置人员数量

1. 以总工作量为依据计算编制方法 工作时间测定是确定工作量的基本方法,通过被测定护理的项目及项目的操作步骤所需要的时间,计算出总时数后以此为依据计算编配护理人员数量。其计算公式为:

$$应编护士数 = \frac{病房床位数 \times 床位使用率 \times 平均护理时数}{每名护士每日工作时间} \times (1 + 机动率)$$

式中,$平均护理时数 = \dfrac{各级患者护理时数总和}{该病房患者总数}$;$床位使用率 = \dfrac{占用床位数}{开放床位数} \times 100\%$;每名护士平均每日工作时间为 8 小时,每名护士日有效工时值为 6 小时;机动率指全年因护士产假、公假等不在工作岗位所减少的人员百分比,一般按 17％～25％计算,也可进行实际测算后确定机动率。根据江苏省 1980 年对 7 所医院非传染病成人病房护理工时的观察结果:直接护理所需要时间一级护理为 4.5h,二级护理为 2.5h,三级护理为 0.5h;间接护理所需时间为 13.3h。各单位也可根据实际情况,调整直接及间接护理所需时数。

举例:某病房床位数 40 张,使用率 93％,其中一级护理 10 人,二级护理 20 人,三级护理 10 人,机动数按 25％计算。

按每名护士平均每日工作时间为 8 小时计算:

$$护士人数 = \frac{40 \times 93\% \times [(10 \times 4.5 + 20 \times 2.5 + 10 \times 0.5 + 13.3) \div 40]}{8} \times (1 + 25\%) = 15.0(人)$$

按每名护士日有效工时值为 6 小时计算:

$$护士人数 = \frac{40 \times 93\% \times [(10 \times 4.5 + 20 \times 2.5 + 10 \times 0.5 + 13.3) \div 40]}{6} \times (1 + 25\%) = 21.0(人)$$

2. 以分级护理工作量为依据计算编制的方法 不同等级护理所需时数不同,以分级护理工作量计算编制的方法较为常用。其计算公式为:

$$应编护士数 = \frac{各级护理所需时间总和}{每名护士每日工作时间} \times (1 + 机动率)$$

举例:某病房一级、二级、三级护理分别为 10、20、10,求编制护士数。

按每名护士平均每日工作时间为 8 小时计算:

$$应编人数 = \frac{10 \times 4.5 + 20 \times 2.5 + 10 \times 0.5 + 13.3}{8} \times (1 + 25\%) = 17.7(人)$$

按每名护士日有效工时值为 6 小时计算:

$$应编人数 = \frac{10 \times 4.5 + 20 \times 2.5 + 10 \times 0.5 + 13.3}{6} \times (1 + 25\%) = 23.6(人)$$

四、护理工作模式

目前护理分工方式基本形态可分为以下 6 种。

(一) 个案护理

个案护理即一名患者所需要的护理完全经由一位当班护理人员完成。此方式用于需特殊护理的患者(特护),如危重患者、大手术后、监护室患者等,护士负责自己当班时该患者的全部护理工作。

个案护理的优点:①负责护士对患者病情观察细致、全面,护士本人可决定护理内容并进行计划安排;②护患间容易沟通交往,关系融洽;③护士容易明确职责、任务;④有利于增强护士责任心。其缺点是:①由于护士三班轮换,对患者的护理缺乏连续性;②需要护士量大,要求护士应具有一定临床经验与技能,花费较大。限于人力,临床较少采用。

(二) 功能制护理

功能制护理是按照病房护理工作内容分配护理人员。每组 1~2 人,承担一个特定的任务,如处理医嘱、治疗、生活护理、临床带教等。对患者的护理是由各护理人员的相互协作共同完成。

功能制护理的优点有:①护士对所从事的活动、技巧、技能熟练;②效率比较高,可充分发挥护士的特长;③所需器械少,如一人负责测血压,一个血压计即可;④节省人员和经费,节省时间;⑤分工明确,便于做组织工作;⑥适用于喜欢工作任务明确的人。其缺点是:①护理人员对患者病情无法获得整体概念,忽略患者心理、社会因素,患者不能获得由固定护士负责的整体护理;②分工细,患者所获护理连续性差;③护士被动进行技术性、重复性工作,容易产生疲劳、厌烦,不能发挥主动性、创造性,工作满意度降低。

按功能制护理,临床常见分工有:主班、治疗班、护理班、换药班、小夜班、大夜班及教学班等分工方式。

(三) 小组制护理

小组制护理是由一位有经验的护士任组长,领导一组护士对一组患者提供护理,各小组有较大权责。小组护理是由所有小组成员参与,对所管一组患者做护理计划,共同护理并评估效果,成员间合作、协调。小组一般由 3~4 人组成,负责 10~20 位患者的护理,要求组长具有一定的管理经验、决策水平和技能,小组可由护师、护士、护理员不同等级人员组成。

小组制护理的优点有:①小组有权力对组内人员进行分工调配,成员间容易协调、相互沟通;减少垂直控制,加强下属水平沟通;②小组成员集思广益,对患者全面负责,系统、连续性护理有利于提高护理质量;③护理工作有计划、有评价,易出成果,成员有成就感,提高其满意度;④小组由不同级别护士组成,可充分发挥不同成员的水平、经验与才智。其缺点有:①护理是责任到组,而非责任到人,患者无固定护士负责,整体性护理受影响;对患者所属感、责任感较差;②要求组长组织、业务能力与技能高。

(四) 责任制护理

责任制护理是在生物-心理-社会医学模式影响护理概念的基础上产生的一种新的临床护理制度。其强调以患者为中心,由责任护士按护理程序,计划、执行符合患者健康需要的身心整体护理方案,为患者提供整体、连续、协调、个别性的护理。在责任制护理中,责任护士是主体,可直接向医生报告工作,并与其他医务人员、家属等沟通。一般一位责任护士,依能力差异,负责3~6位患者。责任护士不在班时,有辅助护士(或其他责任护士)代为负责。

责任制护理的优点有:①护士的责任感增强,有"我的患者"之感觉;②患者的安全感增强,有"我的护士"之所属感,获得整体护理;③护士有独立自主的护理功能,有利于运用专业知识对患者和疾病进行研究,提高兴趣和满意感;④处理患者问题更直接和迅速,使护理工作连续性增强;⑤有利于与各方面协作,如护士与患者、家属及其他护士、医务人员沟通。其缺点为:①要求责任护士条件应具有较高的专业培训,有一定的护理经验和技能,合格的责任护士较缺乏;②人力需要量大,经费消耗大;③责任护士独自工作,常与其他护士脱离,有时感到孤独。

(五) 个案管理

个案管理(或称统筹护理)是一种多学科合作以个案形式提供的护理方式。对患者的护理从入院管理到出院,延伸到家庭,有利于患者的康复、加强患者的住院费用控制和出院后的管理。

个案管理的优点有:①护士直接对个案患者负责,责任感强;②促进学科间以患者为中心的工作重点和护士与其他卫生专业人员的合作;③丰富护理人员工作内容,增加实践中的自主权,提高工作满意度;④使患者从医院转回社区更容易,促进患者回到家庭便于生活;⑤增加患者满意度,减少花费,促进社区资源合理应用。其缺点为:①护士需要进一步培训;②费时间。

(六) 整体护理

整体护理是指护理人员在进行护理活动时要以人的功能为整体,提供包括生理、心理、社会、精神、文化等方面的全面帮助和照护。一些国家和地区又称全人护理或以人为中心的护理。整体护理是一种护理理念,同时又是一种工作方法,其宗旨是以服务对象为中心,根据其自身特点和个体需要,提供针对性护理,解决存在的健康问题,达到恢复健康、促进健康的目的。

五、护理人员排班

病房排班是基层护理管理者的一项重要职责,是根据工作任务、内容,结合人力及时间等情况进行科学细致的安排,使各班工作紧密衔接惯性运转。合理排班有利于护理人员明确职责,保证护理工作的高效惯性运行。

(一) 排班原则

护理排班可因各单位及岗位不同而异,但其遵循原则基本是一致的。

1. 满足需要原则　一方面,满足需要是指各班次护理人员在数量和质量上要能够完成所有当班护理活动,以患者需要为中心,确保 24 小时连续护理。另一方面,除满足服务对象需要外,从人性化管理和管理服务观点出发,排班不要忽略了值班护理人员的需要。

2. 结构合理原则　科学合理地对各班次护理人员进行搭配是有效利用人力资源,保证临床护理质量的关键。根据护理人员的不同层次结构,如学历、资历、职称、个人能力等进行合理搭配,基本做到各班次护理人员的专业能力和专科护理水平相对均衡,保证每个护理班次都有能够处理疑难问题的资深护理人员。

3. 效率原则　有效的护理人力管理是在保证护理质量的前提下把人员的成本消耗控制在最低限度。护士长应结合本护理单元每天护理工作量对护理人员进行合理组织和动态调整,如结合病房实际开放床位数、病危病重人数、等级护理工作量、手术人数等。

4. 公平原则　护士长根据工作需要,护理安排各班次和节假日值班护理人员,做到一视同仁,同时尽量照顾特殊人员的需求。这对加强组织凝聚力,调动护理人员工作积极性,具有直接影响,应引起管理者的重视。

5. 弹性排班的原则 应常备机动人员供随机调整,以保证护理人员的休息及学习,充分体现以人为本的管理原则;同时遇有突发事件或紧急情况,应随时对人员进行调整。

(二)排班方法

根据医院的类型和科室的不同任务,排班有所不同,只要符合上述原则并得到本单位护理管理者及护理人员的认同即可执行,在此仅举例说明。

1. 周期性排班法 又称循环式排班,即每隔一定周期使各个固定班轮回,根据各部门实际人力运行情况决定一个周期的时间长度。周期性排班的优点:①排班模式相对固定,护士熟悉排班规律,可以预先知道值班及休假时间;②护理人员可公平的获得休假机会;③上班人力固定;④节省排班时所花费的时间,且排班省时省力。这种排班方法适用于病房护理人员结构合理稳定、患者数量和危重程度变化不大的护理单元。

例如,一个40张病床的外科病房,10名护理人员,每周工作6天,其中护士长每日均上白班;另有2个白天岗位,分别是主班和机动班,由其余9名护士轮流承担;7名护士上夜班,按功能制护理,上夜班护士周期轮转程序是:主班-中班-小夜班-大夜班-治疗班-护理班(每周为一个周期),见表5-1。

表 5-1 2012.5 月第 1 周排班表

	2012.4.30	5.1	5.2	5.3	5.4	5.5	5.6
	一	二	三	四	五	六	日
护士长	白班	白班	白班	白班	白班	白班	休
护士1	主班	中班	小夜	大夜	—	治疗	护理
护士2	休	主班	中班	小夜	大夜	—	治疗
护士3	护理	休	主班	中班	小夜	大夜	—
护士4	治疗	护理	休	主班	中班	小夜	大夜
护士5	—	治疗	护理	休	主班	中班	小夜
护士6	大夜	—	治疗	护理	休	主班	中班
护士7	小夜	大夜	—	治疗	护理	休	主班
护士8	中班	小夜	大夜	—	治疗	护理	休
护士9	机动	机动	机动	机动	机动	机动	休

2. 每日两班或三班制排班法

(1)三班制:将24h分为3个时段即日班、小夜班、大夜班三个班次,三个班次做到互相衔接,保证护理工作的连续性。白班可按各岗位[如主班、责任护士、总务(后勤)等]分工。目前临床上逐渐采用的APN排班法,实际上就是三班制排班法。A即上午班(am),P就是下午班(pm),N是晚班(night)。其总体思路是按A班(8:00~16:00)、P班(16:00~0:00)、N班(0:00~8:00)三班的原则安排班次,并对护士进行层级管理。这种排班方式的优点是:①交班次数少,减少了交接班环节中的安全隐患;②加强了中、晚班薄弱环节中的人员力量;③在A班和P班均有1~2名护师以上职称的高年资护士担任责任组长。

(2)两班制:将24h分为2个时段,即白班和夜班,便于护理人员集中工作时间,减少中途往返。一般适用于病种单一,患者病情较轻的病房。

3. 弹性排班法 即根据病房单位时间工作量的不同合理安排人力,如晨、晚间护理内容较多,可增添人员,安排 6am~10am 或 6pm~10pm 的班次协助值班者工作,以保证各班任务的完成,利于提高工效及质量。

第三节　护理人力资源的招聘

一、护理人员招聘的基本要求

招聘是根据各单位编制及岗位的需要,招募与甄选护理人员常用的方法,也是护理管理中的一项重要工作。

(一)成立招聘管理委员会

护理人员招聘应由人事部门组织实施,首先成立招聘委员会,其成员由主管院长、护理部主任及相关科室的科护士长或护士长等组成。

(二)拟定招聘计划

护理部评估护理人员需求情况,综合考虑每年护理人员的自然减员、辞职、病房扩充、专科发展等因素,根据所需岗位、学历、资历的需求制订护理人员招聘计划,上报人事部门,护理部与人事部门共同商议确定招聘人员的数量。

(三)招聘人员的来源

人员可以从单位内部和外部招聘。

1. 内部招聘　通过流动和调整的方式进行,有利于发挥护理人员的专长,调动其积极性。

2. 外部招聘　为了使一个单位所需要的招聘人员达到一定数量及质量,需利用外部招聘的方法,以开发外部人力资源的途径。可从护理院校的毕业学生、有一定医院临床工作经验的护理人员中招聘。

(四)招聘方式

招聘方式包括直接申请、内部推荐、广告招聘、职业介绍机构推荐、院校分配等方式。

二、护理人员招聘的程序

(一)初步筛选

对应聘人员的有关资料进行审查,包括个人基本情况、学历、特长、知识技能、工作经历、就业期望等。招聘单位根据资料对应聘者进行审查并筛选出基本符合要求的人选。

(二)招聘考试

为了保证招聘人员的素质,必须要进行招聘考试。考试应根据岗位需要选择相应的考试内容,一般包括本专业的基础理论、基础知识和技能。管理者还应进行相关的管理知识和能力考试。

(三)面试考试

考试合格者可进行面试。面试由招聘委员会成员参加,通过面试可以对应聘者的外部形象、气质、求职动机与工作期望、专业知识与特长、沟通表达能力、思维判断能力、职业态度等有一个初步了解,以考察应聘者对岗位的适合程度。

(四)资格确认

招聘委员会根据应聘者的条件、考试成绩及面试情况确认其应聘资格。

(五)体格检查

在应聘者资格确认后应进行体格检查,其目的主要是确认应聘者的健康状况以及能否胜任护理岗位工作。

(六)择优录用

经过上述程序符合录用条件者,与其签订聘用合同。

第四节 护理人员的培训

护理人员培训系指"由组织提供的有计划、有组织的教育与学习,旨在改进工作人员的知识、技能、工作态度和行为,从而使其发挥更大的潜力以提高工作质量,最终实现良好组织绩效的活动。"

一、护理人员培训的目的、原则和程序

(一)护理人员培训的目的

(1)帮助护理人员了解医院文化,以增进护理人员对组织的认同感和归宿感。

(2)帮助护理人员熟悉医院的基本情况及工作要求,以便更好、更快地适应工作环境。

(3)帮助护理人员尽快掌握本职工作所需的基本方法、工作程序,以尽快适应护理角色要求,使其在知识、技能、能力和态度四个方面得到提高,保证护理人员有能力按照工作岗位要求的标准完成所承担或将要承担的工作和任务。

(二)护理人员培训的原则

1. 分类培训与因材施教结合的原则 要根据护理人员工作岗位职责要求不同分类进行培训,并从培训对象的实际出发,同时考虑未来的发展方向和需要安排培训内容,因材施教,一般是"干什么、学什么","缺什么、补什么"。

2. 基本功训练与专科技术训练相结合的原则 基本功训练是提高护理质量的先决条件,是培养实事求是科学态度的有效措施,也是护理技术建设的基本要求。基本功培训内容应包括政治思想、职业素质、医德医风、临床操作技能等。专科技术训练要求不断学习新理论和新技术。

3. 一般培养与重点择优培养相结合的原则 在普遍规范化培训和继续教育的基础上,选拔和重点培养优秀人才。在职护士应根据不同年资进行多层次培养教育,针对不同年资、学历、技术职称提出不同要求,以利于骨干人才的成长。

4. 当前需要与长远需要相结合的原则 对护理人员的业务教育,不仅要考虑当前需要,还应根据专业发展趋势,结合本单位长远规划,制订培养计划,把当前需要和长远需要结合起来,全面安排。

5. 灵活与激励相结合的原则 护理人员培训属于成人教育,每个人的经历、能力、精力、知

识背景、经验、兴趣、理想与追求均不同,培养要有一定的灵活性、针对性才能收到较好效果。对于成年人,特别是护理人员,工作和家庭负担较重,激励更为重要,激励能克服各种干扰,坚持学习。

6. 循序渐进与紧跟医学发展先进水平相结合的原则 对于初、中级护理人员的培训应遵循由浅入深、循序渐进的原则安排学习内容。高级护理人员培训应注重国内外先进护理理论、先进技术的学习、研究和运用。

(三) 护理人员培训的程序

1. 确定目的与方针 即确定教育活动的具体目的、方向、训练范围与方针政策。

2. 计划 包括教育和训练短期达到的效果、内容、可行方案等。

3. 组织 护理部和各科室有明确的部门或人员负责此项工作。组织教学机构,明确人员职责。选择合适的专业人员负责教学。

4. 领导 护理领导者应负责指导教学过程,落实教师、学员、教材、教室等各项工作。

5. 控制 控制人力、物力与经费开支,考核教学效果,了解教学计划执行情况,以保证教学质量。

二、护理人员培训教育的内容

(一) 职业道德教育

职业道德教育包括现代护理学的特征及对护士提出的护理道德标准,护理人员行为规范、护理道德和社会责任、医学伦理学等护理人员应遵循的基本道德教育内容。

(二) 基础理论、基本知识、基本技能的教育

这属于护士的基本功训练,也是专科护理的基础和检查护理质量的重要标准,还包括计算机基础知识和基本应用技能。

(三) 专科护理理论和技术操作教育

随着医学的发展,各专科新业务、新技术的开展,专科护理在不断发展,应培养一批具有丰富的专科护理理论知识和熟练技能的专科护理人才。具体内容可根据专科需要确定。

(四) 护理新理论、新进展的教育

现代护理发展出许多新理论、新进展及护理技术,护理人员接受护理新理论、新进展将有助于开阔视野,拓宽知识领域,促进教学与科研工作,推动护理事业不断发展。

(五) 管理、教学、科研能力的培训教育

现代护理管理、护理教育及护理科研是护理学科中的重要内容。护理管理者、师资及临床护师以上人员应根据需要重点进行以上有关知识与能力的训练。

三、护理人员培训的形式和方法

(一) 护理人员培训形式

1. 脱产培训 是一种较正规的人员培训,是根据医院护理工作的实际需要选派不同层次、

有培养前途的护理骨干,集中时间离开工作岗位,到专门的学校、研究机构或其他培训机构进行学习或接受教育。

2. 在职培训 是指在日常护理工作中边工作边接受指导、教育的学习过程。在职培训可以是正式的,如新护士岗前培训、科室轮转等;也可以是非正式的,如高年资护士指导、读书报告会等。

(二) 护理人员培训方法

护理人员培训方法多种多样,培训人员应根据医院的自身条件、培训对象特点、培训要求等因素进行选择。常用的培训方法有以下几种。

1. 讲授法 是一种以教师讲解为主的传统知识传授方法。这种方法的优点:有利于受训人员较系统地接受新知识,利于教学人员控制学习进度,通过教学人员的讲解可帮助学员理解有一定难度的内容,可同时对数量较多的人员进行培训。这种方法的局限性:讲授内容具有强制性,受训人员之间不能讨论等。

2. 演示法 是借助实物和教具通过实际示范,使受训者了解某种工作是如何完成的一种教学方法,如六步洗手法演示、胰岛素注射程序演示、监护仪的使用演示等。演示法的主要优点有:感官性强,能激发学习者的学习兴趣;有利于加深对学习内容的理解,效果明显。局限:适应范围有限,准备工作较费时。

3. 讨论法 是一种通过受训人员之间的讨论来加深学员对知识的理解、掌握和应用,并能解决疑难问题的培训方法。优点:参与性强,受训者能够提出问题,表达个人感受和意见;集思广益,受训者之间能取长补短,利于知识和经验交流;促使受训者积极思维,利于能力锻炼和培养。局限:讨论题目的选择和受训者自身的水平将直接影响培训效果,不利于学员系统掌握知识,有时讨论场面不能很好控制。

4. 其他方法 多媒体教学法、角色扮演、案例学习等方法均可选择性地运用于护理人员的培训教育。

知识链接

海尔员工的培训:"海豚式升迁"

海尔的人力资源开发思路是"人人是人才"、"赛马不相马"。于是海尔大学在具体实施上给员工搞了三种职业生涯设计,每一种都有一个升迁的方向,只要是符合升迁条件的即可升迁入后备人才库,参加下一轮的竞争,跟随而至的就是相应的个性化培训。海尔把培训和个人的职业发展结合起来,学习和培训越多,个人职业发展的机会就越多。在海尔,上至集团高层领导,下至车间一线操作工人,企业根据每个人的职业生涯设计为每个人制定了个性化的培训计划,搭建了个性化发展的空间。

"海豚式升迁"是海尔大学培训的一大特色。海豚是海洋中最聪明最有智慧的动物,它下潜得越深,则跳得越高。如一个员工进厂以后工作比较好,但他是从班组长到分厂厂长干起来的,主要是生产系统,如果现在让他干一个事业部的部长,那么他对市场系统的经验可能就非常缺乏,就需要到市场上去。到市场去之后他必须到下边从事最基层的工作,然后从这个最基层岗位再一步步干上来。如果能干上来,就上岗,如果干不上来,则就地免职。

有的经理已经到达很高的职位,但如果缺乏某方面的经验,也要派他下去;有的各方面经验都有了,但处事综合协调的能力较低,也要派他到这些部门来锻炼。这样对一个干部来说压力可能较大,但也培养锻炼了干部。

第五节　护理人员绩效评价

一、绩效评价的概念

绩效评价是组织采取特定的方法和工具对组织成员的工作效果进行考查评价的过程。护理人员绩效评价是对各级护理人员工作中的成绩和不足进行系统调查、分析、描述的过程。如何科学有效地进行护理人员绩效评价并发挥绩效评价的作用,是新时期护理管理人员面临的挑战。

二、护理人员绩效评价的作用

(一)人事决策作用

通过业绩评价,有利于护理管理者对护理人员做出客观公正的评价,为医院和部门正确识别人才和合理使用护理人员提供了客观依据。

(二)诊断作用

通过对工作业绩的评价,管理者可以发现护理人员的素质、实际工作知识和技能与岗位任职要求之间的差距,并进行原因分析,确定培训目标和内容,制定有针对性的培训计划,对提高人员培训的有效性、促进培训内容与实际工作内容紧密结合、优化护理队伍结构起到积极作用。

(三)激励作用

奖优罚劣是在护理人员管理中起重要作用的激励和约束机制,对调动人员的积极性具有促进作用。业绩评价结果可以帮助管理人员确定护士对组织的贡献,以此作为组织奖惩决定的依据。根据客观的考核结果对成绩优异者给予奖励,对工作低劣者进行惩罚,是保证奖惩公正性的根本措施。

(四)教育和管理作用

绩效评价的教育作用是在绩效诊断的基础上确定培训需求,制定有针对性的培训计划,通过人员知识技能等相关培训,达到组织期望的绩效水平。护理人员绩效评价的主要目标是维持与促进组织的高效率。通过对护理人员的工作评价,管理部门可以采取人员调整、培训、转岗、留聘等多种措施,以保证用较少的人力资源获得较大劳动成果,使各护理岗位的人员更加合理,更加有效。

三、护理人员绩效评价的基本原则

(一)综合性

综合性即考核要全面衡量护理人员的总体能力,对知识、技能和态度等进行全面考核,即通常所说的德才兼备的原则。

(二)有效性

有效性要求对护理人员考核时根据考核目标选择合适的测量工具,包括考核内容、标准、方法等。例如,考核技能通过观察技术操作和行为表现;考核理论知识通过试卷笔试;考核不同职称人员使用不同的标准等。以便有效地评定实际能力。

(三)可靠性

可靠性指考核结果的可重复性,即一种测量工具(例如考核表)由同一考核人员或不同考核人员在不同时间和地点对同一目标进行测量,均应得到相同的结果,使考核结果真实可靠。

(四)激励性

绩效评价的目的是激励下属更努力工作,而不是让组织成员丧失工作热情。对工作出色的护理人员要进行肯定奖励,以巩固和维持组织期望的业绩;对工作表现不符合组织要求的护理人员要给予适当批评教育或惩罚,帮助其找出差距,建立危机意识,促进工作改进。

(五)客观性

客观性即防止考核人员考核中出现评分标准掌握过宽过严,如成见效应、近似性、类比性等错误出现。考核时除本单位人员外,可聘请外单位专家参加,以便得出公正客观的考核结果。

(六)反馈和调节

绩效考核结果应向人事部门、被考核者及其直接指导者提供反馈,评定被考核者是否具有与其担任的职务相一致的能力,以便为修订培训计划、组织继续教育、改进护理管理提供依据。

四、护理人员绩效评价的方法

护理人员绩效评价方法的选择取决于绩效考评目的。为了达到评价目的,评价方法必须具备可靠性和有效性。目前运用的绩效评价方法较多,常用的有以下几种。

(一)行为特征评定法

按照护士的行为特征(如优缺点、能力表现)对其进行评定,是常用的评价方法。

(二)评分法

按照护士各种岗位职责的要求和工作绩效,设计出不同的分数进行评定。可采用百分评定;五分评定;等级评定(A、B、C、D、E)。

(三)考核表法

根据岗位职责要求及护士个人特征相关的指标作为考核项目。此表格显示出护士的行为特征,是比较客观且信度和效度较高的方法。例如,对主班护士的考核(表 5-2)。

表 5-2　对主班护士的任务执行情况考核表

主要工作责任	优	良	一般	及格	差
处理医嘱					
交班报告书写质量					
交接班					
对仪器设备出现故障记录并及时维修					
患者病情变化时及时处理并报告医生					
办公室(护士站)管理					

（四）重要工作成效记录法

此法主要记录护士的工作绩效及差错、事故事实,对行为特征的描述较少。

（五）比例分配法

按规定的等级比例对护士绩效进行评定。例如,上级规定比例标准为:优秀占10%,良好占20%,一般占40%,低于一般占30%。评价者须按强迫选择的比例来划分护士的等级。

（六）目标管理评价法

管理者与护士共同制订工作与行为目标,定时按目标考核。此法要求目标的制订要具体、可测量,如年内护理理论考核成绩达85分以上、技术操作考核达95分等,可避免评价的主观性。

五、护理人员绩效评价形式

绩效评价不仅局限于管理者对下属绩效的评价,还采取多种考核方式,以取得良好的评价效果。

（一）按层次分类

1. 上级考核　较理想的上级考核方式是每位护理人员由上一级督导人员来考核其表现,即逐级考核。这种方式便于评价员工的整体表现,反映评价的真实性和准确性。

2. 同级评价　是最可靠的评价资料来源之一,因为同级间工作接触密切,对每个人的绩效彼此间能全面地了解。通过同级评价,可以增加护理人员之间的信任,提高交流技能,增加责任感。这种方式考评结果客观、可信。

3. 下级评价　对管理者的评价可以直接由下级提供管理者的行为信息。为避免护理人员在评议上级时所产生的顾虑,可采取不记名的形式进行"民意测验",其结果比较客观、准确。

4. 自我评价　是护理人员及管理人员根据医院或科室的要求定期对自己工作的各方面进行评价。这种方式有利于他们自觉提高自己的品德素质、临床业务水平和管理能力,增加工作的责任感。其结果还可用来作为上级对下级评价的参考,从而减少被考评者的不信任感。

5. 全方位评价　是目前较常采用的一种评价方法。这种方法提供的绩效反馈资料比较全面,评价者可以是护理人员在日常工作中接触的所有人,如上级、下级、同事、患者、家属等,但实施起来比较困难。

（二）按时间分类法

1. 日常考核　护理人员个人和所在部门或科室均应建立日常考核手册。个人手册应随时记录个人业绩,包括业务活动、护理缺陷等情况。科室或部门应建立护理人员绩效考核手册,随时对员工的表现、护理质量、护理缺陷、突出的业绩予以记录。

2. 定期考核　为阶段性考核,可以按周、月、半年、年终等阶段进行考核,便于全面了解员工工作情况,激励员工的积极性。

（三）绩效考评反馈

绩效考评反馈是绩效考评的一种非常重要的环节,主要任务是让被考评者了解、认可考评结果,客观地认识自己的不足以改进工作,提高护理质量。这也是绩效考核的根本目的。

1. 书面反馈　即对考核结果归纳、分析,以书面报告或表格的形式反馈给科室或当事人。

2. 沟通反馈 即当面反馈,开始先对被考评人的工作成绩进行肯定,然后提出不足、改进意见及必要的鼓励。

六、护理人员绩效评价程序

(一) 确定目标

确定目标即考核的总体规划,是考核工作的前提。考核目标不同,考核内容、考核标准和实施方法也不同。

(二) 制订方案

制订方案即制订考核的总体规划,包括确定考核对象,规定考核内容和评判标准,拟定考核时间、程序和步骤,选定考核的具体方法,以及明确考核的要求等。

(三) 实施方案

实施是考核工作的实际过程。在实施过程中,应尽可能地收集和反馈信息,针对出现的具体问题,采取相应的调整措施。

(四) 鉴定决策

这是对考核结果的评价和运用。考核鉴定要实事求是,根据鉴定结果及时作出人员选择、晋升、奖惩等合理决策。考核结果和决策结果应通过适当方式通知被考核者和有关人员。

第六节 护理人员薪酬管理

一、薪 酬 概 述

薪酬管理是护理人力资源管理的重要职能,其目的是为组织吸引、激励和留住有能力的护理人才。如何通过薪酬管理获得和留住护理人才,是医院领导和员工共同关注的焦点。

(一) 薪酬的概念

薪酬是组织根据员工在组织中所做出的贡献,包括员工在组织中实现的绩效、在工作中付出的努力、时间、学识、技能、经验与创造等所付给的相应报酬或答谢,是员工从事劳动而得到的货币或非货币形式的补偿。薪酬可反映组织的公平原则和员工的保障系统,从而成为组织吸引和保留人才、对员工进行长期激励和约束的重要手段。

(二) 薪酬的分类

薪酬是个综合性范畴,包括员工的全部劳动报酬收入,包括直接经济薪酬和间接经济薪酬、固定薪酬和浮动薪酬。直接经济薪酬指组织以工资、薪水、佣金、奖金和红利等形式支付给员工的全部薪酬。间接经济薪酬又称福利,包括直接薪酬以外各种形式的经济补偿,如组织为员工提供的各种福利、保险、休假等内容。从员工绩效考评的角度看,薪酬又可分为固定薪酬和浮动薪酬。固定薪酬一般包括基本工资、津贴和福利。浮动薪酬主要包括奖金、佣金等短期激励手段和员工长期服务年金、职工股票等。

二、薪酬管理原则

(一)按劳付酬原则

按劳分配是社会主义的经济规律,是组织薪酬管理的首要原则。按劳付酬的含义是指组织对员工所从事的工作应该以员工有效的劳动量(即劳动者在劳动过程中体力与脑力的消耗量)为尺度计算薪酬。劳动有复杂和简单之分,在同一时间里,复杂劳动的劳动量大于简单劳动。因此,按劳付酬不能单独以劳动时间或劳动产品作为计量劳动的尺度。

(二)公平原则

任何组织薪酬政策的制定都必须以特定组织的条件、人力资源市场、工作岗位以及员工四个方面为依据。就是说,薪酬政策要基本做到外部公平、内部公平和员工个人公平。外部公平是指本医院护理人员所获得的薪酬达到或超过其他同等规模的医院条件和工作岗位相似的护理人员的薪酬水平;内部公平是指在同一医院内,不同职务的护理人员所获得薪酬应正比于其各自对医院所作出的贡献;员工各人公平是指医院中占据相同职位的护理人员所获得的薪酬应与其作出的贡献成正比。

(三)竞争原则

医院护理人员薪酬水平的高低直接决定其所能吸引到护理人才能力和技术水平的高低。薪酬的竞争性是指护理人员的薪酬标准在社会上和护理人才市场中具有吸引力,能战胜竞争对手,招聘到医院需要的护理人才,同时留住优秀的护理人才。

(四)激励原则

薪酬的激励性是指薪酬分配能在组织内部各类工作岗位、各级职务的薪酬水准上适当拉开差距,真正体现员工的薪酬水平,与其对组织的贡献大小密切相关,以充分发挥组织薪酬系统的激励作用。有激励效果的薪酬能增强护理人员的责任感、调动起工作的积极性和主动性,激励其掌握新知识、提高业务技能,创造更好的工作业绩,还可以吸引其他组织的优秀护理人才,使自己的竞争实力得到增强。

(五)经济原则

医院在进行薪酬设计时必须考虑医院的运作情况,因为员工的加薪就意味着组织人力成本的上升,即医院在确定各级人员的薪酬标准时,要从医院的整体情况出发,考虑自身的实际承受能力。另外,不同成本构成的医院或组织,受到人力成本的影响强度也是不同的。对于劳动密集型组织,员工的薪酬水平稍有提高,组织的成本就会明显增高,管理人员尤应注意。

(六)合法原则

医院的薪酬制度必须符合国家现行有关劳动与社会保障政策和法律法规。这是任何组织都必须遵循的原则。

三、护理人员薪酬的因素

(一)外部影响因素

1. 护理人员劳动力市场的供求状况 劳动力市场上供需状况的变化,决定医院对护理人员的成本投入,从而影响护理人员薪酬变化水平的变化。当市场护理人员供给不足时,医院就会提高其薪酬水平以吸引合格的护理人员填补空缺;反之,则停止招收新员工,也可能降低现有薪酬,甚至裁员。

2. 政府的薪酬政策 国家、地区和医院的薪酬政策常涉及组织薪酬管理的重要运作方面,如工资增长的基本标准、人员提升与降级的薪酬变动标准等。

3. 地区经济发展状况及劳动生产率 由于各地的消费水平、劳动力结构、劳动生产率的因素不同,使得劳动力价格在不同地区有所不同。一般来说,当地经济发展水平高,其劳动生产率高时,医院护理人员的薪酬会较高;反之,则较低。

(二)内部影响因素

1. 医院经济负担能力 医院护理人员薪酬的多少必然是和本医院的发展阶段、发展水平、业务范围、市场占有等经济指标直接相关。如果医院薪酬负担超过其支付能力,必然给组织经营带来直接影响,则不同医院及岗位的薪酬也会有区别。

2. 护理岗位工作的类型及业绩 医院有不同的护理岗位,由此产生不同的薪酬水平,岗位责任大小、工作的复杂性、风险程度、工作质量要求的高低、工作量的大小等因素是确定护理人员薪酬水平的基本要素。

3. 护士个人条件 主要包括护士的工作表现、资历与经验、技能水平等。

四、护理人员薪酬设计

(一)工作岗位分析

这是确定薪酬的基础。医院结合医院服务目标,对医院护理服务范围和护理工作项目进行分析,确定岗位职能和所需人员技能等,在此基础上制定护理岗位说明书,为确定薪酬水平提供依据。

(二)岗位价值评价

岗位价值评价以职位说明书为依据。薪酬管理中的护理岗位价值评价有两个重要目的:一是比较医院内护理职位的相对重要性,即确定每一个具体岗位的价值,从而得出职位等级;二是为下一步进行薪酬调查提供统一的职位评估标准,消除不同医院之间由于职位名称不同或职位名称相同但实际工作要求和工作内容不同所导致的职位难度差异,使不同职位之间具有可比性,为确保医院人员工资公平性奠定基础。具体评价方法见本章第八节。

(三)薪酬调查

医院在确定护理人员工资水平时,需参照劳动力市场的工资水平。薪酬调查的对象应该是与医院有竞争关系或条件相似的医院。薪酬调查内容包括上年度薪资增长情况、不同薪酬结构对比、不同职位、不同级别的薪酬数据、员工奖金和福利情况、组织的长期激励措施和组织未来薪酬走势分析、有关保障、病假、休假等雇员福利方面的信息。薪酬调查的结果可反映市场先行同类人员的薪酬水平,医院可在此基础上为所有护理岗位确立起薪点,同时确定不同级别的薪酬差距。薪酬调查结果也可作为医院调整薪酬水平的依据,依次作为向医务人员解释医院薪酬政策的合理性。

(四)确定薪酬水平(薪酬定位)

在得到同行业的薪酬数据后,接下来是根据医院现状确定不同岗位的薪酬水平。在确定薪酬水平时,医院既要考虑影响薪酬水平的外部影响因素,更要考虑医院内部的相关因素,如医院盈利和支付能力、人员的素质要求、医院所处发展阶段、人员稀缺度、招聘难度、医院的市场品牌和综合实力等因素。

(五) 护士薪酬结构设计

薪酬结构又被称为薪酬模式,是指在薪酬体系中,工资、奖金、福利、保险、红利、佣金等薪酬各个组成部分所占比例和份额。医院薪酬结构的设计反映了医院的分配理念、分配原则和价值观,不同医院有不同的分配原则和价值观。

(六) 薪酬体系实施与控制

医院在确定护理人员薪酬比例时,要预先对薪酬水平作出预算。薪酬预算有利于医院在特定的时间段中使人力成本保持在一个既定的水平范围内。护理人员薪酬预算可以采用从医院每一位护理人员在未来一年的薪酬预算估计数字,计算出各科室或部门所需的薪酬支出,然后汇集所有部门和岗位的预算数字,编制出医院护理人员整体的薪酬预算。

第七节 护理人员职业生涯规划管理

一、职业生涯规划的基本概念

职业生涯是一个人在一生中选择从事工作的行为过程,主要指专业或终身工作的历程,也是个体从获得职业能力、培养职业兴趣、职业选择、就职,到最后退出职业劳动的完整职业发展过程。护士职业生涯是指护理人员在从事的护理专业领域内的行为历程。

职业生涯规划是指组织或个人把个人发展同组织发展相结合,在对个人职业生涯的主客观条件进行测定、分析、总结的基础上,将自己的兴趣、爱好、能力特点进行综合分析与权衡,结合时代特点,根据自己的职业倾向,确定最佳的职业奋斗目标,并为实现这一目标做出行之有效安排的发展过程。

二、护理人员职业生涯规划的基本原则

(一) 个人特长和组织需要相结合原则

个人的职业生涯发展离不开组织环境,有效地职业生涯设计就应该将个人优势在组织和社会需要的岗位上得到充分的发挥。认识个人的特征以及优势是职业生涯发展的前提;在此基础上分析所处环境、具备的客观条件和组织需要,从而找到自己恰当的职业定位。只有找准个人和组织需要最佳的结合点,才能保证个人和组织共同发展达到双方利益的最大化。

(二) 长期目标和短期目标相结合原则

目标的选择是职业发展的关键,明确的目标可以成为个人追求成功的行为动力。目标越简明具体,越容易实现越能够促进个人发展。长期目标是职业生涯发展的方向,是能够个人对自己所要成就职业的整体设计。短期目标是实现长期目标发展的保证。长短期目标的结合更有利于个人职业生涯目标的实现。

(三) 稳定性与动态性相结合原则

人才的成长需要经验的积累和知识的积淀,职业生涯发展需要一定的稳定性。但人的发展

目标并不是一成不变的,当内外环境条件发生改变时,就应该审时度势,结合外界条件调整自己的发展规划,这就是职业生涯发展的动态性。

(四)动机与方法相结合原则

有了明确的发展目标和职业发展动机,还必须结合所处环境和自身条件选择自己的发展途径。设计和选择科学合理的发展方案是避免职业发展障碍、保证职业发展计划落实、促进个人职业素质不断提高的关键。

三、护理人员职业生涯规划

(一)护理人员生涯规划的内容

护理人员职业生涯规划包括自我评估、内外环境分析(职业生涯机会评估)、职业发展途径选择、设置个人职业生涯目标、行动计划与措施、评估与调整等几项主要活动。

1. 自我评估 是对个人在职业发展方面的相关因素进行全面、深入、客观认识和分析的过程。内容包括个人的职业价值观、做人做事的基本原则和追求的价值目标、专业知识与技能、个人人格特点、兴趣等相关因素。通过评估,了解自己的职业发展优势和局限,在此基础上形成自己的职业发展定位,如专科护士、护理教师、护理管理人员等。

2. 内外环境分析 要分析的环境因素有环境的特点、环境的发展变化、个人职业与环境的关系、个人在环境中的地位、环境对个人提出的要求、环境对自己职业发展有利和不利的因素等。护理人员发展的组织环境评估内容有组织的发展策略、护理人力资源要求、组织护理队伍群体结构、组织护理人员的升迁政策等。通过对上述因素的评估,确认适合自己职业发展的机遇与空间环境,才能准确把握自己的奋斗目标和方向。

3. 选择职业发展途径 护理人员职业发展途径的选择是以个人评估和环境评估的结果为依据。发展方向不同,其发展要求和路径也就不同。如果选择的路径与自己和环境条件不相适合,就难以达到理想的职业高峰。如优秀的护士不一定会成为成功的护理管理者;有效的管理者和领导者,不一定就是一名合格的护理教师。另外,护士个人的职业发展意愿还受到外在条件、组织需求、机遇等因素的限制,这时就需要个人对自己的职业定位进行调整。由此可见,职业发展途径的选择是个人条件和环境的有机结合。

4. 设置个人职业生涯目标 目标设置的基本要求是:适合个人的自身特点,符合组织和社会要求,目标的高低幅度要适当,目标要具体,同一时期不要设定过多的目标。护理人员制定的个人事业发展目标要以实际环境和条件为基础,每个人的背景不同,则设置的目标也应有所区别。就整个护理职业生涯而言,目标的设定应该是多层次、分阶段,做到长期目标与短期目标结合。

5. 行动计划和措施 职业目标的实现依赖于个人各种积极的具体行为与有效策略和措施。护理人员实现目标的行为不仅包括个人在护理工作中的表现与业绩,还包括超越现实护理工作以外的个人发展的前瞻性准备,如业余时间的学习提高等。护理人员实现目标的策略还包括有效平衡职业发展目标与个人生活目标、家庭目标等其他目标之间的相互关系、在组织中建立良好的人际关系、岗位轮转、提高个人学历、参与社会公益活动等。

6. 评估和调整 在实现职业生涯发展目标过程中,由于内外环境等诸多因素的变化,可能会对目标的实现带来不同程度的阻碍,这就需要个人根据实际情况,针对面临的问题和困难进行分析和总结,及时调整自我认识和职业目标。

（二）护理人员职业生涯发展的责任

1. 组织和管理者在护理人员职业生涯发展中的责任　组织与护理人员的职业生涯发展是相互依存、相互作用、共同发展的。组织和管理者的职业生涯管理任务主要包括：确定组织发展目标和组织职业需求规划；帮助护士开展职业生涯规划与开发；将护理人员的绩效评价与职业生涯发展规划结合起来；护理人员职业生涯发展评估与岗位调整匹配；确定不同职业生涯期护士的职业管理任务等。

护士的直接上级护士长在护士职业生涯发展中的责任和任务主要包括：对本部门护理人员的日常工作能力进行评估，提供建议和反馈，进行有效的职业指导，帮助护士进行职业定位；根据护士个人特长进行分工，为护士展现和发展个人潜能提供机会；对护士个人职业生涯发展规划提供咨询和参考意见；促进和鼓励本部门护士在组织内晋升。

2. 护理人员个人在职业生涯发展中的任务　护理人员职业生涯发展有不同的途径，如临床护理专家、护理管理者、护理教育者等。护士个人职业生涯规划步骤包括：自我分析及职业定位。职业定位主要考虑三个方面的问题：一是个人希望从哪一条途径发展，主要考虑自我的价值、理想、成就动机、目标取向等因素；二是个人适合从哪条途径发展，主要考虑自己的性格、特长、学历、经历等要素，确定自己的机会取向；三是个人能够从哪条途径发展，主要考虑自身所处的环境，确定自己的机会取向。

护士职业发展要从日常护理工作做起，在日常工作中发展的策略包括：出色完成本职工作；显示个人能力，寻找和获得职业生涯发展的相关信息，成为自己领域的专家；不满足于现状，培养职业责任感和敬业精神，对自己的职业发展和适应性进行调整，找到理想与现实的结合点；从工作的每一个细节奠定自己的职业发展基础。

第八节　医院护理岗位管理

一、岗位管理及其意义

（一）岗位管理概念

岗位管理是以组织中的岗位为对象，科学地进行岗位设置、岗位分析、岗位描述、岗位监控和岗位评估等一系列活动的管理过程。

（二）岗位管理的意义

1. 有利于员工的科学配置　岗位管理按需设岗，因事设职，可以最大限度地实现劳动用工的科学配置。在梳理岗位、明确职责的过程中，规范了岗位的新增和删减，避免了管理中的随意性，也避免了在此过程中造成的职责重叠和职责疏漏。

2. 有利于降低离职率　岗位管理一方面使员工明确本岗位及其他岗位职责，有利于了解团队的整体运作，知道自己工作的意义，员工有一种角色感。另一方面，能使员工了解任职资格，有利于认知自己与岗位要求的差距，明确学习成长的方向，进一步强化了职业发展目标，并产生成就感。

3. 有利于组织招聘　对于求职者，能较明确地了解应征岗位的主要职责范围和资格要求，有利于吸引合适的候选人，预筛选不胜任人员。对于组织，能更直观、有效地筛选出合格的候选人。在进行内部招聘时，能给员工更明确的指引。

4. 有利于绩效考核及薪酬管理 岗位管理是组织绩效考核的依据,可基于岗位职责展开业绩考核,基于任职资格展开能力评估,基于岗位价值评估结果建立岗位工资体系。

知识链接

岗位管理的背景

岗位管理最先来源于企业管理理念,以企业战略、环境因素、员工素质、企业规模、企业发展、技术因素等六大因素为依据,通过岗位分析设计、描述、培训、规划、考评、激励与约束等过程控制,实现因岗择人,在人与岗的互动中实现人与岗、人与人之间的最佳配合,以发挥企业中人力资源的作用,谋求劳动效率的提高。

二、护理岗位设置及原则

(一) 护理岗位设置

1. 护理岗位设置的分类 按照原卫生部《关于实施医院护士岗位管理的指导意见》,医院护理岗位设置分为护理管理岗位、临床护理岗位和其他护理岗位三大类。其中,护理管理岗位是从事医院护理管理工作的岗位,临床护理岗位是护士为患者提供直接护理服务的岗位,其他护理岗位是护士为患者提供非直接护理服务的岗位。护理管理岗位和临床护理岗位的护士应当占全院护士总数的95%以上。这是护理岗位设置的基本分类,各医院因其规模、性质、任务等护理岗位设置的类别稍有不同。

例如,某三级甲等医院将护理岗位分为护理管理岗位和专业技术岗位两类。护理管理岗位是指担负着医院护理工作领导职责或管理任务,从事医院护理管理工作的岗位,包括护理部岗位和护士长岗位。专业技术岗位是指从事护理专业技术工作,具有相应的护理专业技术水平和能力要求的工作岗位,包括临床护理岗位和其他护理岗位。某专科医院按照功能将医院护理岗位分为临床、管理、教学三大类,以临床和管理为主,不单独设置教学岗位,而是同时兼有教学功能。按专业可将医院护理岗位分为重症护理、急诊护理、儿童护理、成人护理、手术室护理、介入护理、门诊护理、供应室、院内感染控制、健康体检和医技科室。

2. 护理岗位设置的层级 护理岗位设置除进行一般分类之外,还进行进一步的等级(层级)划分。关于临床护理岗位设置,不同医院根据其自身特点将临床护士岗位进行不同的等级划分。

例如,某三级医院将临床护士岗位设置为N1~N4层:其中,N1层为成长期护士,基本任职资格为工作3年及3年以下的护士和轮转护士;N2层为熟练期护士,基本任职资格为工作3年以上的护士和低年资护师;N3层为专业精通型护士,定位在主管护师和高年资护师;N4层为最高层级护士,相当于护理专家,基本任职资格是具有高级职称的护士和医院聘任的专科护士。

(二) 护理岗位设置的原则

1. 按需设岗的原则 是医院护理岗位设置的主要原则。医院护理岗位的设置应根据医院的性质、规模、功能、任务和发展趋势等因素,从护理工作需要角度设置护理岗位的类别和数量。注意岗位设置要坚持因事设岗,避免因人设岗,做到科学合理、精简效能,既保障患者安全和临床护理质量,又保证组织的高效与灵活。注意护理管理岗位、临床护理岗位和其他护理岗位数量适宜。

2. 按岗聘用的原则 是医院护理岗位管理的基本原则。在护理岗位设置好以后,就是护士配置的问题,要按照岗位的职责要求合理配置护士,用人所长,竞聘上岗,签订聘用合同,并进行动态调整。保证不同岗位的护士数量和能力素质应当满足工作需要,特别是临床护理岗位要结合岗位的工作量、技术难度、专业要求和工作风险等,以保障护理质量和患者安全。病房护士的配备应当遵循责任制整体护理工作模式,普通病房护床比不低于 0.4∶1,重症监护病房护患比为(2.5~3)∶1,新生儿监护病房护患比为(1.5~1.8)∶1。

3. 能级对应的原则　护士的配备除应遵循按岗聘用的原则之外,还要注意护士能级与岗位的对应,做到将每一名护士按其优势特长、能级高低分配到合适的岗位上,充分发挥不同层次护士作用,优化人力资源配置。不同专科、不同岗位和责任对护士技术水平、专业能力要求不尽相同,如较高学历、职称及专科知识扎实且有临床经验的护士可以分配在 ICU、急症科等业务技术部门,使能级结构更趋合理。

4. 激励原则　护理岗位管理是建立优质护理服务长效机制的切入点,通过实施岗位管理,实现同工同酬、多劳多得、优绩优酬,逐步建立激励性的用人机制,调动护士积极性。

5. 公平、公正、公开的原则　建立和完善护理岗位管理制度,包括岗位设置、护士配备、人员培训、绩效评定、待遇保障、晋升空间、培训支持和职业发展等,并按照制度执行,做到"公平、公正、公开",以稳定临床一线护士队伍,促进护士队伍得以健康发展。

知识链接

新加坡医院护士岗位等级设置

　　新加坡医院每个病区设有 3 名岗位相同的护士长,分别是病房管理护士长、临床护理护士长、护理教育护士长。注册护士按护理资质评估标准分为 5 个等级,1 级为新护士,2 级为初学者,3 级为熟练者,4 级为能胜任者,5 级为专家。每个病区设 1~2 名文员负责文秘工作,辅助人员 3~4 名负责病区卫生以及便器的消毒、洗刷。住院患者无家属陪护,患者的所有护理均由护士完成。注册护士与助理护士分工明确,注册护士以危重症患者的护理和治疗护理为主,助理护士以生活护理为主。

三、护理岗位说明书

(一) 岗位说明书的概念

　　岗位说明书,也称职务说明书或工作说明书,是岗位的详细介绍,是关于岗位的一份详细说明。其内容一般包括岗位基本资料、岗位职责、岗位关系、协作关系、任职条件和工作特征六大组成部分。通过一份岗位说明书,员工应该能够知道自己在何时何地以何种方式完成何事,向谁进行汇报,对谁给予指导,应当具备何种技能,将是怎样的工作环境;组织可以知道这一岗位的责任和权力,明白这一岗位的价值如何衡量。

(二) 岗位说明书的作用

　　岗位说明书的作用有:①便于招聘和选择员工,提供人力资源规划、识别内部劳动力、提供公平就业机会和真实工作概览;②便于发展和评价员工,明确工作培训和技能发展,新进员工角色定位,职业生涯规划及业绩考核;③明确薪酬政策,岗位工资标准,公平报酬;④在工作和组织设计方面,岗位说明书明确了权责和工作关系以及工作流程;⑤岗位说明书是员工教育与培训的依据;⑥岗位说明书为员工晋升与开发提供依据。

　　例如,北京某医院从 2011 年 10 月开始,对全院 79 个护理单元进行岗位梳理和评价,到目前为止,共确定了 625 个护理岗位,并依据护理岗位特点、特性,以教育水平、专业、知识、技能、风险为维度,建立了各护理岗位的说明书,包括 107 项岗位职责分类、1000 余项职责细则。以某医院某病房责任护士岗位说明书为例,见表 5-3。

表 5-3 某病房责任护士岗位说明书

部门/科室		岗位名称	责任护士班
执行日期		岗位编号	
岗 位 职 责	1. 参加晨会,进行护医人员书面及床头交接班。重点交接分管患者,对新入院、危重患者交接全身情况及各引流管,特殊情况应交接清楚。医嘱执行、病房安全管理情况交接。 2. 负责晨间护理,整理分管患者床单位及个人卫生,使病房达到规范化管理标准。 3. 负责分管患者的输液、输血、皮试、肌注输液续接瓶工作,执行时间性治疗。 4. 负责基础护理。例如鼻饲、吸痰、吸氧、口腔护理、会阴护理等。 5. 负责安排各项辅助检查,要求安排科学、合理、适时、安全。协助管床医生完成各项有创检查治疗。 6. 做好新入院患者入院护理,2 小时内完成入院评估,本班完成护理记录,及时完善急症以及常规手术患者的术前准备。 7. 负责病情观察记录。及时巡视、观察分管患者的病情、医嘱执行情况等,发现异常及时报告值班医生处理,及时完成护理记录。掌握分管患者基本情况,十三知道。负责所用物收费。出入量的及时记录。 8. 负责与患者和家属沟通,做好健康教育,与患者及家属保持良好沟通,患者做肢体功能锻炼。 9. 书写护理记录及护理日夜交接本,修改护理信息,负责对下级护士业务指导及教学工作,协同其他专业组护士工作,与替班责任护士交班保证护理工作的连续性。		
任 职 条 件	资历要求:注册护士,签订工作合同,专科以上学历。 工作经验:5 年以上肝胆胰、耳鼻喉专业临床护理工作经验。 工作能力:熟练掌握各种护理技术操作,熟悉本科疾病的相关知识。熟练的抢救技能,对危重患者能正确实施风险评估和安全防范措施。 工作态度:工作认真仔细,较强的责任心,服务态度好。		
考 核 要 点	1. 患者满意,保证患者安全,无差错事故。 2. 全面了解患者情况,及时观察,及时汇报处理。 3. 保证各项治疗护理及时准确到位。 4. 提供全程全面健康教育。 5. 各种护理记录符合要求。 6. 规范收费。 7. 突发事件的应激能力。		

四、护理岗位评价

(一) 岗位评价概念

岗位评价也称工作评价、岗位价值评估,是根据岗位分析的结果,按照一定的标准,对工作的性质、强度、责任、复杂性及所需的任职资格等因素的差异程度进行综合评估,从而得出岗位对于组织的相对价值的活动过程。

(二) 护理岗位价值评估的作用

长期以来,我国医院人才管理主要通过行政级别和技术职称两条主线,人才所受待遇与岗位价值缺乏明确的相关性,岗位评价在医院人力资源管理,特别是在与医务人员利益直接相关的薪酬分配体系中没有受到足够重视。随着我国卫生事业单位人事制度改革,对护理人力资源的合理使用和科学管理提出了更高的要求,确认护理岗位价值是人力资源管理的重要环节。护理岗位评价通过系统分析各护理岗位的内含价值,为各护理岗位的人员选拔、人员培训、人员使用和发展提供参考依据,最终实现岗位配置合理、人岗匹配程度高、薪酬分配公平、员工发展有序、岗位规范明晰、员工责权明确,从而提高人力资源管理的效率。

(三) 岗位评价方法

岗位评价对组织及员工来说都比较重要,常用的评价方法有序列法、分类法、因素比较法及计点法。

1. 序列法　由评价人员凭着自己的判断,根据岗位的相对价值按高低顺序进行排列。这是最原始的一种方法,通常是以职务说明与规格作基础,把组织的所有职务进行比较,按各职务相对价值或重要性,排出顺序以确定职务的高低,如科护士长>病房护士长>责任组长>总务护士>办公室护士>辅助护士。

2. 分类法　又称套级法,简单易行,与序列法都属于定性分析法,不同之处,分类法需要预先制定一套供参照用的等级标准,再将各等级的职务与之对照(即套级),从而确定该职务的相应级别。

3. 因素比较法　是一种划分维度进行定量比较的工作评价方法。首先,对各工作岗位价值进行因素分解,选定共同的因素并进行明确定义,如劳动强度、工作职责、风险、复杂性等。按所选的因素对各具有代表性的关键岗位进行评价并直接赋值,然后将其余岗位与相应代表性岗位逐一比较后赋值,最后将各因素值加总评出各工作岗位总的值。

4. 因素计点法　是目前普遍运用的方法。它将所有岗位按工作性质不同分类并进行因素分解,选择共同的因素并明确定义,根据权重将因素划分为若干等级。将待评岗位逐一对照评级标准中每一因素的等级,评出相应点数(分数)并将各因素所评分数汇总,从而得出该岗位的相对价值。在医院这样的组织中,一级要素的权重依次为:任职资格>工作责任>工作负荷>工作条件。其中,对于技术人才类岗位中,任职资格和工作责任比重大;在办事类、操作类岗位中,工作责任和工作负荷比重大。

【案例分析】

案例 5-1

1. 绩效面谈在绩效管理中有什么样的作用?人力资源部门应该围绕绩效面谈做哪些方面的工作?

(1)使考评者与被考评者对绩效管理有更加全面深入的认识。

(2)将员工绩效考评的情况反馈给员工。

(3)依据考评结果制定绩效改进计划。

围绕绩效面谈,人力资源部门应该做到:①对考评者以及被考评者明确考评的目的;②明确绩效面谈的目的;③加强对考评者的面谈技巧的培训。

2. 经过绩效面谈后小王感到不安和苦恼,导致这样的结果其原因何在?怎样做才能避免这类问题的产生?

表面上看,是"绩效面谈"使得小王感到苦恼和不安。实际上,产生这样问题的原因可能有下列几种情况:①医院的绩效考评系统:医院上下对绩效管理的目的不清;②小王的护士长对小王有偏见;③小王的护士长没有很好的绩效面谈技巧,不敢对小王谈论问题与缺点。

提出解决问题的对策:①考评前绩效目标制定要明确、客观、量化。②考评过程中要公正、公开、公平、考评者要注意员工绩效信息的收集。③考评结束后要注意考评结果的反馈,考评者与被考评者要就考评的最后结果达成一致,共同制定员工的绩效改进计划。

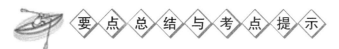

要 点 总 结 与 考 点 提 示

人力资源管理的基本概念,护理人力资源管理的基本原则,护理人员绩效考核的原则和方法;影响护理人员编配的因素,护理人员的编配原则,护理人员的分工,护理人才培养和教育的内容和方法。

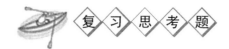

复习思考题

一、选择题

1. 护理人员编配的主要原则是（　　）
   A. 功能需要的原则
   B. 能级对应的原则
   C. 结构合理的原则
   D. 动态调整的原则
   E. 经济效能的原则

2. 在生物-心理-社会医学模式影响护理概念的基础上产生的一种新的临床护理制度是（　　）
   A. 个案护理　　　　B. 功能制护理
   C. 小组制护理　　　D. 责任制护理
   E. 个案护理

3. 护理人员绩效评价方式中，按层次分类中最常采用的方式是（　　）
   A. 上级评价　　　　B. 同级评价
   C. 下级评价　　　　D. 自我评价
   E. 全方位评价

4. 护理人力资源管理的基本原则不包括（　　）
   A. 优化原则　　　　B. 竞争原则
   C. 公平原则　　　　D. 激励原则
   E. 开发原则

5. 应常备机动人员供随机调整，以保证护理人员的休息及学习，充分体现以人为本的排班原则是（　　）
   A. 满足需要原则　　B. 结构合理原则
   C. 效率原则　　　　D. 公平原则
   E. 弹性排班的原则

6. 薪酬管理原则中的首要原则是（　　）
   A. 按劳付酬原则　　B. 公平原则
   C. 竞争原则　　　　D. 激励原则
   E. 合法原则

7. 某护士长，女，45岁，副主任护师，大内科科护士长，每年定期对各病区护士进行多层次培养教育，针对不同年资、学历、技术职称提出不同要求。该护士长遵循了以下哪种培训原则（　　）
   A. 分类培训与因材施教结合的原则
   B. 基本功训练与专科技术训练相结合的原则
   C. 一般培养与重点择优培养相结合的原则
   D. 当前需要与长远需要相结合的原则
   E. 灵活与激励相结合的原则

8. 某护士长，女，35岁，主管护师，内分泌科护士长，是本科实习学生带教老师。她的教学内容之一是让学生学会如何注射胰岛素，为此她会把胰岛素注射程序演示给学生，通过演示让学生掌握胰岛素注射技术。该护士长采用的教学方法是（　　）
   A. 讲授法　　　　　B. 演示法
   C. 讨论法　　　　　D. 案例学习法
   E. 角色扮演法

（9、10题共用题干）

某三级医院有床位600张，其中普通病房床位500张，重症监护病房床位10张。该医院进行岗位设置时，要求病房护士的配备应当遵循责任制整体护理工作模式，普通病房护床比不低于0.4：1，重症监护病房护患比为(2.5～3)：1。

9. 该医院普通病房至少需要护士（　　）名
   A. 120　　　　　　　B. 160
   C. 200　　　　　　　D. 240
   E. 750

10. 该医院重症监护病房至少需要护士（　　）名
   A. 10～15　　　　　B. 16～20
   C. 21～24　　　　　D. 25～30
   E. 31～40

二、名词解释

人力资源管理　弹性排班法　职业生涯规划

三、简答题

1. 说明人力资源、护理人力资源、护理人力资源管理的概念。
2. 阐述护理人力资源管理的重要性及基本原则。
3. 护理人员绩效评价的主要作用有哪些？
4. 护理人员招聘的程序有哪些？
5. 护理人员培训教育的要求和基本原则有哪些？

（孟庆慧）

第六章

领 导 工 作

　　领导工作是任何社会组织共有的一种现象,大到一个国家,小至一个班组,都存在着领导工作。领导工作是管理职能之一,是实现组织目标的关键。在护理组织中,影响护士积极性的因素有很多,如工资待遇、工作条件、组织结构、规章制度、奖惩制度、管理方式等,其中领导行为是一个关键性的因素。不同的领导行为,会造成组织不同的环境气氛和人际关系,给下属以不同的心理影响。而这种环境气氛、人际关系和心理影响,正是影响决定下属的行为表现、积极性高低的直接的和重要的因素。鉴于领导在管理活动中具有独特的地位和作用,组织的有效程度取决于领导的有效程度,组织的成败关键在于领导。

第一节　领导工作概述

> **案例 6-1**
>
> 　　护士小张本科学历,参加工作五年,工作一直非常努力,也很受护士长的重用,平时护士长不在时总委托她做一些管理的工作。这一周护士长外出学习,便委托小张管理科室的一些护理工作。一周下来,小张感觉非常吃力,许多事情安排不下,只好自己亲自去做。最头痛的两件事:一是护理部分配科室护士报名参加市卫生局组织的护理操作比赛,小张把精神传达后却没人报名参加。二是科内有几位平时表现比较积极主动的人也出现消极怠工现象。两件事严重挫伤了小张工作的积极性。我们不妨帮小张找原因。
>
> 　　**问题:**
>
> 　　1. 为什么没人报名参加护理操作比赛?
>
> 　　2. 科内有几位平时表现比较积极主动的人为什么会出现消极怠工?

一、概　　念

(一) 领导的概念

　　不同的学者对领导的解释不同。美国的管理学家孔茨等人将领导定义为"领导是一种影响力,是引导人们行为,从而使人们情愿地、热心地实现组织或群体目标的艺术过程。"管理学家戴维斯(Davis)将领导定义为"一种说服他人专心于一定目标的能力"。也有学者运用不同的词汇,如主导、智慧、指导、统帅、影响等解释领导的含义。作为管理职能之一的领导是指管理者通过影响下属达到实现组织和集体目标的行为过程,其目的是使下属心甘情愿地为组织的目标而努力。此定义说明了领导的三个属性:①领导是一种过程,而不是某一个体;②领导的本质是人际影响,即领导者拥有影响被领导者的能力或力量;③领导的目的是群体或组织目标的实现。领导是一种人际交往的过程,因此,领导者在引导下属实现组织目标的同时,也要注意满足下属的需求,并为他们提供施展才华的机会。

(二) 领导者的概念

领导是一种活动过程,而领导者(leader)是一种社会角色,特指领导活动的行为主体,即能实现领导过程的人。现代管理学家德鲁克认为,"领导者的唯一定义就是其后面有追随者"。

在领导工作中,领导者是领导行为的主体,与之相对应的是被领导者,被领导者是领导者执行职能的对象,两者相互依存、相互影响。在领导过程中,领导者通过指导、激励等影响被领导者,同时被领导者给领导者信息来修正其行为。领导职能的完成,需要与他人交流和沟通,而且人的感受、能力和心态不断变化,领导者与被领导者的关系也必须不断修正,行动必须不断调整。因此,领导是一种双向的动态过程。

(三) 领导与管理

人们习惯将领导和管理当做同义词来使用,似乎领导过程就是管理过程,领导者就是管理者。严格意义上领导和管理既有共性,又有区别。

1. 领导与管理的共性

(1)行为方式上:两者都是一种在组织内部通过影响他人的协调活动,实现组织目标的过程。

(2)权力构成上:两者都是组织层级的岗位设置的结果。

2. 领导与管理的区别

(1)从两者的本质上看:管理是建立在合法的、有报酬的和强制性权力基础上的对下属命令的行为。领导则是可能建立在合法的、有报酬的和强制性的权力基础上,也可能是建立在专家权力和模范作用等个人影响的基础上。

(2)从两者涉及的对象看:管理是对人、财、物、时间、信息的管理,而领导主要是对人的领导。

(3)从两者的性质上看:管理活动的发生需要正式组织为载体。而领导则有可能存在于非正式团体之中。

(4)从两者的职能上看:管理活动的职能有计划、组织、人员管理、领导、控制等多项。而领导仅是管理的一项职能。

(5)从两者活动的侧重点上看:管理强调的是计划和预算、合理利用各项资源和控制来实现组织目标。领导强调的是提供方向、影响人和增强组织成员的凝聚力以及激励与鼓舞人。

(四) 领导者与管理者

从上述领导与管理活动的共性和区别可以看出,管理者与领导者也是既有联系,也有区别。

1. 领导者与管理者的联系　两者都是通过一定的方法,使他人共同实现目标;都拥有改变他人行为的力量。

2. 领导者与管理者的区别

(1)两者的产生可能不同:领导者是经上级任命或者有群体内部自然产生。领导者运用其影响力、人际关系、领导才能,指导、帮助下属完成组织目标,并不需要以正式职位和合法权力为基础。如大学教授、医院的专家等,由于业务精湛、品德高尚,群众愿意追随。管理者则是由上级指派而产生的,有正式的职位,且拥有特定的合法职权,如护理部主任具有计划、组织、控制工作等职权。

(2)两者的存在可能错位:有时管理者并不是领导者,因为仅有组织提供给管理者某些权力并不能保证他们实施有效领导,如某些护士长,能认真落实制度,管理严格,但不讲求领导策略与艺术,发现护士不足就不分场合地大发雷霆,护士惧怕她,但不会追随她。也有些人具有领导才能但不是管理者,因为并不是所有的领导者一定具备完成其他管理职能的潜能,因此,不是所有的领导者都处在管理岗位上。理想情况是管理者就是领导者,将两个角色有效融合。

二、领导的权力

领导权力既是一种控制力又是一种影响力。领导权力主要表现在以下几个方面。

(一) 决策权

决策权就是行为的选择权。领导者有权确定组织目标和实现目标的途径,这是领导者完成工作的重要权力。

(二) 指挥权

领导者在日常工作和突发事件中,有权调度人、财、物、时间和信息,以达到最有效地利用。

(三) 经济权

领导者有权支配自己范围内的财物,以求更合理的使用物力、财力,达到开源节流、减少消耗、增加效益的目的。

(四) 奖罚权

奖罚权是指领导者对下属拥有奖励和处罚的权力。对于工作优秀者,给予奖励可以调动积极性;对于没有工作成绩或违反规章者,给予相应的处罚。这对于引导和规范员工的行为是不可缺少的手段。

三、领导的作用

在带领、引导和鼓舞下属为实现组织目标而努力的过程中,领导者要具体发挥指挥、协调和激励等三个方面的作用。

(一) 指挥作用

在人们的集体活动中,需要有头脑清晰、胸怀全局、高瞻远瞩、运筹帷幄的领导者帮助人们认清所处的环境和形势,指明活动的目标和达到目标的途径。领导者只有站在群众的前面,用自己的行动带领人们为实现组织目标而努力,才能真正起到指挥作用。

(二) 协调作用

协调是一项重要的领导职能。协调的本质就在于协调各种关系,解决各方面的矛盾,使整个组织和谐一致,使组织成员的工作同既定目标保持一致。协调在组织体系中起纽带及核心作用,确保组织运行步调一致。

(三) 激励作用

激励员工是领导者的有效法宝之一。领导者要为员工排忧解难,激发和鼓励他们的斗志,发掘、充实和加强他们积极进取的动力。

引导不同职工努力朝向同一目标,协调这些职工在不同时空的贡献,激发职工的工作热情,使他们在组织活动中保持高昂的积极性。这便是领导者在组织和率领职工为实现组织目标而努力工作的过程中必须发挥的具体作用。

四、领导者的影响力

影响力是指一个人在与他人交往中,影响和改变他人心理与行为的能力。领导者的影响力分为权力性影响力和非权力性影响力两种(图6-1),这两种影响力对领导都是十分重要的。

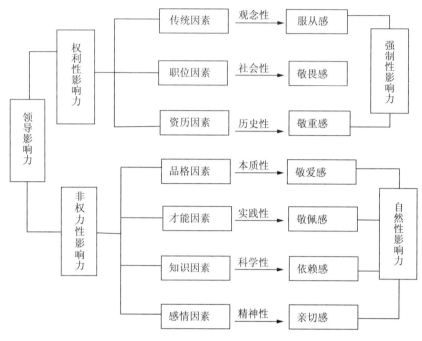

图 6-1　领导影响力构成图

(一)权力性影响力

权力性影响力是组织正式授予而获得、通过职权体现的影响力。这类影响力对于被领导者具有强制性和不可抗拒性,常以奖惩等方式起作用,属于外推力,由外界授予、随地位而产生。被领导者的心理、行为主要表现为被动与服从。构成权力性影响力的主要因素有以下几种。

1. 传统因素　是建立在人们对领导者传统认识基础上的历史观念。即认为领导者不同于普通人,他们有权、有才干,比普通人强,从而产生对领导者的服从感。

2. 职位因素　是与领导者在组织中的职务及地位相关、以法定权力为基础的力量。领导者职位越高、权力越大,影响力越强,从而使人产生敬畏感。实际生活中,职位因素的影响是很深刻的,是行使权力的有利条件。

3. 资历因素　资历也是领导者产生影响力的因素,资历的深浅在一定程度上决定了领导者的影响力。人们往往尊重资历较深的领导者。

(二)非权力性影响力

非权力性影响力是由领导者个人素质和现实行为形成的自然影响力。非权力性影响力既没有正式规定,也没有合法权力的约束,但其产生的基础比权力性影响力更广泛,作用较稳定持久,而且是潜移默化的起作用,被领导者更多地表现为顺从和依赖。构成非权力性影响力的主要因素有以下几种。

1. 品格因素 品格主要包括道德、品行、人格和作风等方面。具有优秀品格的领导者会对被领导者产生巨大的感召力和吸引力,诱使人们模仿,使人产生敬爱感。优秀的品格是领导者应具备的基本素质,也是构成领导影响力的主要组成部分。

2. 才能因素 领导者的才能是其影响力大小的重要因素,一个有才能的领导者会给组织带来成功,使人产生敬佩感。敬佩感是一种心理磁性,会吸引人自觉地接受领导。

3. 知识因素 领导者掌握的丰富知识和技术专长更易于赢得被领导者的信任和配合。由知识构成的影响力是超出权力之外的影响力,是一种威信,可增强下属对领导的信任感。

4. 感情因素 感情是人对客观事物好恶倾向的内在反映。领导者与下属建立良好的感情,可使其产生亲切感,增大相互之间的吸引力,影响力增大;若领导者与下属关系淡漠、紧张,易造成相互之间的心理距离,从而产生心理排斥力、对抗力和负影响力。领导者应从感情入手,动之以情、晓之以理,以取得上下级之间的感情沟通。

(三) 权力性影响力和非权力影响力的特点与应用

权力性影响力特点有:①对下属的影响具有强迫性,不可抗拒性;②下属被动地服从,激励作用有限;③不稳定,随地位的变化而改变;④靠奖惩等附加条件起作用。

非权力性影响力的特点有:①影响力持久,可起潜移默化的作用;②下属信服、尊敬,激励作用大;③比较稳定,不随地位而变化;④对下属态度和行为的影响起主导作用。

领导者要合理使用这两种影响力,才能取得良好的领导效果。使用权力性影响力时就注意持谨慎态度,尤其在奖罚时更应注意。非权力影响力能激发下属的工作热情和积极性,在影响力中占主导地位,因而提高领导者威信与作用的关键在于提高非权力性影响力。

第二节 领导基本理论

领导有效性的问题是科学研究的重点。长期以来,许多行为科学家和心理学家对领导的特征、行为以及领导环境等有关方面进行了大量研究,试图通过研究找到进行有效领导的途径。领导理论按其发展阶段大致可分成三种理论:特质理论,行为理论和权变理论。

案例 6-2

心内科 40 张病床,共有 12 名护士,其中副主任护师 1 名,主管护师 2 名,护师 4 名,其余均为工作 5 年以下的护士。护士长本人为主管护师职称。面临卫生部提出的优质护理服务工程,护士长工作压力也很大,如何管理好科室各项工作是护士长首要任务。

问题: 在病房和护理管理工作中,她要采取什么样的管理方式才能使科室工作有条不紊地正常运转?

一、特质理论

特质理论试图从领导者个人品质上找出有效领导的特征,希望通过领导者个性特征的分析,来寻找如何才能取得最佳领导效果。研究的方法是通过测定好的领导者与差的领导者的品质,然后进行比较,分析这两类人有什么不同,从而找出某些人是出色的领导者其根本原因所在。这种研究方法叫特征法。由这种研究方法产生的理论叫做特征理论。

美国心理学家吉赛利(Edwin. E. Chiselli)认为,有八种个性特征同能否成为一个有效的领导者有关。八种个性特征是:才智(口头表达和文字方面的天资);主动(愿意开拓新的方向);督察能力(指挥别人的能力);自信(有利的自我评价);能为下属所亲近;决断能力;性别;成熟程度。

吉赛利认为,以上举例的特征对领导成功的重要性是不一样的,其中督察能力、才智、自信、决断能力和自信要比其他的三种重要得多。而斯托格迪尔认为,与领导有效性有关的特征包括:身体特征(身高、外貌、精力等);智能特征;个性特征(适应性、进取心、热心、自信等);工作特征(追求成就的干劲、毅力、创造性等);社会特征(愿意与人合作、领导艺术、管理能力等)。

由于特征领导理论更多的是从领导者先天的因素去寻找领导成功的答案,忽视了领导者与环境的相互作用,但并不是唯一决定性的因素。当然,如果护理管理者能具备以上领导特征,无疑有利于更好地做好护理领导工作。

二、行为方式理论

由于特征理论不能解释说明领导人与一般人的根本区别,研究者从20世纪50年代前后开始,转向了对领导者行为的研究,即从领导者的行为方式来探索有效的领导模式。具有代表意义的行为领导理论有:领导作风理论、领导行为四分图和管理方格图。

(一)领导作风理论

领导作风指领导者进行活动时对待下属态度行为的表现。领导的基本作风大体上有三种类型:专权型领导、民主参与型领导和自由放任型领导。

1. 专权型 又叫命令型、权威型、独裁型领导方式,是指领导者个人决定一切,布置下属执行。其特点是:权力定位于领导者,很少听取下属意见。适用于紧急情况及缺乏决策能力的群体。例如,2003年全国预防控制"非典型肺炎"时,政府就采取这种方式。护理管理中,遇到救护大批伤病员时,护理管理者就可以采取这种方式。

2. 民主参与型 是指领导者发动下属讨论,共同商量,集思广益,然后决策,要求每个人各尽所能,各施其长,分工合作。其特点是权力定位于群体,下属在一定范围内可以决定自己的工作方法和内容,有一定的自主权。适用于知识、技能比较成熟,能参与决策的群体。例如,护理部对护士长的领导、制定工作计划以及进行重大决策时,就可采用这种方式。

3. 自由放任型 是指领导者给予每个成员高度的自主权,只对下属提出工作目标,但对下属完成任务的各个阶段的活动不加干涉,除非下属要求,不做主动的指导。该领导方式的特点是:权力定位于成员,领导很少运用权力。适用于知识、技能成熟,能制定决策、执行任务、自我指挥与控制的少数专业人员。例如,微软公司的研究开发组就采用这种方式。护理领导者对于护理研究与开发人员可以采用这种领导方式。

选择何种领导方式因人、因事、因地、因时而异,在实际管理工作中,三种单纯的领导方式并不多见,多数领导方式为混合型。

(二)管理方格理论

1964年美国布莱克(Black)和穆顿(Mouton)提出管理方格理论(theory of managerial grid),属于领导行为理论。如图6-2所示,管理方格是一张方格图,横轴表示领导者对生产的关心,纵轴表示领导者对人的关心,每个轴划分为9小格,第一格表示关心程度最低,第9轴表示关心程度最高,整个方格图共有81个方格,每1小格代表对"生产"和"人"关心的不同程度组合形成的领导方式。

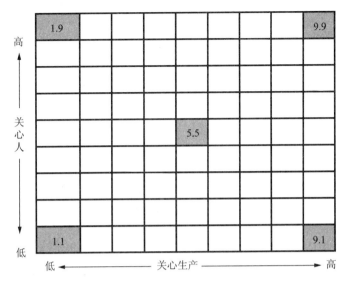

图 6-2 领导管理方格图

布莱克和穆顿在提出管理方式时,列举了五种典型的领导方式。

1. 贫乏管理型——1.1 型领导 这种类型的领导者对人、对工作都不关心,只是以最小的努力来完成必须做的工作及维持人际关系。

2. 任务管理型——9.1 型领导 这种类型的领导者高度关心生产和效率,而不关心人,很少注意下属们的发展和士气,也称权威-服从型领导。

3. 乡村俱乐部管理型——1.9 型领导 这种类型的领导者只关心人而不关心生产,十分注意搞好人际关系,对下属迁就,做老好人,从而维护和谐的组织气氛,但对生产任务不够重视。

4. 中间管理型——5.5 型领导 这类领导者对人和生产有适度的关心,保持工作与满足人们需要的平衡,维持一定的工作效率和士气。

5. 集体协作型——9.9 型领导 这类型领导既关心生产又关心人,通过综合和协调各种活动,促进工作和生产的发展,使职工利益与组织目标相互结合,职工士气旺盛,在和谐的气氛中齐心协力地完成工作任务。此型为最理想的领导方式。

从上述不同方式的分析中,可以得出下述结论:作为一个领导者,既要有发扬民主,又要善于集中;既要关心组织任务完成,又要关心职工的正当利益。只有这样,才能使领导工作卓有成效。

三、权 变 理 论

权变理论认为,领导是一种动态的过程,领导的有效性依赖于领导行为与情景的协调一致。

(一) 费德勒的权变理论

费德勒的权变理论认为,任何领导方式均可能有效,关键要与环境条件相适应。具体影响领导效果的情景因素有三个方面。

1. 领导者与被领导的关系 是指领导者为被领导者所接受的程度,用好坏表示。

2. 任务的结构 工作任务是否明确,即被领导者对任务的理解程度。

3. 领导者的职权 领导者所处的地位的法定权力以及取得各方面支持的程度,用强弱表示。

如果以上三个条件都具备,则情景条件对领导有利,有助于领导活动的有效性;反之,如果以上三个条件都不具备,对领导者不利。

费德勒通过大量的研究,得出如下的结论:在情境条件极有利或极不利的情况下,领导方式可采用任务导向型;在情境条件一般的情况下,领导方式关系导向型是有效的。任务导向型是领导者更偏重于任务完成的一种领导方式,关系导向型是指领导者更偏重于人际关系融洽的一种领导方式。

(二) 领导生命周期理论

领导生命周期理论又称情景领导理论,这是一个重视下属的理论,它把研究的重点放在被领导者与领导方式之间的关系上,认为最有效的领导风格应随着员工"成熟度"的变化而变化。

成熟度(maturity)是指个体完成某一具体任务的能力和某一意愿的程度。成熟度包括两个因素:工作成熟度和心理成熟度。工作成熟度是指一个人从事工作所具备的知识和技术水平。心理成熟度是指一个人从事工作的动机和意愿。下属的成熟度是决定领导风格有效性的重要变量,科学的领导就是依据下属的成熟度水平选择正确的领导风格。

领导生命周期理论理论认为,随着下属由不成熟度走向成熟,领导的行为应按下列程序逐步推移:高工作与低关系→高工作与高关系→低工作与高关系→低工作与低关系。领导生命周期理论可用图6-3所示。

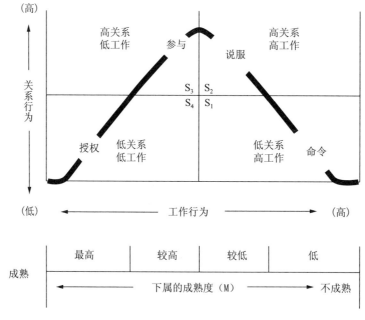

图 6-3　领导生命周期理论模型

图中横坐标代表工作行为,纵坐标代表关系行为,第三坐标测定成熟度(M代表成熟度),曲线代表与下属成熟度相适宜的有效领导方式。根据下属的成熟度,工作行为与领导行为构成了四个阶段。

1. 高工作、低关系(S_1)——命令型　领导者对不成熟的下属采取指令性工作,并加以指导、督促、检查。例如,刚从护校毕业的护士,缺乏工作经验,护理领导者就要以指导、督促、检查为主。

2. 高工作、高关系(S_2)——指导说服型　指导型领导者对初步成熟的下属给予说明、指导和检查;除安排工作外,还必须重视对下属的信任和尊重,增加关系行为的分量。例如,对于从事护理工作3～5年的护士,她们有了一定的工作经验,护理领导者既要给予一定信任和尊重,又要指导和检查。

3. 低工作、高关系(S_3)——参与型 领导者对比较成熟的下属,要与其共同决策,采取适当授权,参与管理的方式。例如,护师级以上的人员已具有丰富的工作经验,对于她们的领导,可以适当授权,让其参与管理。

4. 低工作、低关系(S_4)——授权型 领导者对成熟的下属,采取高度信任、充分授权,提供极少的指导与支持,使下属人尽其才,才尽其用。例如,对于护士长和主管护师以上的人员,可给予高度信任,充分授权。

生命周期理论告诉我们,在实际工作中,领导者要不断地评估下属的工作和心理的成熟度,根据他们的实际情况,确定有效的领导方式。有效的领导者应当是先观察,后领导。

第三节 护理领导艺术

一、护理管理者威信与形象塑造

一名成功的护理管理者,需要既能实现组织目标又能引导护理人群,既要有良好的工作业绩,又要展现正确的形象,还要运用好权力等。树立管理者威信,完善个人形象越来越成为重要的领导艺术之一。要树立管理者威信,做好形象塑造,需要做好以下工作。

(一)了解个人的管理者

每一种管理者类型,都有其积极的作用,管理者要根据个人特点,结合环境条件,不断完善自己,达到最佳领导效能。

1. 导师型管理者 这类管理者有接受下属意见、建议、抱怨的雅量,能跟得上时代的迅猛发展,接受工作方式和手段的新元素介入,也能包容下属多变的思想和价值观念,能接纳不同意见、宽容他人,不过分责备下属的过失。

2. 经验型管理者 这类管理者拥有丰富的工作经验,具有优秀的护理及管理工作技能、精深的护理专业知识、优异的策划力和高超的判断力,对任何工作具有通才能力,充满才能,能展望未来。

3. 平易近人型管理者 这类管理者富有魅力,富有责任感,能经常关怀下属,真诚与下属合作,能考虑下属的成长,能当面纠正下属的过失,不轻易对下属的好坏做出结论,对工作有热忱、守信,有信念,能深谋远虑,严于律己。

4. 善解人意型管理者 这类管理者能及时察觉下属的疑问、不安、烦恼,并积极加以指导。责备下属能因人而异,了解下属的期望,帮助下属满足需要。

当然,每位管理者都可能具备多种特点,而以某种类型特点为主。

(二)提高个人的组织管理能力

组织管理能力是指为了有效地实现目标,灵活地运用各种方法,把各种资源合理地组织和有效协调的能力,包括协调关系能力,善于用人能力等。组织管理能力是管理者品格、知识、素质等因素的外在综合表现。具备一定的组织管理能力,无论是对个人才智的发展、事业的成功,还是对社会的发展都具有积极重要的意义。组织管理能力的培养和训练可以从以下几个方面努力。

1. 培养责任感和自觉性 优秀管理者最重要的品质是具备强烈的责任感和自觉性,有竭尽全力做好工作的主动性,有了这种积极的心态,才能自觉地自我充实,主动提高各种能力。

2. 赢得下属的支持 在构成管理者威望的因素中,下属的支持和信赖要比地位和权限重要得多,不论有多大的权限、地位,不论上级如何重视和支持,没有下属的支持,权限就失去意义。

3. 倾听、整合他人的意见 在管理者的必备条件中,最迫切需要的是良好的倾听能力和整合所有组织成员意见的能力。管理者若能以谦虚好学的态度,认真倾听他人的意见,设身处地地替他人着想,换位思考,则容易使人产生亲近感。管理者有说话的权利,若再有听别人说话的风度,则更能得到他人的信服,而且尽量综合所有成员的意向及想法,进行周密的整理分析,得出具有代表性的结论,则能获得更多的信赖与支持。

4. 清晰地表达自己的观念 管理者必须把自己掌握的理论知识、经验教训灵活付诸实践,走出抽象的理论,使个人观念具体化,以得到大多数人的理解,才能取得成效。

(三) 提高个人的领导艺术

1. 把握全局,注重细节 有效的管理者应当围绕组织的整体目标,为组织制定长期的发展战略,把握整体、合理布局,做好宏观调控。同时,要带领组织成员将目标层层分解落实,对实现目标的每一环节的工作予以监督、指导、协调,扎扎实实地做好每一项工作,保证组织目标的实现。

2. 扬长避短,发挥优势 管理者要认清组织的特点,寻找并发挥各部门的优势,使人尽其才,物尽其用,财尽其效。还应辩证地看待各部门的优势和劣势,条件优越时充分估计可能的不利因素,条件恶劣时仍能发现可利用的优势,并通过积极努力,化不利为有利。

3. 量力而行,尽力而为 在实际工作中要实事求是,按客观规律办事,脚踏实地地工作,善于把主观和客观、需要和可能、动机和效果显著紧密结合起来,把工作计划落到实处。量力而行,一是核准自己的实力,二是核准客观条件,注意掌握量力而行与尽力而为的辩证统一,前者是强调客观性、稳妥性,后者强调责任心、自觉能动性、进步性。两者都是科学的态度。

4. 层次分明,次序井然 管理者应保证组织管理系统层次分明,分工明确。管理者在面临多项工作时,应进行分类,排列轻重缓急,明确先后次序,先解决紧急问题和主要问题,确保不出现纰漏。

5. 注意分寸,掌握时机 管理者在工作中要注意量的积累和质的界限,善于根据质和量的关系,把握最佳程度。不要急躁冒进,也不要缩手缩脚。

6. 严格要求,精益求精 有成效的管理者对待工作就要高标准严要求,不能马马虎虎、敷衍塞责。要想做到工作精细,管理者就要始终围绕组织目标,注重各环节的把握,充分估计条件和问题,制定周密计划,做到多准备、多思考、多请教、多深入基层。

(四) 克服损害形象的行为

管理者要长期保持个人在组织成员中的威信,就必须注意克服降低威信的行为。常有管理者以工作繁忙为借口轻视学习、墨守成规、满足于已有的知识水平,没有积极拓展个人知识的深度和广度。有些管理者缺乏承担责任的勇气,优柔寡断,错失决策良机。有些管理者将工作分配给下属后疏于监督,不能给予及时的指导、协调、反馈,影响工作进度和质量。有些管理者不能充分发挥下属的工作能力,事必躬亲,越俎代庖,损伤了下属的工作积极性。有些管理者工作中上下级缺乏沟通,或者沟通渠道不畅通,下级的意见和建议得不到重视,上级的指示不能及时下达。有些管理者不能客观评价自己,邀功诿过。这些行为都能极大破坏管理者的形象,降低其威信。因此,管理者要积极听取各方意见,不断提高自己的品格、知识、能力,不脱离下属,才能成为一个有威望的管理者。

二、授权艺术

（一）授权的概念

授权是指领导者授予下属一定的权力和责任，使下属在一定的监督下，有一定的自主权，去完成被授予的任务。实质是让别人去做原本属于自己的事情，自身仍有监督和最终的责任。授权的全部内涵和奥妙是"做什么？让谁做？""怎么做得更好？"例如，护士长授权办公室护士管理麻醉药品；护士授权实习生去测量患者的生命体征等。

授权是分派工作的过程，是放手的过程，是一种权力的延伸。授权者不会因为将职权授予他人而丧失权力，授出的权力可以收回并重新授予。

（二）授权的意义

授权是领导者成就事业的分身术。授权对于减轻领导负担，集中精力想大事干大事，增强组织的凝聚力和战斗力，发挥下属的专长等方面有着重要的意义。在领导过程中，合理的授予，可以促使组织发挥其最佳功能。

1. 对领导者意义　①减轻不必要的工作负担，使其从繁琐的事务中解脱出来，集中精力研究，解决组织的重大问题；②激发下属的工作热情，发挥下属的潜力和创造力，培养下属的工作能力；③密切上下级的关系，加强协作，团结共事，也有利于弥补领导层的不足。

2. 对下属的意义　①拥有完成工作的自主权、行动权和决策权；②发挥自身才干，增强责任感、义务感和自我实现的成就感。

3. 对组织的意义　①使领导和下属之间的命令、指示、要求及反馈回路简化，沟通渠道缩短且通畅，提高工作效率；②有利于寻求一个合适的管理幅度，提高管理效率；③加强组织的整体力量，增强组织的群体合力。

（三）授权的原则

授权，有用人之权、用财之权、做事之权之分，它们各有一些不同的特点，但不管哪种授权，都有一些共同的原则。

1. 视能授权　这是授权最基本的一条准则。一切以被授权的才能大小和知识水平的高低为依据。"因人设事"、"论资排辈"、"任人唯亲"，必然贻误大事。因此，授权前，授权者应对被授权者进行严格的考察，力求将权力和责任授权给最合适的人。

2. 合理合法　通过合理的程序和合法的途径进行授权。明确授权范围，坚持"大权集中，小权分散"，领导者的核心权力，如事关全局的决策权、指挥权、人事任免权和重大的奖惩权等，是不能分散的。

3. 单一逐级　所谓"单一"，就是按照统一指挥的原则，被授予者只能接受一个领导者授予的责任和权力，不能同时接受几个领导者的授权。所谓"逐级"，就是领导者只能对直接下属授权，绝不能越级授权。

4. 监督控制　领导者下授权力，但不下授责任。可以充分发挥被授权人的积极性，但行动的后果必须由领导者承担，不能在下授权力的同时逃避责任，否则授权便丧失了应有的激励功能。领导者给予被授权人必要的监督控制，以免偏离组织目标的方向，或出现权力的滥用。

5. 权责对等　即授予的权力必须对等于所分配的责任，使下属有足够的权力来完成分派的责任。

（四）授权步骤

在组织活动中,有系统地按照步骤进行,有助于合理、有效的授权。授权由以下六个步骤组成。

1. 分析、确定什么工作需要授权　领导者的工作中有些适宜授权,有些不适宜授权,要注意区别。向下授权的工作通常是日常业务、非关键性的工作。

2. 选择授权对象　考虑人选时应该注意:①拟授权的工作任务需要什么样的知识、技能和能力;②谁具备这些条件;③谁有兴趣做这项工作,有能力胜任,并且有工作热情和意愿的人,应该是授权的首选对象。

3. 明确授权的内容　向被授权者授予工作任务时,应该明确工作的任务、权力和职责。

4. 为被授权者排除工作障碍　应该做到:①授权前,预先采取相关的防范措施,有技巧地提醒被授权者在工作过程中可能遇到的困难,使其有充分的心理准备;②授权时,充分考虑授权的原则,按原则给予授权;③授权后,要进行必要的控制。

5. 形成上下沟通渠道　建立执行授权工作情况的反馈系统,以监控被授权者的工作进度,发现偏离目标时,及时采取措施纠正偏差。

6. 评价授权效果　按预定的工作标准定期进行质量评价,完成任务后要进行验收,并将评价、验收的结果与奖罚、晋升、提职、扩大授权等挂钩,以增强被授权人的责任感和成就感。

（五）授权的方法

1. 目标授权法　是管理者根据下属所要达到的目标而授予下属权力的一种方法。管理者将组织目标进行分解,由各层次各部门成员分别承担,并相应地授予权力和责任。这种授权可以避免授权的盲目性和授权失当,使下属齐心协力,共同努力。

2. 充分授权法　管理者将完成任务所必需的组织资源交给下属,并准许自行决定行动方案。充分授权能极大地发挥下属的积极性、主动性和创造性,并能减轻主管的工作负担。通常用于工作重要性较低、工作完成效果对全局影响不大的任务的授权。

3. 不充分授权法　管理者要求下属就重要程度较高的工作,做深入细致的调查研究并提出解决问题的全部可能方案,或提出一整套完整的行动计划,经过上级选择审核后,批准执行,并将部分权力授予下属。采用不充分授权时,上下级需在方案执行前,统一认识,保证授权的有效性。

4. 弹性授权法　当工作任务复杂,管理者对下属的能力、水平没有把握,或环境条件多变时,适宜采用弹性授权法。管理者可以根据实际需要,对授权的范围和时间予以变动。授权变动时,管理者要给下属合理的解释,以取得理解。

5. 制约授权法　管理者的管理跨度大、任务繁重、精力不足时,将某项任务的授权分解成两个或若干部分,分别授权不同的个人或部门,并使之互相制约,可以有效地防止工作中的疏漏。

6. 逐渐授权法　授权前对下属严格考核,充分了解下属的品德和才能。当管理者对此不完全了解时,就可以逐步授权,先在小范围内授权,根据工作成效逐步扩大,避免失误造成较大的损失。

7. 引导授权法　管理者在授权时,要充分肯定下属行使权力的优点,充分激发其积极性,同时,也要指出他的不足,还要给予适当的引导,防止偏离目标。特别是下属出现失误时,管理者更应当善于引导,提供支持,帮助纠正失误,尽可能减少损失。

（六）授权的注意事项

1. 授权规范化　授权之前将下属需要的职、权、责、利规范化、制度化,既保持相对的稳定,也要根据形势的变化和工作需要适当调整,防止下级的越权和滥用职权。

2. 充分调动下属的积极性 授权后管理者要引导下属树立上下级共同对工作负责的观念,鼓励下属大胆用权,充分发挥自己的能动性,积极主动地工作,最大限度地发挥人才优势。

3. 保持沟通渠道通畅 授权后要及时监督、指导、反馈下属的工作状况,保证信息传递渠道通畅,是下属明确要求、责任和权力范围,上级能及时得到下属的意见和想法,使工作顺利开展。

4. 积极承担责任 授权不等于推卸责任,在充分信任下属的基础上勇于承担责任,解除下属的后顾之忧,才能让下属放心大胆工作。

三、沟 通 艺 术

(一) 沟通的概念

沟通是指可理解的信息在两个或两个以上人群中传递或交换的过程。沟通关键在于使沟通双方能够在适当的时候,将适当的信息,用适当的方法,传递给适当的人,从而形成一个健全、迅速和有效的信息传递系统。正确理解沟通的定义,需把握以下几点:①沟通是意义的传递;②有效的沟通是双方能准确理解信息的含义;③沟通是一个双向、互动的反馈和理解过程。在很大程度上,组织的整个管理工作都和沟通有关。在组织内部,有员工之间的交流、员工与部门之间的交流、部门之间的交流;在组织外部,有组织与顾客之间的交流、组织之间的交流。

(二) 组织沟通的作用

1. 联系与协调 沟通是员工之间、部门之间联系与协调的基本途径和方法,有效的沟通可使组织内部与外部各要素之间协调一致,形成一个有机的整体。

2. 激励 沟通是领导者激励下属,实现领导职能的基本途径。一方面,领导者调动员工积极性的基础是了解员工的需求,必须通过沟通来实现。另一方面,人不仅有物质上的需求,而且有更高的精神上的需求,实施有效沟通可使员工自由地与领导者交流,谈论自己的看法、建议,最大限度地满足员工自我实现的需求,从而激发他们的积极性和创造性。

3. 改善人际关系 组织的各个部门都必须及时地将相关的业务信息传递到相应的部门,同时也会接受到相应的信息。员工间的交流也有助于满足员工的心理需要,改善人际关系,使员工产生强烈的归属感。

4. 创新 沟通是组织创新的重要来源,有效的沟通机制能使组织中、上、下层次实现有效沟通,使管理者迅速发现问题并获得大量的宝贵建议。员工的参与是组织创新的巨大动力。管理人员和专家间的良好沟通是创新的另外一个源泉。在沟通过程中,沟通者相互启发、相互讨论、共同思考,往往能迸发出新的创意。

5. 控制 有效控制的前提是信息的获取。信息沟通为控制提供了基本途径,同时沟通信息的及时性与可靠性成为影响沟通效果的重要因素。

(三) 影响沟通的主要因素

1. 语义隔阂 人际沟通的结果之所以会出现正或负的结果,与语义是否被正确理解有十分密切的关系。

2. 物理障碍 物理因素通过对沟通渠道的数量和质量方面起作用而影响人员之间的信息传递和交换的效果。

3. 地位隔阂 俗话说"物以类聚,人以群分",不同社会地位、阶层的人在文化修养、生活方式等方面存在着不同。

（四）沟通的种类

1. 正式沟通　是指通过组织明文规定的渠道进行的与工作相关的信息传递和交流,它与组织的结构息息相关。如组织中上级的命令指示逐级向下传达,下级的情况逐级向上报告,以及组织内部规定的会议、汇报、请示、报告制度等。正式沟通的优点是效果较好,比较严肃,有较强的约束力,易于保密,可以使信息沟通保持权威性。重要和权威的信息都应当采用这种沟通方式。其缺点是:由于依靠组织系统层层传递,速度较慢,比较刻板,不够灵活。因此,组织为顺利进行工作,必须要依赖非正式沟通以补充正式沟通的不足。组织中的许多沟通属于混合式沟通,如员工会议、换班前的总结、电子信件、绩效评估等。

2. 非正式沟通　是在正式沟通渠道之外的信息交流和传递。它以社会关系为基础,是与组织内部明确的规章制度无关的沟通方式。它不受组织的监督,自由选择沟通渠道,如朋友聚会、团体成员私下交换看法、传播的谣言和小道消息等。非正式沟通的优点是沟通方便、内容广泛、方式灵活、速度快,而且由于在这种沟通中比较容易表露思想、情绪和动机,因而,能提供一些正式沟通中难以获得的信息。它的重要作用表现在:①可以满足职工情感方面的需要;②可以弥补正式通道的不足,管理者为了某些特殊的目的,往往不便通过正式渠道传播信息,此时非正式渠道便发挥其作用;③可以了解职工真实的心理倾向与欲望,通过正式渠道,员工心中存在戒备,不便于透露真实的想法;④可以减轻管理者的沟通压力;⑤可以防止管理者滥用正式通道,有效防止正式沟通中的信息"过滤"现象。非正式沟通的缺点主要是信息的真实性和可靠性欠缺,有时甚至歪曲事实。

（五）有效沟通的方法

1. 创造良好的沟通环境　营造沟通环境是组织沟通有效进行的重要因素。创造良好的沟通环境的方法有:①沟通中少用评价语言、判断性语言,多用描述性语言,既介绍情况,又探询沟通情况;②沟通表示愿意合作,与对方共同找出问题,一起寻找解决方案,决不能企图控制和改造对方;③坦诚相待,设身处地为对方着想;④认同对方的问题和处境;⑤平等待人,谦虚谨慎;⑥不急于表态和下结论,保持灵活和实事求是的态度,鼓励对方反馈,耐心听取对方的说明和解释。

2. 学会有效地聆听　对管理人员来说,"听"绝不是件轻而易举的事情。"听"不进去一般有下列三种表现:①根本不"听";②只"听"一部分;③不正确地"听"。聆听遵循的四项原则是:专心、移情、客观、完整。如何有效地"听"呢? 戴维斯曾列举有效聆听的十大要点:①少讲多听,不要打断对方的讲话;②交谈轻松、舒适,消除拘谨不安情绪;③表示有交谈兴趣,不要表现出冷淡或不耐烦;④尽可能排除外界干扰;⑤站在对方立场上考虑问题,表现出对对方的同情;⑥要有耐心,不要经常插话或打断别人的谈话;⑦要控制情绪,保持冷静;⑧不要妄加评论和争论;⑨提出问题,以显示自己充分聆听和求得了解的心境;⑩还是少讲多听。

3. 强化沟通能力　沟通在经济全球化的今天发挥着日益关键的作用,沟通不仅是科学,也是一门艺术。管理者具有沟通能力,才能完成沟通任务。强化沟通能力的关键点在于:一是传达有效信息;二是上下言行一致;三是提高组织信任度。

4. 增强语言文字的感染力　护理管理者在沟通过程中应尽量使用通俗易懂的语言,使用接收者最易理解的语言。护理管理者应在不断的实践中提高语言及文字表达能力,多锻炼,平时多向别人学习,体会别人得体、风趣的谈话中的高明之处,提高自己的表达能力。

5. "韧"性沟通　沟通时,往往不能通过一次沟通就达到沟通的目的,需要经过多次反反复复地与一个对象进行沟通。这就要在沟通中培养"韧"性。沟通过程中,要注意沟通的"火候",

切不可好高骛远、急于求成,要循序渐进,做到有计划、有目的按部就班地进行沟通。

6. 重视沟通细节的处理 沟通的每一细节,都有可能关系到沟通的全局。因此,要高度重视沟通细节。沟通的细节包括声调、语气、节奏、面部表情、身体姿势和轻微动作等。一方面,管理者应给予对方合适的表情、动作和态度,并与所要传达的信息内容相配合。如轻松的交谈应面带笑容;真实的立场态度应该显出严肃庄重的样子;在对方陷于忧思时应减慢语速。不同的坐姿、站相、手势也潜在地反映着一个人的个性、气质和态度。另一方面,管理者需要给予对方的口头语言和身体语言以灵活机动的反应,以满足沟通对象的需要。

(六) 沟通在护理工作中的应用

在护理工作中,各项工作几乎都涉及沟通。例如,交接班时的口头沟通和书面沟通,与患者及其家属的会谈,医务人员之间的沟通,以及管理工作的谈话、会议等。有效沟通对于完成各项护理工作任务、提高护理工作质量、提高管理效率、减少医疗纠纷等都有非常重要的作用。这里重点从管理的角度,介绍谈话、训导和会议的技巧。

1. 谈话的技巧 管理者在近距离与人谈话,远比文件、命令、通知的效果要好,明智的管理者十分注重与人交谈。谈话就其本质既是人际交往,又是一种信息交流,具有很强的感情色彩。能否正确掌握和充分运用谈话的技巧,对管理者能否有效地进行科学管理至关重要。要实施有效谈话,需要反复训练、实践才能获得。

(1)做好谈话计划:一是要确立谈话的主题;二是时间和地点的安排;三是发出合适的邀请;四是充分了解被邀谈话者的性格、态度、气质、经历、文化及对这次谈话的可能反应等。

(2)善于激发下级的谈话愿望:管理者需注意态度、方式、语调等,并开诚布公,使下属愿意谈出自己的内心愿望。

(3)善于启发下属讲真情实话:真诚地、及时地、慷慨地赞美下属;讲究策略,顾全面子,间接批评下属;面对分歧,正确对待,巧妙地拒绝,勇敢地道歉,力争双方满意。

(4)掌握发问技巧,善于抓住重要问题:首先要为发问创造良好的气氛,建立彼此间的融洽关系;其次要多提开放性、引导性的问题,尽量避免提出诱导性、歧视性的问题。善于将谈话集中在主要内容及急于解决的问题上。

(5)善于运用倾听的技巧:集中精力沟通并不容易,许多管理者和护理人员需要改进倾听的技巧。

2. 训导的技巧 训导是指管理者为了强化组织规章,规范下属的态度、语言和行为,对下属所进行的教育活动。需要训导的问题包括违反规章制度、不良的态度和行为、工作不认真、不谨慎导致工作缺陷等。实践证明,这是不可缺少的管理方法,对于纠正护理人员的不良行为,帮助其成长十分重要。

3. 组织会议的技巧 在护理管理中,护理部主任定期召开护士长会议,一般每周一次。护士长定期召开本病区护理人员的会议以及患者和陪护人会议等。这些会议均属于正式的管理沟通,是实现管理不可缺少的环节。但是,如何有效地开会应使管理者熟悉内容。

一般来说,会议的主要目的是交流信息、给予指导、解决问题、做出决策、要使会议达到预期的效果,应把握以下几个环节。

(1)做好会议的计划工作:明确会议的必要性,确定会议议题,安排会议议程,确定会议成员,安排会议时间,选择会议地点,准备会议资料,合理安排与会人员的食、住、行、购、娱、医等。

(2)善于主持会议:主持会议的要领包括两个方面,一是处理好议题,即会议的主题、中心,二是应付好与会者,使之达到目标。具体地说要把握四个要点。①紧扣议题:会议开始时,主持者要简明扼要地说明会议的目的、议题、议程和要求,以便与会者消除在会议初始时思绪混乱的状态,把注意力集中到会议的议题上来。开场白要限制在 1 分钟左右,讲话要简短、明快、充满信息,指出议题的重要性和议题的迫切性。表示达成决议将产生的影响,估量会议的价值,表明大家通力合作会议定能成功。②激发思维:主持者在会议上的讲话要有针对性,语言要风趣、幽默、生动有力,激发与会者的思维,唤起他们的联想,产生共鸣。③引导合作:分歧的讨论或争论是产生成熟见解的基础,但是主持者应强调合作,不强调分歧,应利用各种机会指出集体智慧大于个人智慧,一个好的方案的产生离不开合作。④恪守时间:保证准时开会、准时散会,这是主持人的威信、魄力和责任所在。

(3)做好会议的组织协调:会议的组织协调要遵循以下原则,①明确的目的性;②及时的应变性;③果断的决策性;④适当的灵活性。

(4)做好会议总结与会后工作:会议结束时,尽量做出结论并做出解释,会后应做好。①整理会议记录或纪要;②报道会议消息,宣传会议精神;③对会议的执行情况进行监督与检查。

四、处理冲突艺术

有人认为,一个领导者至少有三分之一的时间是用来解决各种冲突的。在护理组织中,冲突是客观存在的。上下级之间、护理人员之间、科室病区之间等不可避免地会产生一些工作、利益上的冲突,如何看待、处理这些冲突,是护理管理者经常面临的问题。

知识链接

关于冲突的因素及观点

引起护理组织内部冲突的主要因素有:由于护理组织内各个部门的竞争而引起的矛盾;护理组织设计的不完善;工作特点不同引发的矛盾;由于不同的人有不同的价值观和要求而引起的矛盾;组织分工不明确、规章制度不健全等。

在以前的管理理论中,冲突被看成是一无是处的,认为只有和谐、和平、平静的组织氛围才能给组织带来管理成效。在大多数情况下,冲突确实不是一件好事,它会影响人们的情绪和感情,导致人际关系紧张,不利于工作效率的提高,有碍组织目标的顺利实现。现代管理理论认为,并非所有的冲突都是坏事,并非所有的和谐都是好事。冲突可分为建设性冲突和破坏性冲突两类。管理者要善于区分不同情况,不同对待,防止片面性。

(一) 建设性冲突

建设性冲突是一种支持组织实现工作目标,对组织工作绩效具有积极建设意义的冲突。这种冲突对组织效率有积极作用,有以下几个特点:①双方对实现共同目标都很关心;②彼此愿意了解和听取对方的观点和意见;③双方能以争论问题为中心,相互积极交换情报、资料。这种冲突有利于刺激创造发明和改革创新,能开辟解决问题的新途径,因此,对组织的发展起着积极的促进作用。管理者要善于引导和发展这种冲突。

在对待、引导建设性冲突时,护理管理者应注意以下几个方面。

(1)组织成员对组织一般都有“顺从”的倾向,因此,要注意防止对管理者的指示不管是否正确,表面上“点头”,而实际上却有不同意见的倾向。因此,管理者发表意见时,不要给下属造成某种压力,尤其要注意防止“一言堂”。

(2)管理者在强调团结合作的同时,要注意不要把正常的意见分歧、不同的见解和看法与无原则纠纷等同视之。

(3)管理者要注意防止在冲突刚开始,各种意见尚未充分发表时,就急于下结论,使建设性冲突得不到深入的发展。

(4)管理者不能采用"大事化小,小事化了"的做法。

(5)在作出解决分歧的决定时,管理者要注意冲突的双方可能对决定得出不同的解释。

(6)即使是建设性冲突,管理者如果处理不当或不及时,也可能转化为破坏性冲突。

(二)破坏性冲突

破坏性冲突是妨碍组织目标的实现,对组织工作绩效具有破坏意义的冲突。其特点是:①双方都坚持认为只有自己的观点才是唯一正确的;②不能接受对方的观点和意见;③由对问题、观点的争论,转为人身攻击;④双方沟通减少,甚至完全停止。这种冲突会造成组织人、财、物的浪费,导致组织凝聚力下降、组织成员互不信任、组织内耗不断,因此,对组织工作效率具有消极破坏作用。组织应尽可能减少或避免这种冲突的发生。可采取以下措施减少或避免发生:①对组织成员加强全局观念的教育,培养团队意识;②重视沟通,及时交换意见;③运用领导榜样影响力,领导者以身作则,识大体,顾大局;④及时发现和处理产生破坏性冲突的因素和苗头。

解决护理组织中破坏性冲突的方法如下。

1. 协商解决法 即冲突的双方互派代表,以互让互谅的态度解决存在的分歧。

2. 仲裁解决法 即由第三者出面从中调解、仲裁。仲裁者必须有一定的权威性,否则,仲裁解决法可能无效。

3. 权威(行政命令)解决法 即由冲突双方的上级主管部门作出裁决,按"下级服从上级"的原则,强迫冲突双方按上级部门的裁决解决存在的分歧。

案例 6-3

安琪因工作努力被提拔为产科护士长已经 4 个月了,可近来情绪低落,有辞职的想法。她说:"今天早上 7:45 分我来到办公室就发现桌上留了一张护理部主任给我的纸条,她上午 10 点钟需要一份床位利用情况报告。这一份报告至少要花一个半小时才能写出来。30 分钟后,产科主任问我为什么我的 2 名护士都不在班上。我回答:是外科主任从我这借走了两位,说是急诊外科手术正缺人手,需要借用一下。我也反对过,但外科主任坚持说只能这么办。这时,产科主任叫我立即让这两名护士回来。这种事情几乎每天都在发生,一家医院就只能这样运作吗?"

问题:

1. 该案例中有人越权行事了吗?为什么?

2. 该医院的组织结构有问题吗?安琪是不是一个有效的管理者?

3. 安琪可以利用哪些权力基础来使自己更好地处理相互冲突?

第四节 护理团队管理

现代管理的特点之一就是重视人的作用,管理重管人,管人重管心,管理的实质就是处理人际关系。各级护理领导者应重视提高自己人际关系的能力,建立有效的沟通渠道,掌握必要的交流技巧,达到发挥下属积极性,增强组织凝聚力,建立一个积极向上、团结进取的优秀护理团队,更好地实现护理组织目标。

一、护理人际关系的基本概念

护理管理学所涉及的人际关系,主要侧重于护理组织或医院群体中的人际关系,主要包括两方面的内容:一是存在于护理组织成员及医院群体中的人际关系;二是组织、群体成员联系的程度和方式,如组织、群体成员之间的关系是否融洽,相互间的认同和亲疏状态等。这些相互关系会对护理人员的行为产生影响,并与护理组织的凝聚力和工作效率密切相关。

二、护理团队中的人际关系特征

护理团队中人际关系同其他人际关系相比,有其自身的特征。

(一)女性比例高

护理工作者中绝大多数是女性,而女性具有易受暗示、情绪反应大、对事物的体验较细腻、对人际关系的变化感受较敏锐等特点。女性在生理方面也有特殊性,如内分泌变化易导致情绪波动,从而使情绪行为调节能力下降。此外,受风俗、传统、习惯的影响,女性承担照顾家庭的责任较多。

(二)护理工作压力大

由于护理工作关系到人的健康甚至生命,护理工作者稍有不慎,就有可能造成严重后果。在现代社会激烈竞争的大环境下,对护理人员学习、工作方面的要求也越来越高。所以,护理工作者经常处于较大的工作、学习压力之中,并使心理处于紧张状态。这种工作、学习压力及心理紧张会影响护理人员处理人际关系的能力。

(三)护理工作的随机性

病员的变动和病情的变化随时都可能发生。一般情况下,人们在常规状态中处理问题的能力较强,而在随机状态中处理问题的能力相对较弱。

(四)护理工作的连续性

护理工作为患者提供的是连续不间断的服务。这种连续性是通过护理交接班制度而实现的。而交接的过程中容易出现人际关系方面的问题。同时,为了保证护理工作的连续性而实行轮班制度,也会引起护理人员生理和心理的一些变化,如生理节律紊乱、休息质量差等,这些都会使人际关系的稳定性受到冲击。

(五)护理工作的整体性

护理工作涉及面广,整体性强。护理质量的提高,依赖于护理各环节的相互配合和支持。护理工作者不仅要处理好与患者及患者家属的关系,处理好医护关系,还要处理好与医院其他部门人员的关系。所以这些关系,实际上都是一种人际关系。

(六)护理对象的特殊性

护理工作的对象是患者以及患者家属。患者及其家属作为一群特殊的人群,心理往往比较脆弱,容易产生担忧、焦虑、急躁的情绪,给维持良好的护患关系带来一定难度。

(七)护患双方的不对等性

护患双方中,由于护理人员拥有医护专业知识,患者对此知之甚少,所以,护患双方是一种不对等的关系。护理人员属于主动、优势的一方,患者则属被动、劣势的一方。由于这种关系,双方在沟通方面会产生一些障碍。

三、护理团队的价值

打造高绩效护理团队必须确立高绩效护理团队的"五个标准"和"五种意识"。"五个标准"

即确立共同愿景;用共同的护理价值观指导实践;制定切实可行高标准的工作计划;让护士们知道自己应该做什么,怎样做;强调护理管理队伍的以身作则和榜样力量以及持续改进技术服务和管理。"五种意识"即竞争意识、创新意识、创业意识、团队意识和品牌意识。同时,护理部应就"护士需要怎样的护士长"做专题培训,要求作为护理团队的管理者——护士长,必须诚信公正,要了解护士,关心护士的进步,及时帮助护士改正错误,能体谅、理解护士,支持护士,运用激励竞争机制,挖掘护士潜能,指导和帮助护士发展,并能以身作则,给团队树立榜样。

强化"团队意识",倡导"团队精神",建设高绩效的护理团队是护理文化建设的落脚点。

四、护理团队的塑造

医院的护理工作是一项具有群体性、连续性的特殊工作。塑造一支高效护理工作团队,是提高医院医疗护理质量的关键。护士长作为群体领导者,其主要任务有两个方面:一是领导群体成员采取一定的手段以实现组织目标;二是协调群体内各成员之间的关系,使各成员之间保持团结、和谐气氛。护士长主要是基层护理工作的管理者,护理质量的好坏,是护士长指挥效能的体现。因此,护士长除具有良好的思想品德、扎实的专业理论知识和精湛的操作技术以外,要成为一个被护理人员拥护的领导者和一个出色的管理者,首先应了解护士长基本的素质要求及管理技巧。

(一) 护士长的素质要求

护士长就是护理人员的领导。护士长的素质问题实际上就是什么样的人才能当护士长的问题。有人认为,只有某些天生就有领导素质的人,才能担任护士长,因此,他们把人分为领导人才与非领导人才,否认在工作实践中可以培养出领导人才。但是,一个人的领导才能不是与生俱来的,护理领导人才可以在工作实践中通过培养锻炼而产生。对许多组织而言,一个有效的护理领导人才应具备以下基本素质。

1. 政治素质 是护士长在政治思想和品德作风方面应具备的基本条件,是领导者素质中最基本、最重要的因素。护理领导者要认真学习马克思主义的基本理论以及国家的基本路线和方针政策,自觉提高个人的政治理论水平,保持清醒坚定的政治立场,明辨是非,与时俱进;在工作中严格遵守党纪国法;有较强的事业心和责任感,有献身精神,做到忠于职守、公正无私、清正廉洁、诚实守信、谦虚好学、平易近人;还要以身作则,以实际行动影响和团结下属。

2. 文化素质 是各种文化基本知识的综合反映,对人的社会态度、言谈举止、气质风度、情感意志、思维方式、价值观念等都有重要作用。现代的护理领导者需要博学多才,拥有广博的知识和较高的文化素养,需要博古通今、文理渗透、通晓百家。

3. 智能素质 主要是认识过程(感知、记忆、思维过程)方面所表现的心理特征,是智慧与能力的合称。现代领导者的智力结构,要求具有敏锐的观察力、良好的记忆力、深入透彻的理解力、敏捷的思维力、丰富的想象力。能力是认识问题、分析问题和解决问题的实践能力,包括自学能力、研究能力、表达能力、指挥能力、组织管理能力、协调能力等。其中,研究能力又包括分析判断综合能力、质疑批判能力、探索创造能力、信息获取能力。

4. 知识素质 由于护理管理要素包括人、财、物、时间、信息。因此,要成为一个有效的护理领导者,至少应具备以下几方面的知识:一是护理专业方面的知识,以便成为内行管理;二是管理学方面的知识,使领导工作理性化、专业化;三是政治方面的知识,以便把握领导方向;四是卫生法规等方面的知识,以利依法管理;五是护理专业以外的医学知识,以便协调和沟通,更好地做好护理工作;六是医学以外的其他自然方面的知识,以利学习借鉴、交叉融合,形成新的生长点,促进护理事业的发展;七是卫生经济学等方面的知识,以提高经营管理效益;八是社会、心理学方面的知识,以利更深刻地认识人,更好地调动人的积极性;九是外语、计算机方面的知识,以利及时引进国外先进工作者的管理理论和方法,使用先进的管理手段,提高科学管理的水平。

5. 心理素质　各级护理领导者面临的管理对象和管理环境是十分复杂的,常常需要应付来自各方面的压力。这就要求护理领导者具有良好的心理素质,既要经受得住荣誉、地位、利益和各种诱惑的考验,更要经受得住各种挫折的考验。"不管风吹浪打,胜似闲庭信步",一个有作为的护理领导者就应有这样的心理素质。

6. 身体素质　身体是一个人德、才、学、识的物质基础,是德、智的载体。护理工作既是一项高强度的脑力劳动,又是一项高强度的体力劳动,没有健康的体质,是难以承担繁重的护理领导工作的。

(二) 护士长的管理艺术

管理艺术是管理者在运用管理理论与管理方法实践中,所表现出的个人行为态度与行为方式的特点。一位具有管理艺术的管理者,善于用简练的语言表达自己的意图,善于做思想工作,抓住对方心理,即使批评对方也能接受,达到预期的效果;善于明察秋毫、辨明是非,具有敏捷的思维和准确的判断力,能及时发现问题,做出正确的决策。病房危机能应付自如,工作效率高且成功率高等。

1. 决策艺术　科学决策的基本程序是:掌握准确信息,确立关键问题,确定目标,拟定多种方案,进行方案评估,作出正确决策。决策要集思广益和实事求是,讲民主,确立问题时要有多种思维。护士长作为基层决策者,对于护士长个人能决断的问题,要敢决断,凡是重大问题应集体研究,对护理中的突发事件,则要求护士长具有一定创造力和判断力,根据实际情况及时非程序化决策。

2. 指挥艺术　指挥是护士长运用依靠权力指派护理人员从事护理活动。护士长的指挥效能常体现在病房突发事件的处理,如危重患者抢救、成批伤病员的抢救、集体性的护理活动等,能很好地适应客观情况的变化需要。

3. 交谈艺术　护士长经常进行一些正式或非正式性谈话,交谈中要善于激发下属谈话的愿望。需注意自己谈话的态度、方式、语调等,并开诚布公,使下属愿意谈出自己的内心愿望。谈话中应抓住重要问题,善于掌握谈话分寸,言词缓和不激怒,结论意见表达宜谨慎、客观,使下级易于接受。谈话中,还可用表情、姿势、插语鼓励等表示尊重下级,对谈话有兴趣,善于耐心倾听,并及时给予适当的反馈。

4. 激励艺术　激励是护士长调动和发挥护理人员的积极性的主要手段。激励的方法很多,主要有目标激励、领导行为激励、嘉奖激励和信息激励。护士长应尽量满足护理人员的愿望,如合理的调班,采取宽容的态度耐心帮助受挫折者,公平合理的分配报酬,对于有突出成绩者,给一定的物质奖励,对表现好者,经常给予口头表扬等精神鼓励,满足下属受尊重的需要,推荐护理人员参选先进工作者、优秀护士,在护士长工作权限范围内指定小组长、负责护士等。

5. 协调人际关系的艺术　护士长要根据不同经历、不同文化程度、深入浅出地与各种人交往,自觉地引导他人朝积极的人际关系发展。护士长工作中应鼓励大家分工协作,团结共事,利用工作之余组织必要的文娱活动或参与其他有益的社交活动,使感情融洽,加深理解、消除误会。另外,护士长协调人际关系时,应掌握好患者、护士人际交往的主要原则:付出与回报要大致相等。注意人与人关系是一种精神上的交往,双方公平合理,反对庸俗的"关系学"。工作中要善于听取下属和患者家属的意见和建议,代表护理人员及患者争取合法的权益,满足其特殊需求。同时,护士长应尊重下属及患者、家属的人格,决不要滥用职权,损害他人。

（三）护士长的职责

（1）在护理部、科护士长的领导及科主任的业务指导下进行工作，根据护理部、科护理工作计划，制定本病区的具体计划并组织实施，负责本病区的护理行政、业务教学管理以及病区以外的联系工作。

（2）合理排班，注重人力搭配，保证节假日的护理工作质量。安排工作体现"以患者为中心"，做到日有安排、周有重点、月有计划。

（3）负责、检查本病区的护理工作，亲自参加并指导危重患者抢救、大手术患者的护理及复杂操作技术，并做好传、帮、带。

（4）督促护理人员严格执行各项规章制度和技术操作规程，坚持每日巡视5次病房，检查危重患者的护理及各项制度的落实。

（5）积极防范差错事故，一旦发生应及时汇报并作出相应的处理。

（6）随同科主任和主治医生查房，参加科内疑难病例会诊、死亡病例及大手术或新手术的讨论，加强医护配合。

（7）组织护理查房、护士业务学习以及护生的临床教学，不断提高护士业务水平和临床带教质量。

（8）制定病区护理人员培养计划，注重科研意识的培养，营造良好的学术氛围。

（9）指导并定期评价病室护理工作情况，及时反馈信息并做好记录，不断提高护理质量和护士自身素质。评价护理管理、教学、科研等方面的成绩和问题，做好工作总结。

（10）定期召开工休座谈会，征求意见，改进工作。

【案例分析】

案例6-1

1. 为什么没人报名参加护理操作比赛？

首先，护士小张自己的人格魅力是否对本科室的护理人员有影响？其次，是小张管理工作中缺乏权力性影响力，尽管护士长委托她管理工作，但她只是临时管理，在现实生活中职位的影响是很深刻的。最后，小张在传达操作比赛的精神时一定要将奖罚制度重点讲解，这对护士是否有诱惑力？

2. 科内有几位平时表现比较积极主动的人为什么会出现消极怠工？

作为护士长在用人方面一定要因人而异，为每位护士量身定做安排一份工作任务，如果，还有能力比小张强的护士，护士长一定要给她一个平台。同时，小张也可通过沟通的方式得到同事的理解与支持。

案例6-2

在病房和护理管理工作中，她要采取什么样的管理方式才能使科室工作有条不紊地正常运转？

首先，了解科室内每位护士的个性特征，根据个性特征适当安排工作，对年资高的副主任护师可采取自由放任型，而对与自己相同职称的同事可采取民主参与型管理方式，对年轻的护士则可采用专权型，三种管理模式因人、因时、因地、因事而灵活地综合运用，护士长的管理工作才会得心应手。

案例6-3

1. 该案例中有人越权行事了吗？为什么？

有人越权行事。如外科主任直接找安琪要走了2名护士，却未通过护理部及产科主任，而外科与产科两个平行部门，作为仅是护士长的安琪是无权跨部门放人的，同理，外科主任也无权跨部门直接找部门人员要人的，他应向护理部主任商量要人。

2. 该医院的组织结构有问题吗？安琪是不是一个有效的管理者？

该医院的管理确实有问题。从安琪的反映说明该医院管理混乱，没有章法，或者有但却都不按规定、流程进行管理，而是随机行事。在这些问题中，因安琪只是一个护士长她无权跨部门处理事宜，她错在，对于问题的出现，未及时向她的直接主管汇报，而擅自处理。

3. 安琪可以利用哪些权力基础来使自己更好地处理相互冲突？

安琪是护士长，应随时掌握本部门护士状况，问题出现时，向她的直接主管汇报。同时，可根据本部门情况向主管建议同意借人，这样既帮助领导协调处理好部门间关系，同时本部护士又可有机会跨岗位交叉学习提高技能何乐不为。另外，从安琪的工作杂而忙乱看，她应注重做好基础资料管理，这样不管谁要材料，都可从容不迫。

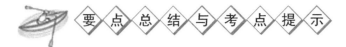

要 点 总 结 与 考 点 提 示

领导的概念,领导与管理的共性与区别;行为方式理论与权变理论;授权、沟通及处理冲突的艺术,领导的权力与影响力;特质理论;如何塑造高效的护理团队;护理人际关系的基本概念及护理团队中的人际关系特征。

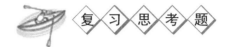

复 习 思 考 题

一、选择题

1. 现代管理学家德鲁克认为,"领导者的唯一定义就是( )"
   A. 处理人际关系　　　 B. 其后面有追随者
   C. 管理人　　　　　　 D. 被群众监督
   E. 被人尊重

2. 以下关于领导与管理的说法正确的一项是( )
   A. 领导过程就是管理过程
   B. 领导者就是管理者
   C. 管理有可能存在于非正式团体之中
   D. 管理是对人、财、物、时间、信息的管理,而领导主要是对人的领导
   E. 领导活动的发生需要正式组织为载体

3. 以下哪项不属于领导者的权力
   A. 用人权　　　　　　 B. 决策权
   C. 经济权　　　　　　 D. 奖罚权
   E. 拘留权

4. 在管理方格理论中,最理想有效的领导行为类型是( )
   A. 1.1 型　　　　　　 B. 5.5 型
   C. 9.9 型　　　　　　 D. 9.1 型
   E. 3.1 型

5. 在领导者影响力中起决定作用的是( )
   A. 权力影响力　　　　 B. 非权力影响力
   C. 学历影响力　　　　 D. 人际关系
   E. 下属的知识水平

6. 情景领导理论认为,适宜采用授权型领导方式的员工成熟度类型是( )
   A. 能力低,动机水平低
   B. 能力低,动机水平高
   C. 能力高,动机水平低
   D. 能力高,动机水平高
   E. 下属的知识水平

7. 普外科晚班一次来了五个新患者,都是急症手术,需要到别的科室调配护士帮忙,护理部与科护士长及病室护士长商量后,从内科调配了两名护士协助,这种行为属于领导作用的( )
   A. 指挥作用　　　　　 B. 协调作用
   C. 感情作用　　　　　 D. 惩罚作用
   E. 激励作用

8. 某二甲医院护理部竞聘护士长,在确定人员时,利用了领导理论知识,以下从领导者先天的因素去寻找领导成功答案的是( )
   A. 情境理论　　　　　 B. 行为理论
   C. 特质理论　　　　　 D. 方格理论
   E. 激励理论

9. 内科护士长小张,今年 32 岁,做事麻利,说话伶牙俐齿,经常为工作上的事与科主任或医护人员有冲突,但她每次都能化整为零,妥善处理,按照人类关系学说认为冲突是( )
   A. 具破坏性　　　　　 B. 可避免的
   C. 应当避免　　　　　 D. 有害的
   E. 客观存在的

10. 小李担任护士长三年,有较丰富的护理管理经验,今天护理部把她技校的同班同学小王调到她的病室来上班,请问小李对小王的领导行为可采取以下哪种更合理。
    A. 高工作与低关系
    B. 高工作与高关系
    C. 低工作与高关系
    D. 低工作与低关系
    E. 自由放任

(11~13 题共用题干)

某三甲医院成立了护理部-科护士长-护士长三级管理模式,并建立健全了优质服务的相关措施,对护士长的管理加强培训,请判断以下管理模式的护士长。

11. 儿科护士长新上任怕得罪人,总是无原则地维护护士利益,充当老好人,经常请同事吃饭,无

论对哪位护士都是有求必应,所有时间都花在为护士的服务上,而病房内的管理工作很乱,经常有患者家属告状,护士与患者发生争吵,护士除了完成日常工作任务外,几乎不与患者沟通。这位护士长的管理方式属于(   )

A. 贫乏型　　　　　B. 俱乐部型
C. 集体协作型　　　D. 中间型
E. 任务型

12. 心内科护士长有五年工作经验,一切按制度办事,只关心工作任务,经常查看护理工作,时刻强调无菌操作,优质服务的要求,几乎不顾及每位护士的个人生活,从不与护士沟通,护士都很怕她,这位护士长的管理方式属于(   )

A. 贫乏型　　　　　B. 俱乐部型
C. 集体协作型　　　D. 中间型
E. 任务型

13. 普外护士长35岁,从事护士长工作多年,性格温柔敦厚,工作一丝不苟,平易近人,对同事非常关心,工作也非常认真,病区内的护理管理工作有条不紊,每位护士都很敬佩她,她的管理方式属于(   )

A. 贫乏型　　　　　B. 俱乐部型
C. 集体协作型　　　D. 中间型
E. 任务型

二、名词解释

领导　授权　沟通　影响力　建设性冲突　破坏性冲突

三、简答题

1. 简述领导与管理的区别。
2. 情景领导理论确定了相对应的领导方式有几种?
3. 非正式沟通容易发生的情况有哪些?
4. 简述构成领导影响力的因素。
5. 建设性与破坏性冲突的特点各有哪些?

四、应用题

1. 在临床护理工作中,如何应用非正式组织的特点、作用搞好护理管理?
2. 结合临床实际,在护理管理中如何根据下属的成熟度,如何灵活运用领导生命周期理论?

(刘美萍)

第七章

激 励 理 论

如何激发员工的工作积极性,是领导科学的关键问题。护理工作是伟大而又平凡的工作,需要得到各方面的认可及激励,包括来自同事、群体、领导和组织的激励,以及自我激励。如何最大限度地调动护理人员的工作积极性和主动性,使她们全身心地投入到护理工作中,是本章要重点讨论的问题。

第一节 激 励 概 述

一、激励的概念

激励(motivation)是激发鼓励之意。心理学将激励定义为通过刺激激发有机体的行为动机,并朝向预定目标行动的活动过程。现代管理学认为,激励是利用某种外部诱因调动人的积极性和创造性,引发人的内在动力,朝向所期望的目标前进的持续的心理过程。也就是调动和发挥人的积极性的过程。激励概念有以下三个特点。

1. 激励是一个过程 人的很多行为都是在某种动机的推动下完成的。对人行为的激励,实质上就是通过采用能满足人需要的诱因条件,引发行为动机,从而推动人采取相应的行为,以实现目标,然后再根据人们新的需要设置诱因,如此循环往复。

2. 激励受内外因素的制约 管理对象是否受到激励,不仅受外部刺激的影响,更由被激励者的需要、理想、价值观和责任感等内在因素决定,必须注意内外因素的结合,才能激发和强化工作动机。

3. 激励具有时效性 各种激励手段的作用都有一定的时间限度,超过时限就会失效。因此,激励要及时进行。

二、激励的过程

激励是一个非常复杂的过程,其基本模式见图 7-1。在激励过程中涉及几个基本要素:需要、动机行为和目标。

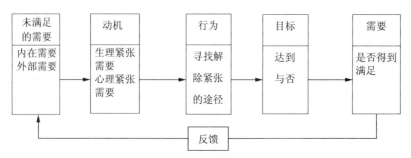

图 7-1 激励过程的基本模式

（一）需要

需要是指人对某种事物的渴求和欲望，是人的一种主观体验。人的需要有两方面：一是生理状态的变化或心理活动引起的需要，如饥饿时对食物的需要，或心理上对某事物的兴趣等，这属于内部因素；二是外部因素诱发的，如工作压力等外部刺激。人的需要一旦被意识到，就会以动机的形式出现，为满足需要而采取行动。需要是一切行为的最初原动力。需要越强烈，它的推动力就越强、越迅速。激励的实质是通过影响人的需要或动机达到引导人行为的目的。需要是激励的起点和基础，研究激励首先要了解人的需要。

（二）动机

动机是在需要基础上产生的，引起和维持人的行为，并将其导向一定目标的心理机制。当人们产生某种需要而未能满足时，心理上便会产生一种紧张和不安，从而成为做某件事的内在驱动力，促使个体采取某种行动。动机是导致人的行为的原因，是推动并维持行为的心理倾向或心理因素。一个人同时会有多种动机，动机之间不仅有强弱之分，还会有矛盾。一般来说，只有最强烈的动机才可以引发行为，这种动机被称为优势动机。激励的本质是激发人的动机。

（三）行为

凡是有意识的活动，均称为行为。人的行为及导致行为产生的原因如下。

(1)本能的行为：本能行为是直接的，不需要太多刺激，只是由于受各种道德观念的约束，这种本能在意识状态下不能表现出来。

(2)外力驱动行为：外部诱因将内在需求激发，驱动行为。人的行为是环境与个体相互作用的结果。

动机对于行为有着重要的功能，表现为三个方面：一是始发功能，即推动行为的原动力；二是选择功能，即决定个体达到行为方向；三是维持和协调功能，即维持或停止行为。

（四）目标

目标是行为所要实现的结果。人们采取的一切行为都指向特定的目标。目标既是行为的结果，又是行为的诱因。行为的结果如果未能使需要得到满足，人们会继续努力，或采取新的行为（积极的或消极的），或调整期望目标。如果行为的结果使作为行为原动力的需要得到满足，则人们往往会被自己的成功所鼓舞，产生新的需要和动机，确定新的目标，产生新的行为。

从以上模式可以看出，人的任何动机和行为都是在需要的基础上建立起来的，没有需要就没有动机和行为。当人们产生某种需要后，只有这种需要具有某种特定的目标时，才会产生动机，动机才会成为引起人们行为的直接原因。动机有多个，只有优势动机才会引发行为。员工之所以产生组织所期望的行为，是组织根据员工的需要来设置某些目标，并通过目标导向使员工出现有利于组织目标的优势动机，同时按照组织所需要的方式行动。概括起来，激励就是要创设满足员工各种需要的条件，激发员工的工作动机，使之产生实现组织目标的特定行为的过程。因此，从需要的产生到目标的实现，人的行为是一个循环往复、不断升华的过程。

三、激励的原则

实际工作中，为更大发挥并提高激励的效果和作用，应该遵循激励的基本原则。

（一）目标结合原则

激励机制中，设置目标是一个关键环节。目标设置必须同时体现组织目标和员工需要要求。

（二）物质和精神激励相结合的原则

物质激励是基础，精神激励是根本，在两者结合的基础上，逐步过渡到以精神激励为主。反对"唯物质论"或"唯精神论"。

（三）引导性原则

外在的激励措施能不能达到预期的效果，不仅取决于激励措施本身，还取决于被激励者对激励措施的认识和接受程度。外部激励措施只有转化为被激励者的自觉意愿，才能取得激励效果。

（四）合理性原则

激励的合理性原则包括两层含义：其一，激励要适度，要根据所实现目标本身的价值大小确定适当的激励量；其二，激励要公平，任何的不公平都会影响到员工的工作效率和工作情绪，影响激励的效果。

（五）明确性原则

激励的明确性原则包括三层含义：其一，明确，激励的目的是需要做什么和必须怎么做；其二，公开，特别是分配奖金等大量员工关注的问题时，更为重要；其三，直观，实施物质奖励和精神奖励时都需要直观地表达它们的指标，总结和授予奖励和惩罚的方式。直观性与激励影响的心理效应成正比。

（六）时效性原则

要把握激励的时机，"雪中送炭"和"锦上添花"的效果是不一样的。激励越及时，越能增强员工信心和迅速激发工作热情，越有利于将人们的激情推向高潮，使其创造力连续有效地发挥出来。

（七）正负激励相结合的原则

所谓正激励，就是对员工的符合组织目标的期望行为进行奖励。所谓负激励，就是对员工违背组织目的的非期望行为进行惩罚。正负激励都是必要而有效的，不仅作用于当事人，而且会间接地影响周围其他人。

（八）按需激励原则

激励的起点是满足员工的需要，但员工的需要因人而异、因时而异，并且只有满足最迫切需要（主导需要）的措施，其效价才高，其激励强度才大。因此，领导者必须深入地进行调查研究，不断了解员工需要层次和需要结构的变化趋势，有针对性地采取激励措施，才能收到实效。

第二节　内容型激励理论

20 世纪初，管理学家、心理学家和社会学家从不同角度研究了怎样激励人的问题，并提出了相应的激励理论。根据研究侧重点的不同，将激励理论分为内容型激励理论、行为改造型激励理论和过程型激励理论三大类。

内容型激励理论(content motivation theory)着重研究激发动机的因素。由于其理论内容基本上都围绕如何满足需要进行研究,故又称需要理论。属于内容型激励理论的有马斯洛的"需要层次理论"、赫茨伯格的"双因素理论"及麦克利兰的"成就需要理论"。

一、马斯洛的需要层次论

美国人本主义心理学家马斯洛(Maslow)在其1943年出版的《人类激励理论》一书中,初次提出了需要层次理论(hierarchy of needs theory)。作为激励理论的奠基理论,需要层次理论在管理学界具有很大的影响。

(一)主要观点

1. 人类的需要是以层次的形式出现的 由低级到高级,可以归纳为以下五个层次(图7-2)。

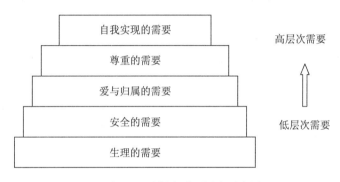

图7-2 马斯洛需要层次示意图

(1)生理的需要:指人类赖以生存的最基本需要,如食物、饮水、穿衣、睡眠、休息、医药等。生理需要是人类最优先的、不可避免的需要,也是动力最强大的需要。如果这些需要得不到满足,人类就无法生存,也就谈不上其他的需要。

(2)安全的需要:指保护自己免受身体和情感伤害的需要。这种安全需要体现在社会生活中是多方面的,它包括避免危险,希望生活稳定、未来有保障,要求有劳动保护、社会保险、养老退休制度,社会的稳定等。安定与安全的需要是个体作为生物体和社会成员的安全感欲望、自由的欲望、防御的欲望的综合体现。

(3)爱与归属的需要:包括友谊、爱情、归属、信任与接纳的需要。人们一般都愿意与他人进行社会交往,想和同事们保持良好的关系,希望给予和得到友爱,渴望被他人或团体承认、接纳,有所归属,成为群体的一员等。这一层次的需要得不到满足,可能会影响人精神上的健康。

(4)尊重的需要:包括自尊和受到别人尊重两方面。自尊是指自己的自尊心,工作努力不甘落后,有充分的自信心,获得成就感后的自豪感。受人尊重是指自己的工作成绩、社会地位能得到他人的认可。这一层次的需要一旦满足,必然信心倍增,对社会满腔热情,体会到自己的用处和价值;否则就会使人产生自卑感、虚弱感和无能感,以致丧失人生的信心。

(5)自我实现的需要:这是最高一级的需要,指个人成长与发展、发挥自身潜能、实现理想的需要,即人希望自己能够充分发挥自己的潜能,做他最适宜的工作。马斯洛认为,如果一个人想得到最大快乐的话,那么,一个音乐家必须创作乐曲,一个画家必须绘画,一个诗人必须写诗。

2. 需要的实现和满足具有顺序性 即由低到高逐级实现:人都潜藏着各种不同层次的需

要,这些需要有一个从低级向高级发展的过程,在高层次的需要充分出现之前,低层次的需要必须得到适当的满足。

3. 人的激励状态取决于其主导需要是否得到满足　不同时期人对各种需要的迫切程度是不同的,最迫切的在各种需要中占统治地位的需要被称为主导需要,即优势需要。主导需要才是激励人行为的主要原因和动力,在某一种需要得到相对的满足之后,这种需要就失去对于行为的动力作用,或失去成为主要动力的作用。

(二) 需要层次理论在护理管理中的应用

马斯洛的需要层次理论强调了激励的中心问题就是满足人的需要。从满足人的需要着手,了解护士行为的原动力,就能激发他们工作的积极性。

1. 了解和分析护士的真正需要　护士的需要具有复杂性、动态性和阶段性特征,每个人的需要不完全一样,了解和分析护士的需要是激励的第一步。首先,社会文化背景、学历层次、职称等级、编制情况、年龄阶段、性格特征不同的护士,其需要有很大差异。例如,20 世纪 90 年代末开始出现的合同护士同在编护士相比,因薪水等待遇不同,其需要不同,合同护士渴望得到的需要可能更多。其次,护士的行为动机在不同时间和不同情况下是不同的,管理者要深入把握其动态变化,随时了解护士的困难和遇到的问题,掌握护士的真正需要,这是激励的第一步。

2. 采取多种形式满足护士的需要　激励的方式通常有物质激励、精神激励和信息激励三类。物质激励包括经济报酬、优惠贷款、旅游奖励等方法,满足了护士低层次的需要。精神激励包括领导示范激励、情感激励、荣誉激励等,可满足护士的自尊、自我发展等高层次需要,激励的深度大,持续时间长。信息需要包括及时跟护士沟通并提供有助其成长发展需要的专业信息,可鼓舞护士的士气,提高其工作热情,所起的作用有时候是物质激励和精神激励所不能替代的。另外,每个人的需要在不同时间和不同情况下是不同的,所以采取激励措施时要因人因时因地而异。

3. 满足护士需要时注重需要的序列性和潜在性　管理者应从满足最低层次的需要出发,首先帮助护士解决生理、安全等低层次需要,并给予持续关注,然后再满足护士在社交、自我实现等方面的需要。同时,因个体的需要具有潜在性,护士长要善于激发护士既有利于集体、又有利于个体的潜在需要,从而实现组织和个人的共同发展。

二、赫茨伯格的双因素理论

继"需要层次理论"之后,美国心理学家弗雷德里克·赫茨伯格(Frederick Herzberg)及其同事在进行工作满意度方面调查的基础上提出了"激励-保健因素"理论(motivation-hygiene theory),简称双因素理论(two-factor theory),主要反映在他的《工作的激励因素》和《工作与人性》两部著作中。

(一) 主要观点

1. 组织中影响人积极性的因素分为激励因素和保健因素两大类　赫茨伯格通过调查发现,导致员工满意和不满意的因素是有本质差别的。使员工感到满意的因素往往与工作本身或工作内容有关,如成就、赏识、工作本身兴趣、责任感、提升和发展等。这些因素对职工能产生直接的激励作用,因而称之为激励因素。使员工感到不满意的因素往往与工作环境或工作关系有关,如工作条件、薪金、人际关系、个人或家庭因素、工作安全保障等。这些因素如果缺少,会引起不满和消极情绪,如改进则能预防和消除职工的不满,称为保健因素。

2. 两种因素在激励功能上有所差别 赫茨伯格认为,调动积极性主要应使用激励因素,工作本身特征使人对工作产生感情及内在积极性。改善保健因素不能直接对人产生激励,即使有作用也只会暂时提高工作的满意度,效果十分有限。

3. 双因素理论实际上将激励分为内在激励和外在激励两种 内在激励是从工作本身得到的满足,如对工作的兴趣、责任感、成就感等,这些因素属于激励因素,是维持因素或内在因素。外在激励是指工作以外获得的间接的满足,如工资、工作环境等,这些因素属于保健因素,是外在因素。

4. 满意与不满意 赫茨伯格认为"满意"的对立面是"没有满意","不满意"的对立面是"没有不满意",而不是满意(图 7-3)。消除了工作中的不满意因素并不一定能使职工感到满意。

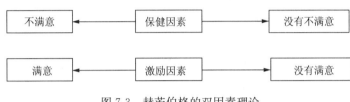

图 7-3 赫茨伯格的双因素理论

(二)双因素理论在护理管理中的作用

双因素理论在现代激励理论中占有重要地位,它提醒人们不要忽视工作本身特征对激励的重要意义,使人们对激励的机制尤其是内在激励的作用有了新的认识,为激发职工的工作积极性提供了新的思路。

1. 把保健因素和激励因素有机地结合起来 护理领导者要调动护士的工作积极性,首先要注意"保健因素",使护士不至于产生不满情绪。但更重要的是利用"激励因素",引发护士的内在动力,激励护士的工作热情。若只注意"保健因素",护士只会消除不满意感,但是不能激励她们做出自己最大的努力。护理领导者应该把保健因素和激励因素有机地结合起来,才能发挥最佳的激励效果。

2. 注意保健因素和激励因素之间的相互转化关系 现实生活中,保健因素与激励因素并没有绝对的界限。有些看来是保健因素,如果运用得好,也能起到一定的激励作用。反之,有些本来属于激励因素的,运用不得法也成了保健因素。例如奖金,本来属于激励因素,如果分配不合理,就会失去激励作用,要建立合理的奖金分配制度,奖金的分配应与个人贡献的大小挂钩,反对在分配上的"平均主义"。而工资是保健因素,如果改为结构工资(基本工资、职务工资、工龄工资、奖励工资)后,又发挥激励因素的作用。因为除了基本工资仍属保健因素外,其他三种工资成分则体现按劳分配,变为激励因素。所以,两因素是可以转化的,不是一成不变的,有效的管理还在于力求化保健因素为激励因素。

案例 7-1

　　某二级甲等医院,每年在国庆节前夕,医院都会按惯例额外给每位医护人员发放一笔2000元的奖金。但几年下来,院领导感到每年发放的这笔奖金正在丧失它应有的作用,因为几乎所有的医护人员在领取奖金的时候没有出现任何兴奋的感觉,每个人都像平时领取自己的工资一样自然,并且在接下来的工作中也没有人会为这2000元表现得特别努力。既然奖金起不到预先想象的激励作用,院领导于是决定停发,再加上医疗市场竞争越来越激烈,近几年医院的效益有所下降,因此这样做也可以减少医院的一部分开支。但停发的结果却大大出乎医院领导意料,医院上下几乎每一个人私底下都在抱怨院领导的决定,有些医护人员甚至因此出现明显情绪低落,工作效率也受到不同程度的影响。对于这种结果,院领导感到很困惑:为什么有奖金的时候,没有人会为此在工作上表现得更加积极主动,而取消奖金之后,大家都不约而同地抱怨甚至消极怠工呢?

　　问题:

　　1. 为什么医院领导给医护人员加奖金却不能收到良好的激励效果呢?

　　2. 如果你是该医院领导的话,你觉得接下来应该如何去做?

三、麦克利兰的成就需要理论

成就需要理论是由美国心理学家大卫·麦克利兰(David MacLelland)提出的。

(一) 主要观点

　　麦克利兰把高层次需求划分为权力的需要、情谊的需要及成就的需要。他认为,这三种需要不仅可以并存,而且可以同时发挥作用,个体在追求和实现这些需要的过程中形成了自己特有的生活经历。

　　1. 权力需要　是一种想要影响和控制他人的欲望。具有较高权力需要的人对影响和控制他人表现出极大的兴趣,喜欢寻求领导者的地位,常常健谈善辩,喜欢揽权,善于提问题和要求,强调部属顺从。

　　2. 情谊需要　是对良好人际关系与真挚深厚情感的追求。具有情谊需要的人喜欢保持一种融洽的社会关系,通常从友爱、情谊的社交中得到欢乐和满足。他们把人际关系看得比权力和成就更为重要。

　　3. 成就需要　是一种追求卓越、争取成功的欲望。具有成就需要的人,经常考虑个人事业的前途和发展问题,对工作的胜任感和成功有强烈的要求,他们把做好工作、取得成就看作人生最大的乐趣,乐意接受挑战,敢于冒险,喜欢长时间工作。对组织来讲,如果员工中这种人很多,往往就经营得好,发展得快。

(二) 成就需要理论在护理管理中的应用

　　成就需要理论对于管理者把握员工高层次需要具有积极的参考意义。按照成就需要理论的观点,不同的人对权力、情谊及成就需要的排列层次和所占比例是不同的,对员工的激励需要考虑三种需要的强烈程度,以便提供能够满足这些需要的激励措施。

　　1. 适当授权　可以在一定程度上满足权力需要比较强的护士的欲望,让有权力需要的人承担一定的责任,激发他们的工作热情。但应注意在授权之前,管理者要对授权对象的能力进行考核,以确定授权的范围和大小,并在工作中根据需要给予相应的指导。

　　2. 营造一个拥有良好人际关系的环境　良好的人际关系对于情谊需要较强的护士来讲非常重要。这类护士很在乎与他人的良好合作关系,不喜欢竞争,这对组织的稳定性很有帮助。

3. 分配具有一定挑战性的工作 对于成就需要比较强的护士,管理者应让其承担具有一定挑战性的工作,并重视在组织内建立反馈系统,及时给予工作效果的反馈,以确认其工作的进步和成就。

四、各内容型激励理论之间的联系

赫茨伯格的双因素理论与马斯洛的需要层次理论有相似之处。他提出的保健因素相当于马斯洛提出的生理、安全、社交等较低层次的需要,激励因素则相当于尊重、自我实现等较高层次的需要,只是他们具体的分析与解释不同而已。

麦克利兰没有对低层次的需求分类,成就需要理论所涉及的成就需要、权利需要、情谊需要基本属于高层次的需要(图7-4)。

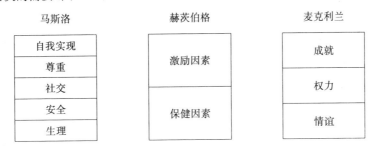

图7-4 内容型激励理论

第三节 行为改造型激励理论

行为改造型理论(behavior modification theory)认为激励的目的是改造和修正人的行为。这类理论研究如何通过外界刺激对人的行为进行影响和控制,包括强化理论、挫折理论和归因理论。

一、强化理论

强化理论也称操作性条件反射论,是美国当代著名心理学家、哈佛大学心理学教授斯金纳(Skinner)在巴甫洛夫的条件反射论、华生的行为主义论和桑代克的尝试学习论的基础上,提出的一种新行为主义理论。

(一)强化理论的主要观点

强化激励理论以操作性条件反射论为基础。他认为,当行为的结果有利于个人时,行为会重复出现,心理学称之为"强化";反之,行为就会削弱或消退。凡能增强反应强度的刺激物称为强化物,人们可以通过控制强化物来控制行为,求得行为的改造。

1. 正强化 指用某种有吸引力的结果,如认可、赞赏、增加工资、奖金、提升等或创造一种令人满意的环境以表达对职工某一行为的奖励和肯定,从而使职工在类似条件下重复出现这一行为。

2. 负强化 预先告知某种不符要求的行为或不良绩效可能引起的后果,允许职工通过按要求的方式行事或避免不符合要求的行为来回避令人不愉快的处境。

3. 自然消退 取消正强化,对职工的行为不予理睬,以表示对该行为的轻视或某种程度的否定。

4. 惩罚 指用某种带有强制性、威胁性的结果,如批评、降薪、降职、罚款、开除等来创造一种令人不快乃至痛苦的环境,或取消现有的令人愉快和满意的条件,以示对某一不符要求的行为的否定,从而消除这种行为重复发生的可能性。

在管理实践中,惩罚往往不可避免,但惩罚并非目的,应力求严肃认真,实事求是,处理得当。为减除惩罚的副作用,应采取惩罚与正强化相结合的办法。在运用惩罚时,要告诉职工应该怎样做。出现有所改正的表现时,随即加以强化,使之肯定及巩固。

此外,强化的时间安排可影响职工的行为。强化的安排大致可分连续和间断两大类,前者指某一行为每出现一次就给予强化,后者指在某一行为出现若干次后才给予强化,或按行为出现到一定数量后给予强化。

上述四种强化类型中,正强化是影响行为发生的最有力工具,它能增强或增加有效的工作行为。惩罚和消退只能使职工知道不应做什么,但并没有告诉职工应该做什么。此外,负强化则会使职工处于一种被动的、不快的环境之中,可能产生适得其反的结果。

(二)在护理管理中的应用

护理领导运用强化理论来进行护士行为改造时要注意以下方面。

(1)积极运用正强化方式促使护士良好行为的形成。在护理管理实践过程个护理领导者可以适当地用某种有吸引力的结果,如认可、奖赏、加薪和职位提升等手段对护士某一良好行为进行奖励和肯定,以期在类似条件下重复出现这一行为。

(2)适当运用负强化方式促使护士不良行为的消除。护理领导者亦可以正确地运用某种带有强制性的、威胁性的结果,如批评、降薪、开除等手段,来消除护士某种不良行为重复发生的可能性。

(3)酌情运用自然消退方式消退护士不受提倡的行为。在护理管理中护理领导者还可以对护士某种不提倡的行为不采取任何措施,既不奖励也不惩罚,以最终达到该行为的自然消退。

(4)不同的强化方式所产生的强化效果是不一样的,在进行强化时,不仅要注意强化的内容,也要注意强化的方式。

二、归 因 理 论

(一)归因理论的基本内容

归因是指人们对他人或自己行为原因的推论过程。具体地说,就是观察者对他人的行为过程或自己的行为过程所进行的因果解释和推论。这种推测行为原因,对别人或自己的行为动机加以分析、解释,就是归因。归因理论认为,任何行为的发生或多或少与人们本身的内部原因或外界环境因素有关。

人的行为受主观条件支配的叫内源性归因。主观条件包括个人能力、态度、信仰、性格等;人的行为来自外界环境的影响称为外源性归因。这两种解释行为的观点在很大程度上影响一个人对事物的态度、行为和对所发生事件的解释。美国心理学家韦勒提出了人们对成功和失败归因的四种可能性:能力(稳定的内部因素);努力(不稳定的内部因素);任务的难度(稳定的外部因素);机遇(不稳定的外部因素)。

不同的人对成功和失败有不同的归因,导致了不同的情绪反应和行为表现。把成功归因于能力强,将增强个人信心和对工作的胜任感;把成功归因于个人努力,会激发人的工作积极性。把失败归因于能力不足或工作难度太大,将使人有不胜任感,对工作丧失信心;把失败归因于努力不够,将使人感到惭愧而努力工作。其中,对人的行为改变影响最大的归因因素是“努力”,它是个人唯一可控制变化的因素。在组织成员对成败归因时,如能将其归因引向“努力”因素,强调主观能动性的作用,则有助于调动成员的工作积极性,挖掘自己的潜力,将失败化为前进的动力,将成功视为努力的收获。这对于引发积极情绪、消除消极情绪、调动工作积极性大有益处。

(二) 归因理论在护理管理中的应用

应用归因理论激发护士的工作积极性时,管理者应注意以下几点。

(1)了解和分析不同护士对行为的不同归因,掌握他们的态度和行为方向。

(2)正确进行成功归因。不同的人对成功和失败有不同的归因,并导致不同的情绪反应和行为表现。护士长应努力引导护士将成功归因于个人能力和努力,这样有助于提高护士的职业自信心,充分调动护士的工作积极性和责任心。

(3)正确引导失败归因。改变护士对过去失败的消极归因,调动护士的主观能动性。当人们把失败归因于自己的能力低和任务难度大时,他们可能会很快放弃所承担的任务,降低工作目标。但如果人们把失败归因于努力不够时,他们可能会有一个更强的动机,为取得成功付出更大的努力。

第四节 过程型激励理论

过程型激励理论着重研究人从动机产生到采取行动的心理过程。过程型激励理论主要有期望理论、公平理论等。

一、期 望 理 论

(一) 理论基本内容

期望理论是美国心理学家弗鲁姆(Victor Vroom)于1964年提出的一种激励理论。该理论认为,某一活动对某人的激励水平取决于他所能得到的成果的全部预期价值与他认为达到该成果的期望概率。用公式表示就是:激励值(M)=效价(V)×关联性(I)×期望概率(E)。

其中,激励值是指调动一个人的积极性、激发人们内部潜力的强度,它能表明动机的作用程度;效价,是指达到的目标对个人有多大价值,即被激励对象对目标看得有多大;期望概率,是指一个人对实现目标可能性大小的估计,即被激励对象估计自己所追求的目标是否有可能实现;关联性,是个体对于良好表现将得到相应回报的信念,即工作成绩与报酬的关系。

当一个人对某项结果的价值看得比较大,而且他判断自己获得这项结果的可能性也很大时,那么,用这项结果来激励他就非常有作用,并能产生较大的激励力量。

(二) 期望理论在护理管理中的应用

从期望理论的观点看,护士的工作动机,即投入工作努力的大小,取决于护士获得期望结果可能性的大小。用期望理论指导激励主要通过以下几方面。

1. 强调期望行为 管理者有责任让所有护士清楚地明白什么样的行为是组织所期望的行为。同时,应该让护士了解组织将按什么标准来评价他们的行为。例如,要求高年资护士每年在核心期刊上发表 1 篇以上文章,那么每个护士发表文章的篇数就是评价标准。

2. 强调工作绩效与奖励的一致性 管理者应让护士认识到什么样的工作结果能得到奖励,使护士看到奖酬与她们自己的工作绩效是相联系的。这样,护士可以自觉评价自己努力的程度和绩效结果,以调动工作积极性。

3. 重视护士的个人效价 护士对报酬有不同的反应,有人重视金钱等物质方面的奖励,但有人更重视领导称赞等精神方面的鼓励。管理者应重视护士对报酬反应的个人倾向性,最大限度满足护士所期望的需要。

二、公 平 理 论

(一) 理论的主要观点

公平理论又称社会比较理论,它是美国的亚当斯(Adams)于 20 世纪 60 年代首先提出来的。该理论侧重于报酬对人们工作积极性的影响,其基本观点是,当一个人作出了成绩并取得报酬以后,他不仅关心所得报酬的绝对值,而且关心自己所得报酬的相对值。因此,他要进行种种比较来确定自己所得报酬是否合理,比较的结果将直接影响今后工作的积极性。

公平理论指出,每个人都会自觉或不自觉地把自己所获的报酬与所付出的投入相比的收支比率,同其他人在这方面的收支比率作横向社会比较,还同自己过去在这方面的收支比率作纵向历史比较。如果这种比较表明收支比率相等,他就感到公平,从而心情舒畅、努力工作。如果比率不相等,员工对组织的奖励措施会感到不公平,要求增加收入、减少工作时间、离职、消极怠工等,从而降低了工作积极性。

一般情况下,人们更倾向于进行横向社会比较。心理学认为,不公平会使人们心理产生紧张和不安状态,因而影响人们的行为动机,导致工作积极性和工作效率的降低,旷工率、离职率随之上升。因此,管理者应当在工作任务的分配、工资和奖金的评定以及工作业绩的评价中力求公平合理,以保护和调动员工的积极性。但公平也是一种心理感受,它是相对的、主观的,由于受公平标准、绩效评价、个人感受等诸多因素的影响,绝对的公平是不存在的。此外,人们总是倾向于过高估计自己的投入,而过低估计自己的报酬,对别人的投入和报酬的估计则与此相反。因此,管理者在运用该理论时要注意对当事人正确公平客观地引导,不要盲目攀比,不要无理攀比,不要按酬付劳。

(二) 对护理管理的指导意义

(1)各级护理领导者要尽力做到公正无私地对待每个护士,改革不合理的奖金分配制度、工资制度、人事制度等,努力推行民主管理制度,创造公平、民主的组织气氛,从而最大限度地避免和纠正不公平的做法,以激发护士的工作积极性。

(2)要及时发现护士存在的不公平的心理现象。如果护士的不公平心理仅仅是由于自身不正确的比较引起,护理领导者要抓好这方面的思想教育工作,引导护士进行全面、客观地比较;如果确实存在不公平现象的,护理领导者要及时加以纠正。

第五节 激励方法

一、工作激励

（一）工作任务再设计

工作任务再设计是指为了有效地达到组织目标，而选取与满足工作者个人需要的有关工作内容、工作职责和工作关系的设计。例如，扩大护理工作范围和丰富工作内容，护理工作的模式由功能制护理发展到责任制护理，以及整体护理的开展等，使护理人员参与多种形式的任务，工作多样性增加。护理工作任务的再设计，使护理人员了解工作的实际效果，具有较大的价值感和责任感。

（二）工作任务或班次的分配

分配工作时最好让护士选择工作或班次，休假要提前申请，体现了每名护士工作的计划性。护理工作中有一些"不受欢迎的工作内容"，如上夜班、午班等，这些工作要大家有规律地轮流去做，以示公平性，不是分配给表现好的护士以保证准确、及时完成，也不是总让表现不好的职工去做。前者会降低表现好的护士的积极性，并增加不满意感，后者会使人感到受惩罚。

二、榜样激励

榜样的力量是无穷的。医院护理管理者应请热爱护理事业的护理界的前辈，优秀的爱心护士来医院作报告，以榜样的力量来感染每一位护士，以榜样的先锋来激励护士，开展"树医德形象，创文明医风，立足本职，多做贡献"、"人性化护理关爱生命健康"等活动，举办"假如我是患者"、"南丁格尔在人心中"等演讲会。聘请护理界专家、有经验的护士对护理人员进行继续教育培训，帮助每一位护理人员树立正确的护理价值观，掌握科学的现代护理理论与技术，提高护士的整体素质，树立真正的白衣天使形象。定期评选优秀护士长、护士，使护理人员学有榜样，赶有目标，充分调动护理人员的积极性。

三、感情激励

（一）关怀激励法

企业领导对于下级的关怀，哪怕是微不足道却是出自真诚的关心，对于下级都是无穷的激励。关怀激励法就是通过对职工进行关怀、爱护来激发其积极性、创造性的激励方法，它属于感情激励的内容。关怀激励法被管理学家称之为"爱的经济学"，即勿需投入资本，只要注入关心、爱护等情感因素，就能获得产出。

（二）尊重激励法

松下幸之助相信，许多员工每天注意如何在工作中进步，其成效胜过总公司所有的生产工程师和策划人员。他主动征询员工的意见，喜欢带来访客人参观工厂，随便指着一位员工说："这是我最好的主管之一。"从而使被指者倍感自豪。尊重激励法就是通过尊重下级的意见、需要及尊重有功之臣的做法，来使职工感到自己对于组织的重要性，并促使他们向先进者学习的一种激励方法。

四、成 果 激 励

（一）科研奖励

对于护理人员取得的科研论文、立项课题、科研成果等成绩、成果，医院不仅颁发证书，还要有相应物质或经济奖励，并在晋升职称中按照不同等级评分。

（二）荣誉激励

设立不同级别的优秀护士、文明护士、十佳护士等，定期评选优秀护士长、护士，开展院级、市级、省级"名护"的评选；各种荣誉奖励视为成果，除给予一定的物质或经济奖励之外，在晋升职称中还可以按照不同等级评分；医院护理人员奖励向脏、累、苦、难等临床一线岗位倾斜。

五、惩 罚 激 励

（一）纪律激励法

纪律激励法就是用纪律和制度来约束和规范执行者和操作者的行为的激励方法。这是一种负激励方法，表现为只罚不奖，因为遵守纪律是理所当然的，而不遵守纪律则当然应该受到制裁与处罚。

（二）法律激励法

法律激励法是利用卫生管理法律法规，如《医疗事故管理条例》《护士管理条例》等约束规范护士的职业操守和行为，对于玩忽职守而造成严重医疗事故者，要"罚如山"，除经济处罚外，严重者吊销护士执照，开除公职。

【案例分析】

案例 7-1

1. 为什么医院领导给医护人员加奖金却不能收到良好的激励效果呢？

从保健因素和激励因素两者可以相互转化来分析，2000 元奖金本来属于激励因素，但是在本案例中分配不合理，所以奖金就变成了只能消除职工不满的保健因素，因而就失去了激励作用。

2. 如果你是该医院领导的话，你觉得接下来应该如何去做？

要建立合理的奖金分配制度，奖金的分配应与个人贡献的大小挂钩，反对在分配上的"平均主义"。

案例 7-2

1. 请站在马老师的角度分析问题出在哪里，她应该怎样处理？

根据成就需要理论的观点，马老师的问题出在没有满足王护士的成就需要及人际关系需要，没有确认其工作的进步和成就，也没有营造一个拥有尊重、信任等良好人际关系的环境。马老师应该充分授权，把学生带教、评价等责任都交给王护士，同时满足王护士的成就需要及人际关系需要。

2. 请站在王某的角度分析问题出在哪里，她应该怎样解决？

王某的问题出在其成就需要及人际关系需要未能得到满足和体现不够。她应该改变与马老师的沟通方式，首先汇报学生的知识掌握情况，不仅仅从自己的角度来谈问题，另外，要注意控制自己的情绪。

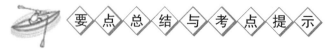

要 点 总 结 与 考 点 提 示

激励的概念、激励的原则、各种激励理论（需要层次理论、双因素理论、成就需要理论、强化理论、归因理论、期望理论、公平理论）的主要观点及应用；常用的激励方法。

复习思考题

一、选择题

1. 下列不属于激励因素的是(　　)
   A. 工资　　　　　B. 机会
   C. 赏识　　　　　D. 成就感
   E. 责任

2. 关于公平理论,以下描述哪项是错误的(　　)
   A. 公平即经济报酬均等
   B. 报酬的公平与否会影响职工的积极性
   C. 公平不是平均主义
   D. 客观评价工作业绩是公平分配的前提
   E. 员工对自己报酬比较有横向比较和纵向比较

3. 归因理论中,任务的难易程度属于(　　)
   A. 外部、稳定、不可控的因素
   B. 外部、不稳定、可控的因素
   C. 内部、稳定、不可控的因素
   D. 内部、不稳定、可控的因素
   E. 外部、不稳定、不可控的因素

4. 以下条目中,不属于归因理论中人们解释成功失败时的主要原因的是(　　)
   A. 能力　　　　　B. 机遇
   C. 突发事件　　　D. 任务难易程度
   E. 努力

5. 以下哪项不属于赫茨伯格双因素理论中的保健因素(　　)
   A. 工资水平　　　B. 工作的成就感
   C. 工作环境　　　D. 福利待遇
   E. 人际关系

6. 关于激励,以下描述错误的是(　　)
   A. 激励是目标导向性的
   B. 激励是调动人的积极性和创造性
   C. 激励仅是管理者的事
   D. 激励可引导人出现有利于团队的行为
   E. 激励是引发人的内在动力

7. 李护士,女,26 岁,怀孕 6 个月,在心胸外科工作 3 年,工作积极主动,对该护士的最佳激励方法为(　　)
   A. 工作激励　　　B. 榜样激励
   C. 感情激励　　　D. 惩罚激励
   E. 成果激励

8. 蔡护士,女,38 岁,中级职称,在供应室工作,工作积极性不高,根据强化理论,可采用的最佳强化方式为(　　)
   A. 正强化　　　　B. 负强化
   C. 惩罚　　　　　D. 强化消退
   E. 负强化+惩罚

(9、10 题共用题干)

王护士,女,28 岁,本科学历,合同护士,工作 5 年,与同年毕业在编护士相比,工资相差不少。

9. 她感到不公平时,不可能采取的做法有(　　)
   A. 无所谓
   B. 曲解自己或他人的付出或所得
   C. 采取某种行为改变自己的付出或所得
   D. 选择另外一个参照对象进行比较
   E. 辞去工作

10. 护士长对其进行激励,最恰当的做法是(　　)
    A. 跳槽
    B. 考研
    C. 选择出国做护士
    D. 选择其他参照对象进行比较,知足常乐
    E. 帮助其进行职业生涯规划

二、名词解释

激励　正强化　负强化

三、简答题

1. 简述激励的原则。
2. 什么是内容型激励理论? 包括哪些内容?

四、论述题或应用题

1. 分析你对权力的需要、情谊的需要和成就的需要是怎样的?
2. 根据期望理论,管理者在进行激励时要处理好哪三方面的关系?
3. 根据强化理论,分析你自己在犯错误时,希望管理者以何种方式对待你?
4. 列举实例,分析自己对于自己的成功和失败是怎样归因的?

(孟庆慧)

第八章

控　　制

控制是一项重要的管理职能,在护理系统中,控制职能是从院长、护理部主任到护士长,甚至包括普通护士在内的每一位管理人员的职能。如提高护理服务水平、降低服务成本、保证护理服务质量、合理分配组织资源、改进服务流程、提高护理人员素质、时间管理、提高管理效率等,所有的管理活动都与控制职能有关。控制是管理的职能之一,同其他管理职能相比,它具有不同的性质、内容和方法。

第一节　控制概述

> **知识链接**
>
> ### 哈勃太空望远镜主镜片的缺陷
>
> 经过长达 15 年的精心准备,耗资超过 15 亿美元的哈勃(Hubble)太空望远镜终于在 1990 年 4 月发射升空。但是,美国国家航天管理局(NASA)发现望远镜的主镜片仍然存在缺陷。由于主镜片的中心过于平坦,导致成像模糊,因此望远镜对遥远的星体无法像预期那样清晰地聚焦,结果造成一半以上的实验和许多观察项目无法进行。
>
> 更让人觉得可悲的是,镜片的生产商珀金斯-埃尔默公司使用了一个有缺陷的光学模板来生产如此精密的镜片。具体原因是,校正装置上的 1.3 mm 的误差导致镜片研磨、抛光成了错误的形状,但是没人发现这个错误。具有讽刺意味的是,与其他许多 NASA 项目所不同的是,这一次并没有时间上的压力,而是有充分的时间来发现望远镜上的错误。
>
> NASA 中负责哈勃项目的官员对望远镜制造过程中的细节根本就不关心。事后一个由 6 人组成的调查委员会的负责人说:“至少 3 次有明显的证据说明问题的存在,但这 3 次机会都失去了。”

一、控制基本涵义和功能

控制是监督、核查任务完成情况的一系列活动,其范围十分广泛,贯穿于实现预期目标过程中的方方面面,是提高管理效率和工作质量的保证。

(一) 控制基本涵义

法约尔认为,控制就是监视各人是否依照计划、命令及原则执行工作。霍德盖茨认为,控制就是管理者将计划的完成情况和目标相对照,然后采取措施纠正计划执行中的偏差,以确保计划目标的实现。孔茨则认为,控制就是按照计划标准衡量计划的完成情况和纠正计划执行中的偏差,以确保计划目标的实现。谢默霍恩认为,控制是衡量工作绩效,对比成果与目标,并且必要时采取纠正措施的过程。

　　综上所述，控制是管理者监督和规范组织行为，使其与组织计划、目标和预期的绩效标准一致的系统行动过程。可以从这个概念中看到三点：①有很强的目的性，即控制是为了保证组织中的各项活动按计划进行；②控制是通过"衡量、监督、检查和评价"和"纠正偏差"来实现的；③控制是一个过程，这一过程中，几乎包括了管理人员为保证实际工作与计划和目标一致所采取的一切活动。

　　控制是管理者的重要职能之一，它与计划、组织等职能有着密不可分的联系。控制工作通过纠正偏差的行动与其他几个职能紧密结合在一起，使管理过程形成一个相对封闭的系统。为了保证计划的目标能够实现，就必须在计划实施的不同阶段，根据由计划产生的执行标准来检查计划的执行情况，即控制工作存在于管理活动的全过程中。它不仅可以维持其他职能的正常活动，而且在必要时还可以通过采取纠正偏差的行动来改变其他管理职能的活动。五项管理职能之间的关系从逻辑关系来看，通常是按发生先后顺序，即先计划，继而组织，然后领导、决策，最后控制；从管理过程来看，在控制的同时，往往要编制计划，或对原计划进行修改，并开始新一轮的管理活动；从作用看，计划是前提，组织是保证，领导、决策是关键，控制是手段；五个职能之间是一个密切联系的整体。

（二）控制的功能

　　美国北德克萨斯州立大学组织管理学教授亨利·西斯克指出："如果计划从来不需要修改，而且是在一个全能的领导人的指导之下，由一个完全均衡的组织完美无缺地来执行的，那就没有控制的必要了。"然而，这种理想的状态是不可能成为组织管理的现实的。无论计划制定得如何周密，由于各种各样的原因，人们在执行计划的活动中总是会或多或少地出现与计划不一致的现象。

　　在现代管理系统中，人、财、物等要素的组合关系是多种多样的，时空变化和环境影响很大，内部运行和结构有时变化也很大，加上组织关系错综复杂，随机因素很多，处在这样一个十分复杂的系统中，要想实现既定的目标，执行为此而拟定的计划，求得组织在竞争中的生存和发展，不进行控制工作是不可想象的。

　　任何组织都需要控制，它的主要功能是限制偏差的累积和使组织适应环境变化。

　　1. 限制偏差累积　　一只蝴蝶在巴西扇动翅膀，有可能会在美国引起一场龙卷风，这就是人们常说的"蝴蝶效应"。一般而言，小的偏差和失误不会立即给组织带来严重的损害，然而随着时间的延长，小的偏差就会得以积累、放大，最终变得非常严重。

　　在护理管理活动中，控制就是指护理管理者检查下属的工作是否按照既定的计划、标准进行，如发生偏差就要分析其原因，发出指示，并进行改进，以保证组织目标的实现，这就要求有效的控制系统予以保证。

　　2. 适应环境变化　　控制职能作为管理的基本职能之一，在管理职能体系中有着独特的功能。主要表现在任何组织、任何活动都需要进行控制。在管理实践中,制定目标之后到目标实现之前,总是有一段时间,即使在制定计划时进行了全面、细致的预测,考虑到了实现目标的各种有利条件和影响因素,但由于环境条件的不断变化,主管人员自身素质、知识、经验、技能的限制,预测不可能完全准确,在执行计划时可能会出现偏差,甚至发生未曾预料到的情况,这些变化都会对组织实现目标产生影响。因此,为了保证计划的正常执行,必须适应外环境的变化,而此时有效控制系统的监测越有效,组织在激烈变化的环境中生存和发展的可能性就越大。

> **知识链接**
>
> **海尔的腾飞**
>
> 创立于 1984 年,崛起于改革大潮之中的海尔集团,是在引进德国利勃海尔电冰箱生产技术成立的青岛电冰箱总厂基础上发展起来的。在海尔集团首席执行官张瑞敏"名牌战略"思想的引领下,海尔经过 18 年的艰苦奋斗和卓越创新,从一个濒临倒闭的集体小厂发展壮大成为在国内外享有较高美誉的跨国组织。
>
> 2002 年海尔实现全球营业额 711 亿元,是 1984 年的 20000 多倍;18 年前,工厂职工不足 800 人;2002 年,海尔跃居中国电子信息百强之首,不仅职工发展到了 3 万人,而且拉动就业人数 30 多万人。1984 年只有一个型号的冰箱产品,目前已拥有包括白色家电、黑色家电、米色家电、家居集成在内的 86 大门类 13 000 多个规格品种的产品群。在全球,很多家庭都是海尔产品的用户。
>
> 总部在中国青岛的海尔集团是世界第四大白色家电制造商、中国最具价值品牌。
>
> 海尔集团在首席执行官张瑞敏确立的名牌战略指导下,先后实施名牌战略、多元化战略、国际化战略和全球化品牌战略。

二、控制的基本类型

管理控制的种类很多,不同的控制系统因其条件和外部环境各不相同,因而控制方式也是不同的。按照不同的划分依据,控制类型可分成多种。常用的分类如下:按控制时点不同,可分为事先控制、过程控制和事后控制(图 8-1);按控制采用的手段不同,可分为直接控制和间接控制;按控制的性质不同,又分为预防性控制、检查性控制和矫正性控制;根据控制信息的性质,可分为反馈控制和前馈控制。

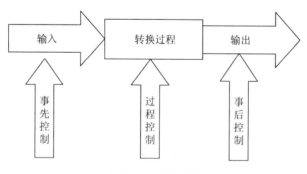

图 8-1　控制类型

由于任何系统的运行过程均表现为输入-转换-输出的过程,故将根据控制点位于整个活动过程中的位置不同而分事先、过程和事后三种控制类型。

（一）前馈控制

前馈控制又称预先控制、基础质量控制等。前馈控制的作用发生在行动作用之前,其特点是将注意力放在行动的输入端上,使得一开始就能够将问题的隐患排除,"防患于未然"。这种方法是最为经济的一种方法,它能防止由于与绩效标准不符而产生偏差,可见前馈控制的效果正是管理者追求的目标。

显然,实行前馈控制必须建立在对整个系统和计划透彻分析的基础之上。在护理管理中,通过控制设施、环境、护理人员的素质、规章制度、开展护理业务技术等背景质量来进一步控制所提供的护理服务,这属于前馈控制。

例如护士长排班时,为防止盲目、主观的工作安排,避免与护士的个人生活、学习安排相冲突,应预先了解护士的排班需要,在保证工作任务完成及合理安排人力资源的前提下,尽量根据个人情况进行调整。这种控制在保证护理工作质量中起着重要的背景作用。再比如,医院制订重大医疗过失行为和医疗事故防范预案,是属于预防控制。预防控制也用于人力资源管理。例如,某三甲医院只招聘有护士执业证书且身体健康的护士作为新员工,这种控制有助于减少在岗护士因无资质或疾病导致的生产力低下和一些不必要的损失。

前馈控制是期望用来防止问题的发生而不是当出现问题时再补救。这种控制需要及时和准确的信息,但不幸的是这些常常很难办到。因此,管理者总是不得不借助于另外两种类型的控制。

（二）过程控制

过程控制又称同期控制或环节质量控制。同期控制的作用发生在行动之中,即与工作过程同时进行。最常见的同期控制方式是直接视察。这种控制就是持续监督员工的行为和活动,使其与绩效标准保持一致。其特点是在行动过程中一旦发生偏差,马上予以纠正,虽然在实际行动与管理者做出反应之间肯定会有一段延迟时间,但这种延迟是非常短的。技术设备可以设计成具有同期控制的功能,如许多计算机系统在程序中就设置了当出现错误时就出现提示,当你输入一个错误的命令时,程序的同期控制会拒绝你的要求,有时甚至会告诉你为什么错了。其目的是保证本次行动尽可能地少发生偏差,提高本次活动的质量。

同期控制较多用于生产经营活动现象的控制,由基层管理者执行。同期控制通常又分现场控制和遥控控制。在同期控制中,由于需要管理者即时完成包括比较、分析、纠正偏差等完整的控制工作,预先控制防不胜防,只有做好现场控制,随机应变,才能达到目标。因此,同期控制适应于基层管理人员,主管人员通过深入现场亲自监督检查、指导和控制下属人员的活动。它包括的内容有:①向下级指示恰当的工作方法和工作过程;②监督下级的工作以保证计划目标的实现;③发现不合标准的偏差时,立即采取纠正措施。在计划的实施过程中,大量的管理控制工作,尤其是基层的管理控制工作都属于这种类型。因此,它是控制工作的基础。一个主管人员的管理水平和领导能力常常会通过这种工作表现出来,它对管理者的要求较高,也需要充分的授权。控制活动的标准来自计划工作所确定的活动目标和政策、规范和制度。控制工作的重点是正在进行的计划实施过程。控制的有效性取决于主管人员的个人素质、个人作风、指导的表达方式以及下属对这些指导的理解程度。其中,主管人员的"言传身教"具有很大的作用。例如,护士的操作发生错误时,护士长有责任向其指出并作出正确的示范动作帮助其改正。在进行现场控制时,要注意避免单凭主观意志进行工作。

主管人员必须加强自身的学习和提高,亲临第一线进行认真仔细的观察和监督,以计划(或标准)为依据,服从组织原则,遵从正式指挥系统的统一指挥,逐级实施控制。例如,护士长利用交接班及班内现场监督、检查、指导,对排班与实际工作不符造成的偏差采取纠正措施,以便在出现突发事件时增加人员(安排机动班)、工作量不足时安排调休等。

(三) 反馈控制

反馈控制又称后馈控制、结果质量控制等。反馈控制是在计划完成后进行的评判性控制。它的控制作用发生在行动作用之后,其特点是把注意力集中在行动的结果上,并以此作为下次行动的依据。其目的不是要改进本次行动,而是力求能"吃一堑,长一智",提高下一次行动的质量。例如,护理质量控制中的一些指标,如"压疮发生率"、"护理差错事故发生率"、"护理工作和服务态度满意率"、"护理技术操作合格率"等统计指标就属于此类控制。它最大的弊端是只能在事后发挥作用。事后控制有滞后性的弱点,对已经发生的给组织可能造成的危害无能为力,其作用类似于"亡羊补牢",因此要求反馈的速度必须大于控制对象的变化速度,否则,控制难以发挥作用。但是在许多情况下,反馈控制是唯一可用的控制手段。

与前馈控制和同期控制相比,反馈控制在两个方面要具有优势。首先,反馈控制为管理者提供了关于计划的实际效果的真实信息。如果反馈显示标准与现实之间只有很小的偏差,说明计划的目标是达到了;如果偏差很大,管理者就应该利用这一信息使新计划制定得更有效;其次,反馈控制可以增强员工的积极性。因为人们希望获得评价他们绩效的信息,而反馈正好提供了这样的信息(表 8-1)。

表 8-1　三种控制类型的比较

	优点	缺点
前馈控制	最经济,"防患于未然",在问题出现之前就采取一些措施来防止问题的发生	需要及时、准确的信息和对未来的合理估计
过程控制	适用于突发事件在活动进行中的控制,及时纠正问题,避免重大损失	受管理者的时间、精力、业务水平的制约;应用范围较窄;容易损害被控制者的工作积极性
反馈控制	可以衡量计划是否合理,增强员工的积极性(达到的绩效-反馈-给予认可或提醒)	问题出现以后,损失已经造成了,"亡羊补牢"型,但最常用

在实际工作中,以上三种控制往往交叉使用。预防控制对一些突发事件是防不胜防的,这时必须辅以现场控制。同样,无论预先控制还是现场控制,都需要事后控制来检验。

三、基 本 原 则

(一) 目的性原则

现代管理中的控制是系统的控制,必须具有全局性的观念。在确定整体目标的前提下再从整体出发考虑与其下层组织的关系,最终要体现在实现整体目标这一点上。因此,控制工作应紧紧围绕上述目的展开,在进行控制工作时,必须具有全局观念,从组织的整体利益出发来实施控制,才能确保目标的实现。

(二) 经济性

组织的一切经济活动都应以较少的费用支出来取得较多的收益,即应注意其经济性,控制工作也不例外。控制工作的经济性,可通过费用收益分析方法来确定。要实现控制的经济性,首先应根据组织规模的大小、所要控制的问题的重要程度以及控制费用和所能带来的收益等几个方面,来设计详略程度不同的控制系统。其次,所选用的控制技术和控制方法,应该能够以最小的费用就可以检查和阐明工作偏差及其发生原因。

(三)重点性原则

因为各部分、各环节、各种因素在实现控制目标中的地位和所起的作用不同,因此有效控制要求组织在建立控制系统时,从影响组织经营成果的众多因素中选择若干关键环节作为重点控制对象,并据此在相关环节上建立预警系统或控制点。坚持控制的重点性原则,可以适当扩大管理幅度,从而达到既降低成本,又改善信息沟通的效果,使控制工作更加卓有成效。护理工作项目繁多且要求准确细致,管理层不可能面面俱到,也是没有必要的,而应控制那些对组织行为有最重要影响的关键因素。例如,准确执行医嘱,规范地执行护理技术操作,认真细致地观察病情,加强危重患者的护理,预防护理缺陷等。

(四)客观性原则

客观性就是坚持实事求是的原则。在控制工作中,控制活动是通过人来实现的,就是再好的管理者也难免受到主观、客观因素的影响。为了能客观地、准确地评价工作成果,控制过程中所采用的技术方法和手段必须能正确地反映组织运行在时空上的变化程度与分布状况,准确地判断和评价组织各部门、各环节的工作与计划要求相符或背离的程度,只有这样,才能避免主观因素的干扰。

(五)及时性

控制过程是一个动态过程,要根据组织内部因素和外部环境的变化来进行,迅速发现偏差和纠正偏差,避免偏差的进一步扩大,以防止偏差对组织产生的不利影响的扩散。及时发现偏差须及时收集信息和传递信息,只有这样才能提高控制时效,发现偏差后只有通过适当的办法来纠正偏差,才能保证组织的目标实现。要克服时滞所带来的问题,最好的办法就是采用前馈控制的方法,采取预防性的措施,以减少或杜绝偏差的发生。

(六)灵活性

控制的灵活性是指控制系统本身能适应主客观条件的变化,持续地发挥其作用。在某种特殊情况下,管理计划可能失常,控制就应当报告这种失常的情况。它还应当含有足够灵活的要素,以便在出现任何失常的情况。否则,事先设计的控制系统仍如期运转的话,会造成更大的损失和严重的后果。此外,组织的计划要根据组织内部因素和外部环境的变化来调整。当组织活动出现未曾预料到的情况变化时,就更有利于灵活地控制。

(七)适应性

控制的目的是保证组织目标的顺利实现。适当的控制应能同时体现两个方面的要求:一方面,过多的控制会扼杀组织成员的积极性、主动性和创造性,从而影响他们的工作热情和个人能力的发展,最终会影响组织的效率;另一方面,过少的控制,将不能使组织活动有序地进行,不能保证组织中各部门活动进度和比例的协调,这将造成资源的浪费。

知识链接

魏文王与扁鹊

有一次,魏文王问名医扁鹊:"你们家兄弟三人,都精于医术,到底谁的医术最高"? 扁鹊回答道:"大哥最好,二哥次之,我最差"。

文王又问:"那为什么你最出名呢"? 扁鹊说:"我大哥治病,是治于病情发作之前。由于一般人不知道他能铲除病因,所以他的名气无法传出去。我二哥治病,是治于病情初期发作之时。人们以为他只能治轻微小病,所以他只在我们村里小有名气。而我治病,是治于病情严重之时。大家看见的都是我在经脉上穿针管来放血的手术、在皮肤上敷药等的治疗方法,所以他们以为我的医术最高明,因此名气响遍全国。"

文王点头称道:"你说的是。"

第二节 控制过程

控制系统是指组织中具有的目的、监督和行为调节功能的管理体系,包括受控和施控两个子系统。施控系统是控制主体,由三部分组成:偏差测量机构、决策机构和执行机构。受控系统是控制客体,也叫控制对象,分为人、财、物、作业、信息和组织的总体绩效等。控制过程是通过信息流将控制主体与控制对象联系起来,即控制主体将外部作用转换为可直接作用控制对象的形式,以校正控制对象脱离标准状态的偏差,从而实现维持系统稳定状态的控制过程。控制过程包括三个关键步骤:确立标准、衡量绩效和评价并纠正偏差。

一、确 立 标 准

所谓标准,就是评定现实和预期工作成效的尺度。根据标准,管理者无须亲历工作的全过程就可以了解整个工作的进展情况。标准是控制的基础,离开了标准就无法对活动进行评估。确定控制标准,首先应明确控制的对象,即体现目标特性及影响目标实现的要素,要抓住关键点,然后根据计划需要,建立专门的标准。

(一) 确定控制对象

美国管理学家斯蒂芬·罗宾斯将控制的对象归纳为对人员、物资设备、财务、作业、信息和组织的整体绩效六个方面。

1. 人员控制 组织的目标是要由人来实现的,人员应该按照管理者制订的计划进行工作,为了做到这一点,就必须对人员进行控制。对于护理人员的控制,管理者最常用的方法是直接巡视,发现问题马上进行纠正。例如,护士长通过直接巡视观察护理人员的技术操作,发现问题就及时指明正确的操作方法。另一种有效的方法是对人员进行系统化的评估考核。通过对护理人员的行为进行评估,对绩效好的予以奖励,以维持或加强其良好表现;对绩效差的,管理者就要采取相应的措施,纠正出现的行为偏差。

护理管理者的控制对象主要包括:①各级护理管理者,包括护士长、总护士长、护理部主任及护理副院长等;②各级各类护理人员,包括护理员、护士、护师、主管护师、副主任护师和主任护师;③护理专业的学生,包括见习、实习及进修生。

2. 物资设备控制 即对单位或组织内的设备、设施等的控制。例如,护理人员通过制订计划和管理制度,对病房内的医疗仪器、设施、药品、被服等进行控制,并经常检查监督,及时发现问题,予以纠正。

3. 财务控制　主要包括审核各期的财务报表,以保证降低成本,使各项资产都得到有效的利用等。这部分职能主要由财务部门完成,对护理管理者来说,主要的工作是进行护理预算和护理成本控制。预算是最常用的财务控制衡量标准,因此,也是一种有效的控制工具。例如,医院各科室根据数据进行比较并计算出百分比或比率作为内部的控制手段。

4. 业务技术控制　所谓业务,就是指从劳动力、原材料等资源到最终产品和服务的转换过程。组织中的业务质量很大程度上决定了组织中提供的产品或服务的质量,而业务控制就是通过对业务过程的控制,来评价并提高业务的效率和效果,从而提高组织提供的产品或服务的质量。对护理工作而言,作业是指护士为患者提供各项护理服务的过程。业务技术控制包括制订各项业务技术操作规程和管理制度,并遵照此标准对护理人员进行培训;对各种护理业务活动进行监督和评价,以确保其按计划和标准进行;对护理服务效果的质量进行监督、评价,以保证达到预定的标准等。

5. 信息控制　随着人类步入信息社会,信息在组织运行中的地位越来越高,不精确的、不完整的、不及时的信息化大大降低组织效率。因此,在现代组织中对信息的控制显得尤为重要。计算机技术的广泛应用已经为管理人员提供了良好的信息支持。它能及时地为管理者提供充分、可靠的信息,护理信息包括护理业务信息、护理管理信息、护理教育信息及护理科技信息。

6. 组织绩效控制　组织绩效是组织上层管理者的控制对象,组织目标的达成与否都从这里反映出来。要有效实施对组织绩效的控制,关键在于科学地衡量、评价组织绩效。一个组织的整体效果很难用一个指标来衡量,医院内部对绩效的控制包括一组衡量整体绩效的重要指标,关键看组织的目标取向。例如,一段时间内门诊、急诊人次和各病区病床使用率,反映医院经济情况的指标,反映医疗质量的治愈率、好转率、医院病死率、病床周转次数等。

(二) 选择控制的关键点

重点控制对象确定后,还需具体选择控制的关键点,才能制订控制标准。一般来说,并不是计划实施过程中的每一步都要制定控制标准,而是要选择一些关键点作为主要的控制对象。只要对这些主要的关键点进行控制,就可以控制组织活动的整体状况。确定控制关键点的过程是一个分析决策的过程,它需要对计划内容做全面深入的分析,同时还要充分考虑组织实施过程中的具体情况以及外部环境带来的干扰影响。确定关键点需要有丰富的经验和敏锐的观察力。一般关键点都是目标实施过程中的重要组成部分,它可能是计划实施过程中最容易出现偏差的点,或是起制约因素的点,或是起转折作用的点,或是变化度大的点,等等。为此,孔茨建议管理者应不时地问自己这样一些问题:什么能最佳地反映本部门的目标? 当没有达到这些目标时什么能最佳地表明情况? 最能表明偏差情况的是什么? 能向主管表明谁应对此负责? 哪些标准最省钱? 经济适用的信息标准是什么?

在选择控制的关键点时,通常考虑以下三个方面的因素。

(1)选择若干能反映组织主要绩效水平的时间和空间分布均衡的控制点,以便管理者有比较全面的了解。

(2)选择影响整个工作运行过程的重要操作与事项。

(3)选择能在重大损失出现之前显示出差异的事项。

例如护理管理控制的关键点。①关键制度:查对制度、消毒隔离制度、交接班制度及危重患者抢救制度等;②器材设备和药品:特殊耗材、急救器械和药品、重症监护仪器和设备、剧毒药品、麻醉药品等;③护士:新上岗护士、实习护士、进修护士以及近期遭受重大生活事件的护士等;④重点患者:疑难重症患者、新入院患者、术后患者、有特殊检查和治疗的患者等;⑤重点科室:急诊科、手术室、供应室、监护室、新生儿病房、血液透析室、产房等;⑥特殊时间:交接班、节假日、夜班、午班等时间(图 8-2)。

知识链接

常用的确立标准的方法

1. 统计分析法 相应的标准称为统计标准。它是通过分析反映组织经营在各个历史时期状况的数据或对比同类型组织的水平,运用统计学方法为未来活动而建立的标准。

2. 经验判断法 它是由有经验的管标准称为统计标准。它是通过分析反映组织经营在各个历史时期状况的数据或对比同类型组织的水平,运用统计学方法为未来活动而建立的标准。管理人员凭经验、判断和评估来确立控制标准。

3. 技术分析法 又称工程方法。相应的标准称为工程标准。它是以准确的技术参数和实测的数据为基础的,它主要用于测量生产者或某一工程的产出定额标准。

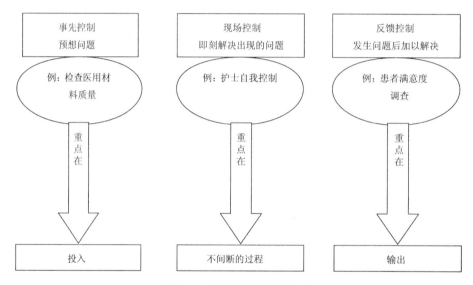

图 8-2 组织中控制的关键点

(三) 分解目标并确立控制标准

将某一计划中的目标分解为一系列具体可操作的控制标准,是确立标准的关键环节。标准的类型很多,可以是定量的,也可以是定性的。一般情况下,标准应尽量数字化和定量化,使标准便于考核,具有可操作性,以保持控制的准确性。定量标准便于度量和比较,但定性标准也是不可缺少的。

定量标准包括:①实物标准。实物标准是组织在耗用原材料、能源,雇用劳动力,以及生产产品质量、性能和用途等方面的标准。例如,组织中的产品质量、单位台时定额、单位产品工艺消耗定额、废品的数量等。②价值标准。价值标准反映了组织的经营状况,包括成本标准、利润标准、资金标准等。例如,单位产品成本、年利润额、销售收入、税金等。③时间标准。时间标准为工作的开展提供了时间限制,表现为一系列的时间标准。例如,工时定额、工程周期、交货期、生产线的节拍、生产周期等。

定性标准主要是有关产品和服务质量、顾客满意度、组织形象等方面的衡量标准,这些标准的控制对组织和组织计划和目标的实现也极为重要。例如,病室温湿度标准是定量标准,无菌操作标准是定性标准。定性标准具有非定量性质,在实际工作中也尽量采用可度量的方法予以量化处理,如用产品等级、合格率、顾客满意度等指标间接衡量产品质量。

二、衡量实际成效

有了完备的标准体系,第二步工作就是要采集实际工作的数据,了解和掌握工作实际情况。然后将实际成效与标准进行比较,确定计划执行的进度和出现的偏差。在管理控制工作中,衡量是实施控制的关键环节,只有找出了实际工作与控制标准的差异,才可能进行纠偏,从而达到控制组织活动和实现预期目标的目的。这不仅关系到控制工作是否能够继续开展,而且直接关系到管理目标能否实现。衡量工作绩效的方法有很多,常用的有以下几种。

(一) 个人观察

个人观察可以提供关于实际工作中真实而全面的资料。这些信息直接反映给管理者,避免了信息的遗漏、忽略和失真。例如,对护理人员操作熟练程度、临床危重患者护理效果、病房物资管理和环境状况、护理人员的服务态度的观察等。但个人观察易受时间、经历的限制,由于观察的时间占工作总时间的比例有限,往往不能全面了解各个方面的工作情况;工作人员在被观察时和未被观察时往往不一样,管理者有可能得到某些假象。

(二) 统计报告

统计报告就是将在实际工作中采集到的数据以一定的统计方法进行加工处理后得到的报告。但统计报告的应用价值还是受到两个因素的制约:一是真实性,即统计报告所采集的原始数据是否正确,使用的统计方法是否恰当;二是全面性,即统计报告中是否全部包括了涉及工作衡量的重要方面,是否遗漏或掩盖了其中的一些关键点。

(三) 报表和报告

报告的优点是快捷方便,能够得到立即反馈。此方法可节约管理者的时间,获取信息是否全面有赖于报表和报告的质量。例如,审查考核护理文件,如交班报告、体温单、医嘱单、医嘱本、护理病历、特护记录等,可节约时间,及时做出反馈。

(四) 通过现象推断

对一些无法直接衡量的工作,通过某些现象来推断。在选取上述方法进行衡量工作的同时,要注意以下四个方面,以保证所获取信息的有效性。

1. 信息的准确性　即所获取的用以衡量工作的信息能客观地反映事实,这是对其最基本的要求。

2. 信息的及时性　即信息的收集、加工、检索和传递工作要及时,过分拖延的信息使用价值就会降低,从而影响整个控制工作的进行。

3. 信息的可靠性　即要求信息在准确性的基础上还要保证其完整性,不因遗漏重要信息而造成误导。

4. 信息的实用性　不加区分的提供信息,不仅不利于做出正确决策,反而会加重管理部门的负担。因此,应根据不同管理部门的不同要求,向他们提供不同种类、范围、内容、详细程度、精确性的信息。

衡量工作是整个控制过程的基础性工作,而获得符合要求的信息又是整个衡量工作的关键。

三、评价并纠正偏差

(一) 评价结果

衡量工作的结果是获得工作实际情况的信息,那么分析衡量结果的工作就是要将标准与实际工作的结果进行对照并分析偏差及其相关信息,判断偏差的严重程度,为进一步采取管理行动做好准备。

比较的结果由两种可能,一种是存在偏差,另一种是不存在偏差。一般来说,管理工作的实际成效与控制标准不可能完全一致,两者之间总会有一定的偏差。因此,人们往往规定了一个可以浮动的范围,只要实际结果在这个范围之内就可以认为不存在偏差,则该控制过程暂告完成;而一旦实际结果在允许范围之外,就可以认为存在偏差,则控制过程进入下一步骤:分析原因。出现偏差有两种可能:第一,标准本身存在问题;第二,从控制系统外部环境中去查找,看是否执行中出现问题。因此,管理者就不能只抓住工作的结果,而应该充分利用局部控制,将工作过程分步骤分环节地进行考虑,分析偏差出现的真实原因。

(二) 采取纠正行动

控制过程的最后一项工作就是采取管理行动,纠正偏差。偏差是由于标准与实际工作成效的差距产生的,因此,纠正偏差可以通过改进工作绩效或修订标准来实施。

1. 改进工作绩效 如果分析衡量的结果表明,计划是可行的,标准也是切合实际的,问题出在工作本身,管理者就应该采取纠正行动。这种纠正行动可以是组织中的任何管理行动,如管理方法的调整、组织结构的变动、附加的补救措施、人事方面的调整等。

按照行动效果的不同,可以把改进工作绩效的行动分为两大类:应急性行动和永久性行动。前者是指发现问题后马上采取行动,力求以最快的速度纠正偏差,避免造成更大的损失,行动讲究结果的时效性;后者是指发现问题后通过对问题本身的分析,挖掘问题的根源,然后再从产生偏差的地方入手,力求永久性地清除偏差。可以说这两者是"标""本"兼治。在控制工作中,管理者应灵活地综合运用这两种行动方式。

2. 修订标准 在某些情况下,偏差还有可能来自不切实际的标准。这种情况的发生可能是由于当初计划工作的失误,也可能是因为计划的某些重要条件发生了改变等。如发现标准不切实际,管理者可以修订标准。

纠正偏差是控制过程的最终实现环节,也是其他各项管理工作与控制工作的连接点,很大一部分管理工作都是控制工作的结果。下面举例探讨控制过程具体在临床一线的实施。

(1)科学确立质量标准,合理控制:包括①标准要符合我国医院护理质量主要评价指标和等级医院标准;②标准应反映出患者的需求,体现以患者为中心的指导思想,确保患者安全;③从系统性、可行性、量控性出发,在调查分析论证的基础上确立标准,使标准便于操作和考核;④根据医院条件建立客观、准确、有效、适当的标准以促进和指导工作;⑤标准要随着工作的深入发展不断补充、修改和完善,使其更具有科学性、适用性和先进性。

质量标准确定后,护理部首先把制订的标准制定成册,分发到各个护理单元,并认真组织学习,让其深入人心并成为全体护理工作者的行为准则。

(2)实行护理标准化管理,全面控制:护理部应紧紧围绕正规化建设,抓好各项规章制度的建立、完善和落实。制定出详尽具体的护理工作、各岗位工作流程,使各项工作都有大家共同遵守的规范。同时,必须建立严格的考评制度,奖优罚劣,强化责任制管理,重点解决有章不循等问题,使护理工作步入制度化、规范化轨道,扎扎实实抓好落实,全面考核护理质量。

(3)建立护理工作流程,循环控制:护理部应建立下列工作流程①每日查看全院危重患者的护理及病区管理情况;②每周随机抽查几个科室护理人员履行职责情况;③每月不定期抽查护理文书、常用物品消毒灭菌、基础护理等;④每季全面检查护理质量一次,考核护理质量指标完成情况;⑤每半年进行一次理论或操作考核等。如此反复循环,贯穿于整个护理工作中。

(4)经常深入科室,现场控制。

(5)健全质量管理体系,分级控制:护理部重点做好全院质量督查和指导,定期进行质量评价,做出质量决策,修改质量目标,解决质量问题,形成院控。按照不同内容分成相应的质控小组,再根据科室具体情况形成科控。

(6)及时评价,反馈控制,纠偏。

知识链接

客户服务质量控制

　　美国某信用卡分部认识到高质量客户服务非常重要。客户服务不仅影响公司信誉,也和公司利益息息相关。比如,一张信用卡每早到客户手中一天,公司可以获得33美分的额外销售收入,这样一年下来,公司将有140万美元的净利润。

　　决定对客户服务质量进行控制来反映其重要性的想法,最初是由部门的一个地区副总裁提出来的。她认为向管理部门提交的评价客户服务的报告有偏差,因为它们很少包括有问题但没有抱怨的客户。她相信真正衡量客户服务的标准必须基于且反映持卡人的见解。这就意味着要对公司控制程序进行彻底检查。第一项工作就是确定用户对公司的期望,同时通过对抱怨信件的分析指出客户服务的三个重要特点:及时性、准确性和反映灵敏性。持卡者希望准时收到账单,快速处理地址变动,采取行动解决抱怨。

　　了解了客户期望,公司质量保证人员开始建立控制客户服务质量的标准。计划实施的效果很好。另外,如果用户能及时收到信用卡,他们就不会使用竞争者的卡片。

第三节　控制在护理管理中的应用

　　控制是管理的重要职能之一,它贯穿于护理工作的全过程,涉及各级护理人员。在护理管理中,对护理安全、护理成本、护理质量的控制尤为重要。本节主要介绍护理安全和护理成本控制。护理质量的控制将在第九章阐述。

一、护理成本控制

　　加入世界贸易组织后,我国医疗服务市场将进一步开放,随着我国市场经济不断发展,成本管理已成为医院管理的一种重要手段和组成部分,护理作为医院的重要学科之一,必须参与到其中,以达到提高医院经济效益和社会效益的目的。在现今医疗环境重视组织经营的理念下,护理人员在注重成本之余,也要顾及病患的服务品质,以最适当成本获得最大效益,才是病患与医院双赢的最佳境界。护理管理者面临巨大挑战,利用有限的护理资源向全社会提供有效的护理服务,提高护理生产力,要求护理管理者必须要有成本的概念。开展护理成本研究,正日益成为护理管理的重要课题。

（一）基本概念

1. 成本 是指生产过程中生产资料和劳动消耗。在医疗卫生领域，成本是指在服务过程中所消耗的直接成本（材料费、人工费和设备费）和间接成本（管理费、教育训练经费和其他护理费用）的总和。按成本核算的程序和责任划分：直接成本是指与特定的医疗服务活动直接相关的支出，该项支出与医疗服务之间有着明确的一对一的匹配关系，理论上科室能直接控制；间接成本是指与医疗服务相关但关系松散的支出，它与医疗服务之间不存在直接的匹配关系，理论上科室无法直接控制。

2. 医院成本 是医院在提供医疗服务过程中消耗的物化劳动和活劳动的货币表现。

3. 护理成本 是指在提供护理服务过程中所消耗的护理资源，既为人类提供护理服务过程中物化劳动和活劳动的消耗部分，或者是指在给患者提供诊疗、监护、防治、基础护理技术及服务过程中的物化劳动和活劳动消耗。物质资料消耗所转移的价值包括房屋、设备及其他固定资产的折旧等劳动资料，也包括药品、材料物耗费用等劳动对象，还包括医院在提供医疗服务的全过程中进行活动、监督、政策制定等所开支的各项管理费用。活劳动是指医院全体员工的脑力和体力的消耗，其所创造的价值分为两部分：一是用于补偿自身劳动力再生产的必要劳动；二是提供给社会的剩余劳动。

4. 标准护理成本 是指在社会平均劳动生产率和生产规模基础上执行医疗护理服务应当实现的成本，是作为控制成本开支、评价实际成本、衡量工作效率的依据和尺度的一种目标成本。

（二）护理成本管理

护理成本管理包括 4 个方面。

1. 成本预测 根据医院前期的经济活动情况和成本水平，按照医院当前的规模和任务，以及应采取的技术经济措施等，运用定量分析和定性分析的方法，对未来成本的水平及其变动趋势作出科学的估计。

2. 成本控制 狭义的成本控制就是在医疗服务过程中，对日常发生的成本支出，采取各种方法控制和管理，使成本节减到最低限度，以达到预期的成本目标。而广义的成本控制，则包括事前、事中和事后对成本进行预测、计划、分析、评价等的全过程，也就是成本管理。

3. 成本分析 是指对医院实际成本产生后所进行的分析。通过成本分析，能找出成本增高或降低的主客观因素，从而进一步提出有效措施，以改善医院的经营管理，达到不断降低医疗成本的目的。

4. 成本评价 医院对实际发生的医疗服务成本指标，按照合理的标准进行考核评判。

（三）护理成本核算方法

护理成本核算的方法主要有以下几种。

1. 项目法 是以护理项目为对象，归集费用与分配费用来核算成本的方法。制订计算护理项目成本可以为指定和调整护理收费标准提供可靠的依据，也可以为国家调整对医院的补贴提供可靠依据。

2. 床日成本核算 是将护理费用包含在平均的床日成本中，护理成本与住院时间直接相关的一种成本核算方法。

3. 相对严重度测算法 是将患者的严重程度与利用护理资源的情况相联系的成本核算方法，如 TISS 用于 ICU 患者的成本。

4. 患者分类法　是以患者分类系统为基础测算护理需求或工作量的成本核算方法,是根据患者的病情程度判定护理需要,计算护理点数及护理时数,确定护理成本和收费标准。

5. 病种分类法　是以病种为成本计算对象,归集与分配费用,计算出每一病种所需护理照顾成本的方法。

6. 综合法　是指结合患者分类法及病种分类法分类,应用计算机技术建立相应护理需求的标准,实施护理,来决定某组患者的护理成本,也称计算机辅助法。

具体的核算方法是:护理服务总成本=直接成本+间接成本。其中,直接成本与护理时间和工资有关,间接成本包括:管理成本,作业成本,如暖气、电、房屋费用等,为了公平起见,将间接成本平均分摊给每个患者。

例如,某医院实施护理成本核算的具体做法(表8-2)。

表 8-2　1995 年和 1998 年某医院基础护理费用表(单位:元)

项目	口腔护理		更换床单		压疮护理	
	1995 年	1998 年	1995 年	1998 年	1995 年	1998 年
人力成本	0.51	0.62	1.02	1.26	0.66	0.81
材料成本	2.13	2.66	3.60	3.60	3.83	4.54
管理费用	0.53	0.66	1.11	1.27	0.90	1.07

对基础护理过程中的三个项目:口腔护理、压疮护理、更换床单。

基本核算方法:分别对 150 名一级护理患者进行更换床单、口腔护理、预防压疮护理进行计时,取平均值。分类成本:人力成本,管理费用,洗涤费用,折旧费,护理材料。随机抽取两名护士,一次性平均操作费,护理材料成本(护理项目所用),管理成本(人力费、办公费、水电费、设备费等),洗涤费用,折旧费。

计算方法:

① 人力成本=〔护理人员的总年薪/(工作日×日工作时间)〕×一次平均操作时间(分钟)

② 材料成本(护理材料费,洗涤费用,设备折旧费)

③ 管理费用=(人员费用+材料费用)×20%

(管理人员人力费,办公费,房屋费,水电费,供应室人力费及设备维护费,以 20% 计算)

核算结果:基础护理费用表中人力成本极低,口腔护理耗时 7.62 分,压疮护理耗时 9.89 分,更换床单耗时 7.73 分。

分析:从表中可以看出,四年间费用上涨,但护理收费一直未涨,低于成本,护理成本没有合理体现,故加强成本分析很重要。

(四) 护理成本-效益分析

护理成本效益分析是比较单个或多个护理方案与其他干预方案所消耗的全部资源的成本价值和由此产生的结果值的一种方法。也就是用货币表示护理干预的有用结果。

1. 量本利分析　服务量、成本与收益之间存在着一定的内在联系,运用经济学方法,可以分析既定产量下的最低成本组合、既定成本曲线下的保本服务量和最佳服务量。

2. 护理效益指标

(1)有用成果指标:一是护理数量指标,每年护理患者数、抢救患者数、护理服务收入、年护理患者总量等。二是护理种类指标,是衡量满足人民群众需要程度和技术水平的有成果指标,如护理服务种类及数量,新开展的护理服务项目等。

(2)劳动消耗指标:投入指标是指项目或方案所需的成本,如变动成本、固定成本等。成本指标包括护理项目成本、专科护理成本、门诊护理成本和护理管理成本等,都是以货币表示护理经济活动。

(3)护理成本效益指标:是有用成果指标和劳动消耗指标相比较的指标,也是经济指标。护理业经济效益的指标有护理成本利润率、全员劳动生产率等。

3. 护理成本效益分析 最后进行成本与效益比较 如果效益大于成本,该方案值得推广,反之不能推广。如某预防感冒健康教育的投入是增加 1 名护士,由于没有患流感节约的成本为50 000元。护理效益＝护理方案节约的成本－(项目投入成本＋不良反应的成本),即护理效益＝50 000－1500,效益大于成本,值得推广。

4. 护理成本的效果分析 成本效果分析是评价护理规划方案经济效果的一种方法。经济效果不仅研究护理措施或规划的成本,同时也研究护理措施或规划的效果。成本效果分析用于不宜用货币来表示的护理服务结果,包括三种:中间健康问题临床效果指标,最终健康问题临床效果指标,最终健康问题临床效果指标。

5. 护理成本的效用分析 成本效用分析是成本效果分析发展的特例,通常对同一健康问题的不同防治方案的成本效果进行比较。目前,常用的指标有质量调整生命年和失能调整生命年。

(五) 护理成本控制

护理成本控制(nursing cost control)是按照既定的成本目标,对构成成本的一切耗费进行严格的计算、考核和监督,及时揭示偏差,并采取有效措施,纠正不利差异,发展有利差异,使成本被限制在预定的目标范围之内的管理方法。成本控制的意义在于,减少不必要的花费,尽量从制度上着手改进工作方法与作业流程,注意漏洞与防止人为的弊端,鼓励员工更加爱护医院财物,以达到医院资源的最佳使用效益。成本控制一般包括以下程序。

1. 制订成本标准 成本标准是对各项费用开支和资源消耗规定的数量界限,是成本控制和成本考核的依据。

2. 执行标准 即对成本的形成过程进行计算和监督。根据成本指标,审核各项费用开支和各种资源的消耗,实施降低成本的技术措施,保证成本计划的实现。

3. 揭示、分析差异 核算实际消耗脱离成本指标的差异,分析成本发生差异的程度和性质,确定造成差异的原因和责任归属。

4. 纠正差异 组织管理人员挖掘增产节约的潜力,提出降低成本的新措施或修订成本标准的建议。

护理成本控制的方向及方法可从以下方面入手,如人力成本控制、工作简化、护理作业改进研究、资料管理等。

(六) 降低护理成本途径

1. 人力成本控制 做到科学、合理编配人员及设备,如机动护理人员制度,作业电脑化,实施患者分类等。结合各人班次人员的业务技术水平、工作能力进行搭配,以提高工作效率,保证工作质量,使各班工作紧密衔接,促使护理成本产生高效、低耗的效果,从而达到提高效益的目的。

2. 物力成本方面 使工作简化。工作简化的基本精神在于做“对”的事,并且要做“快”、“好”及“安全”,以期达到“消除无效工作”、“简并相关工作”、“改善工作地点、程序与方法”等目标,以缩短作业流程、减少人力、物力与时间的浪费、减少延误、降低成本,使工作效率提高。

3. 实行零缺陷管理　提倡一次把事情做对、做好,减少护理缺陷、差错、事故的发生,防范护患纠纷,这是控制成本最为经济的途径。在实际工作中,有人将风险管理和安全管理视为同样的工作。其实,两者间关系虽然密切,但也有区别。

> **知识链接**
>
> 　　医院虽然完成了很多了不起的事业,但某著名大学附属医院的一位管理者曾感叹道:"我们有世界一流的医生,一流的治疗手段,但却拥有不入流的管理程序。"
>
> 　　医院采用精益理论并不是希望通过让大家更加认真来提高医疗质量,而是通过让大家行动得更迅速来提高效率。精益是一种系统,能够在较长一段时期里加强医院体制——降低成本和风险,同时保证促进发展和规模扩张。
>
> 　　艾维拉·麦肯南医院和大学保健中心(位于南达科他州苏福尔斯市)是一家拥有 490 个床位的医疗机构,隶属于艾维拉保健组织。2004 年,这家医院在其所属实验室开始实施精益管理。变革以后,化验周期缩短了,空间节省了 93 平方米,生产率提高了 10% 以上。在若干部门实施后,该医院将精益理论传授给所有部门的员工,而由此带来的卓越的服务和流程已经成为医院战略及愿景的奠基石。他们的目标不是小打小闹,正如他们所说:"通过追求服务和流程的尽善尽美,艾维拉·麦肯南将带领国家步入高质量、可负担的医疗保健的新纪元。"

二、护理风险管理

风险管理是指通过识别风险,衡量风险,分析风险,从而有效控制风险,有最经济的方法来综合处理风险,以实现最佳安全生产保障的科学管理方法。风险管理可从以下四方面来理解。

(一) 风险管理标

识别、处置并控制风险,以预防损失,即使在损失发生后尽可能地减少损失的危害性。

(二) 风险管理意义

为组织发展、项目建设提供对待风险的整套科学依据,有助于全面识别、衡量、规避风险,用最小的代价将风险损失控制到最小,尽可能维护组织和项目投资的收益,成为组织和项目成功的有力保障。

(三) 风险管理程序

风险管理的程序为 4 个阶段:识别风险,衡量风险,选择风险管理工具,实施风险管理与评价风险管理后果。

护理风险管理是指对患者、工作人员、探视者可能伤害的潜在风险进行识别、评估并采取正确行动的过程。

(四) 风险管理内容

风险管理不仅包括预测和预防事故及灾难的发生、人机系统的管理等这些安全管理所包括的内容,而且还延伸到了保险、投资,甚至政治风险领域。

风险管理可采取以下方法:以风险管理理念为指导,完善相应工作制度,改进工作流程,制定系统和专科风险防范措施与预案,加大风险监控。

例如,制订以下护理风险防范措施。

(1)对全体护理人员进行质量意识、护理缺陷安全教育,树立爱岗敬业精神,对工作具有强烈的事业心和责任感。

(2)树立"以人为本,满意服务"的服务理念,用真心、真情为患者服务。

(3)认真执行各项规章制度和操作规程,不断更新专业知识,熟练掌握高新仪器的使用,努力提高专业技术水平。

(4)进行各项护理操作均需履行告知程序,对新技术、新业务、自费项目、创伤性操作等需履行签字手续。

(5)工作时间严格遵守劳动纪律,坚守岗位,不随意脱岗。

(6)维护全局,搞好医护配合,加强护患沟通。

(7)按护理级别要求巡视患者,认真观察患者病情变化,按要求规范书写护理记录。抢救患者结束后 6 小时内据实补记。

(8)进行各项技术操作时,要严格按操作规程,必须严格执行"三查七对"制度。

(9)进行无菌技术操作时,严格执行无菌技术操作规范。

(10)注意药物配伍禁忌,密切观察药物不良反应。

三、安 全 管 理

(一) 护理安全

护理安全是指在实施护理服务全过程中,患者不发生法律和法规允许范围以外的心理、人体结构或功能上的损害、障碍、缺陷或死亡,它包括了一切护理缺陷和一切不安全的隐患,涉及参与护理活动的每个人员及各个环节。

(二) 安全管理和风险管理的区别和联系

安全管理强调的是减少事故,甚至消除事故,是将安全生产与人机工程相结合,给劳动者以最佳的工作环境。而风险管理的目标是为了尽可能地减少风险的经济损失。有学者认为护理安全与护理风险有因果关系:护理风险意识低,护理风险系数高,护理安全系数低,反之,护理安全系数就高,护理安全保障可靠性大。因此,护理管理者要确保护理安全必须首先提高护理人员护理风险意识。

(三) 护理安全管理

医院安全是患者在接受医疗服务过程中和医务人员在实施医疗中不受到任何意外的伤害。这一概念至少包含护理安全管理方面的内容。护理安全管理包括患者安全管理和护理人员职业防护,是护理质量管理的重要内容,也是医院安全管理的一部分。

1. 患者安全　是指在医疗过程中采取必要的措施,避免或预防患者出现不良的结果或受到伤害,包括预防错误、偏差与意外,所涵盖的范围很大,是以患者为中心,从医院的行为、流程、设备、环境、建筑等各方面考虑,将服务过程中可能引起的患者伤害降至最低。

2. 患者安全管理　其目的"在于使患者免于由于医疗护理过程中的意外而导致不必要的伤害"。提高患者安全的重点在于降低系统中不安全的设计、操作及行为。

例如,建立安全管理制度:①工作时动作轻,不得大声呼唤,讲话要低声,只限对方能听到即可;②护士在无菌环境下操作,禁止他人进入,以防物品丢失及污染室内环境;③工作人员必须穿软底鞋,禁止穿高跟鞋和带钉子鞋,保持病房肃静;④护士在做一切护理工作中要认真执行查对制度,以防差错事故的发生;⑤严格执行探视陪患制度;⑥室内电、开关、经常检查,做到上班时下班前仔细检查水和电源开关、禁止私用。

贯彻护理安全检查制度：①各级护理人员必须高度重视护理安全工作,把护理安全工作纳入议事日程；②护理部每月检查一次,科室每周检查一次,每逢节假日增加一次检查；③检查中要及时发现问题,并提出整改措施和解决办法。主要检查内容：①人员在岗情况；②履行职责情况；③贯彻各项规章制度情况,重点检查查对制度,交接班制度,分级护理制度等；④检查病区管理情况,重点检查易燃易爆等危险品,病区环境秩序等；⑤检查急救设备是否完好；⑥检查急救药品是否齐全,有无过期；⑦检查医疗器械、备品、消毒灭菌情况。

知识链接

引入患者安全文化的理念

　　美国卫生文化和卫生安全专家凯泽教授将其定义为:个人或机构行为的一种整体模式,以共同的信仰和价值为基础,不断努力,将服务过程中可能引起的患者伤害降至最低。患者安全文化作为一种新的安全管理理念已受到了越来越多的管理者的重视,并尝试将其运用到护理管理中,着力培养和影响护士对患者安全的信念和态度,促使其安全护理行为的养成,从而改善患者安全。

　　通过将安全文化视为一种管理思路运用到护理管理工作中去,即管理者在日常工作中通过启动护士自我意识、感悟工作责任、唤起有意注意、调控负性情绪、引导正确的归因方式等营造以人本安全氛围；不断提高护士业务素质等方面,培养和影响护士对安全护理的信念和态度,以促使安全护理行为的养成,减少差错、事故的发生。

---

3. 护理人员的职业防护　　长期以来,医护人员的职业防护问题一直是国内外同行关注的焦点,特别是近年来,人类疾病谱的改变、病毒的变异及各种新型高科技仪器设备的广泛使用等,使得医护人员的职业危害因素更加多样化、复杂化,劳动防护问题也备受关注。提高职业防护水平是一个需多方努力、共同解决的问题,不但包含了护士本身,也包括管理部门,必须从提高自我防护意识,增进防护知识和技巧,改善防护环境和防护设施等多方面着手。

　　措施包括：①针刺伤预防,全面、及时处理针头,勿刺伤自己及他人；②噪音预防,尽量减少操作及设备的异常噪音；③麻醉废气的管理,包括降低麻醉剂污染,加强麻醉废气排污设备及工作人员自身防护；④消毒灭菌剂预防,消毒灭菌后应及时通风,以减少与有害气体的接触；⑤化疗药物预防,医疗机构制订严格的防护方案并提供安全的防护用品和设备,遵守抗癌药物操作规程。

　　对出现的主要措施归纳如下。

　　(1) 重视对护士进行职业防护教育:对医疗工作者进行职业防护教育,已被多数国家认为是减少职业暴露的主要措施。要树立职业防护意识,必须加强职业防护教育,要加强职业防护教育,首先要从改变观念入手。传统的教育中,过分强调护士的奉献精神,认为护士为患者服务,不能怕脏,不能嫌弃患者,戴手套等防护措施被认为是不敬业的行为,但没有员工的自身健康,何来患者的健康维护。建议护理专业教育中,开设职业防护课程；护士上岗前必须进行医院感染、职业防护安全工作技术和方法的岗前专门培训,经考核合格后方可上岗；工作后,不间断地接受继续教育,不断强化安全防护意识。护理管理者要加强督查力度,但也要告诫护士,不要防护过度,要确保患者的治疗和用药及时、准确、有效、无误,切不可借职业防护之名而影响患者的治疗护理。同时,护士还应掌握各种疾病的传播途径和各种药物的毒副作用,给药及排泄途径,制定操作流程,共同遵守自我防护程序,对经常有可能接触患者血液、体液的工作人员,应进行经血液、体液传播疾病防护知识的培训。对临床一线护士的培训,要特别强调防护用品的应用,医疗废弃物的处理,锐器损伤后的处置流程,纠正一些不安全行为如回套针帽、用手分离针头等,使护士在工作中做好职业防护。

　　(2)防护的技术管理措施:积极开发各类先进、安全、价廉的医疗器械,普及使用可自动回套针头的注射器和自毁式注射器,使用符合国际标准的防漏、耐刺、密封的环保型锐器收集箱,推广使用无针密闭输液接头和真空采血系统,防止被锐器划伤或刺伤;严格执行操作程序,规范操作行为,按七步法常规洗手,配制化疗药物尽量选用避风的台面,抽药时,不可太满,3/4 即可,操作后流水洗手;医院感染部门加强一次性医疗用品的用后处理,医疗垃圾分类放置,减少流通污染环节,患者的分泌物、排泄物及时消毒处理,出院或死亡患者病房的空气环境、用物应及时彻底终末消毒。

(3)成立职业防护管理委员会:健全职业防护上报制度,规范上报程序以及职业暴露的处理常规、风险评估标准等,建立护士个人健康档案,避免护士在孕期和哺乳期接触毒性大的抗肿瘤药物、X 射线等,改善护士的工作环境和工作条件,病室布局尽量合理,消除噪音、粉尘等物理性职业伤害源。合理配置护士人力资源,减少非必要的注射治疗,减少因护士人手不够、工作忙乱而引起的损伤,尽量保证人员配置充足,合理排班,减少和避免护士生理、心理性疲劳。更新防护用品设备,每年为护士进行一次全面的健康体检,提供计划免疫,加强职业暴露后的管理,跟踪观察,消除心理负担,将护士的职业危害降至最低。

随着医疗护理水平的发展,人们越发注重安全管理,随之出现一些提高安全、防范风险的方法,新的理念的产生和运用给医疗护理工作者带来了启发。今后,护理安全管理要不断完善风险管理机制,用比较完整的系统评价指标体系来加强护理安全管理的有效性。

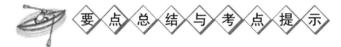

要点总结与考点提示

控制基本涵义,控制过程,控制的步骤,风险管理的概念,护理安全管理以及护理成本管理;控制的功能,控制的基本原则。

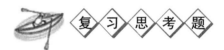

复习思考题

一、选择题

1. 医院制定重大医疗过失行为和医疗事故防范预案,做好医院安全管理工作,属于(　　)
   A. 检查性控制　　　　　B. 外部控制
   C. 前馈控制　　　　　　D. 过程控制
   E. 反馈控制

2. 某医院制定雇员标准,属于(　　)
   A. 前馈控制　　　　　　B. 过程控制
   C. 反馈控制　　　　　　D. 环节质量控制
   E. 结果控制

3. 护士长一日五查访,属于(　　)
   A. 前馈控制　　　　　　B. 自我控制
   C. 矫正性控制　　　　　D. 现场控制
   E. 反馈控制

4. 在护理管理中,护理部每月的护理质量检查结果反馈,属于(　　)
   A. 前馈控制　　　　　　B. 同步控制
   C. 现场控制　　　　　　D. 遥控控制
   E. 反馈控制

5. 护理差错、事故的分析,均属于(　　)
   A. 前馈控制　　　　　　B. 反馈控制
   C. 过程控制　　　　　　D. 间接控制
   E. 预备控制

6. 对人员控制最常用的方法是(　　)
   A. 系统化评估　　　　　B. 总结
   C. 直接巡视　　　　　　D. 报告
   E. 召开会议

7. 控制是完成计划的(　　)
   A. 标准　　　　　　　　B. 依据
   C. 保证　　　　　　　　D. 前提
   E. 关键

8. 以下哪项属于按照控制的性质分类(　　)
   A. 正式组织控制　　　　B. 间接控制
   C. 群体控制　　　　　　D. 自我控制
   E. 矫正性控制

9. "亡羊补牢"属于(　　)
   A. 前馈控制　　　　　　B. 同期控制
   C. 反馈控制　　　　　　D. 预防性控制

E. 事前控制

10. "治病不如防病,防病不如讲卫生"。根据这种说法,以下几种控制方法中,最重要的是:( )

A. 现场控制　　　B. 实时控制

C. 反馈控制　　　D. 前馈控制

E. 事后控制

11. 某商场经理为了提高商场的服务质量,聘请有关专家在售货现场对销售人员的售货进行指导,这是一种( )

A. 现场控制　　　B. 预先控制

C. 事后控制　　　D. 前馈控制

E. 反馈控制

二、名词解释

控制　控制过程　风险管理　护理安全　护理成本　护理成本控制

三、简答题

1. 控制有哪些基本原则?

2. 对于护理管理者来说,主要的控制对象有哪些?

3. 在选择控制的关键点时,通常统筹考虑哪些方面的因素?

4. 简述控制过程的步骤。

5. 护理成本管理包括哪四个方面?

6. 简述护理成本核算方法。

(王丽娟)

第九章

护理质量管理

护理质量管理是医院质量管理系统中的一个重要分支,是护理管理的核心,是提高护理质量的前提。科学、有效、严谨、完善的管理方法不仅是促进护理质量不断提高的重要保证,更是为患者提供安全护理的重要保障。

第一节 护理质量管理概述

质量管理随着商品的发展,特别是以商品成品检验为主的管理方法的不断改进,其中质量的含义也在不断地丰富和扩展。目前,质量已成为组织生存发展的基础,更成为衡量管理水平的关键指标。在医院管理工作中,护理质量管理在保证医疗护理服务效果中占有重要地位。同时,护理质量管理也是一个不断完善、持续改进的过程。因此,学习质量管理的基本概念,了解质量管理的发展概况,坚持质量第一,对护理质量形成过程中出现的偏差进行很好的控制具有重要的意义。

一、质量管理的概述

护理质量的优劣有赖于管理层的"质量"意识和"服务"意识,有了质量意识才能提高护理质量,增强质量意识是实施护理质量管理方案的关键。追求质量是医院生存发展的必然。

(一) 质量

1. 质量的概念 质量产生于人们的社会生产和社会服务中,国际标准化组织(International Organization for Standardization, ISO)对质量的定义为:"反应实体满足明确或隐含需要的能力的特性总和。"这个定义既包含产品质量,也包括服务质量;既包括满足明确规定的标准,也包括用户潜在的需要;既包括产品或服务的内在特性,也包括产品或服务的外在特征。简而言之,质量即是指产品、工作或服务过程满足规定要求的优劣程度。如肌内注射技术操作质量,取决于是否完成了"按规定量的药液安全、准确注入患者体内,达到疗效"。其质量的优劣程度受护理技术、药液、患者配合等多方面因素的影响。

2. 质量的特性 质量的特性有客观规律性和可比较性。

(1)客观规律性:首先,任何产品和服务质量都有其客观规律性,即质量形成的过程有其自身规律,不随人们的主观意志而改变。同时,质量水平的高低又受客观因素的制约。

(2)可比较性:质量具有可比较性,即可以分析、区别、比较、鉴定。质量可以进行定量分析,如产品的长度、重量等;质量可以进行计数分析,如个数、次数、频数等。但部分质量如转归、分型、可达范围、分级护理、压疮的临床分期等只能定性分析。

另外,质量需要不断完善、改进和创新。质量具有鲜明的行业性,如医疗护理质量标准的要求与其他服务行业的标准差异较大,必须被服务对象认可和满意才行。

（二）质量管理

1. 质量管理的概念 质量管理是对确定和达到质量所必需的全部职能和活动的管理,其中包括制定质量方针和质量目标及职责,并在质量体系中通过质量策划、质量控制、质量保证和质量改进,使其实施全部管理职能的所有活动。

2. 质量管理发生的四个阶段 质量管理是随着管理学的发展而逐渐形成、发展和完善起来的。随着质量管理的发展,也促进产品质量的提高。目前,质量管理已发展成为一门新兴的学科,有一整套质量管理的理论和方法。按照质量管理所依据的手段、方式及管理范围的不同,质量管理的发展先后经历了质量检验、统计质量控制、全面质量管理和质量管理国际规范化 4 个阶段(图 9-1)。

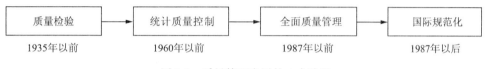

图 9-1 质量管理发展的 4 个阶段

（1）质量检验阶段:20 世纪初至 40 年代,科学管理学派的创始人泰勒提出了科学管理原理及车间管理,建立了专职质量检验制度。这是质量管理的初级阶段,特点是以事后检验为主。医疗评价就是一种事后的质量检验,用质量信息反馈的方法提高医疗质量。

（2）统计质量控制阶段:20 世纪 40 年代至 50 年代末是质量管理发展史上的一个重要阶段。主要特点是将数理统计方法应用于质量管理,突出了质量预防性控制与事后检验相结合的管理方法。在医院标准化活动中,将统计方法用于医疗指标的统计分析,逐渐建立了查房制度、医嘱制度、医疗护理常规等。

（3）全面质量管理阶段:1961 年,美国的费根堡姆(Feigenbaum)和朱兰(Julian)提出了全面管理的理论和方法,把质量管理推进到了一个新的阶段。主要特点是集中于一个"全"字,对质量形成的全部门、全员和全过程进行有效的系统管理。

（4）质量管理国际规范化阶段:此阶段的主要标志是 ISO9000《质量管理和质量保证》系列标准的发布和推广,为寻求解决国际间产品质量争端和产品质量责任问题奠定了基础。1987 年以后,随着系列标准的发布、实施和推广,使质量管理进入了规范化、国际化的发展阶段。

二、护理质量管理的概念与重要性

（一）护理质量的概念及特性

1. 护理质量的概念 护理质量是指护理的工作表现及服务效果优劣程度,是护理工作为患者提供护理技术服务和生活服务的效果及满足患者对护理服务一切合理需要特性的总和,即患者对护理效果满意程度的高低。护理质量直接反映了护理工作的职业特色和工作内涵,体现在护士的理论知识、护理技能、工作效率、服务态度和护理效果的综合水平上,是护理工作表现及服务效果的总和。它是通过护理服务的设计和工作实施过程中的作用和效果的取得,经信息反馈形成的,是衡量护士素质、护理管理水平、护理业务技术和工作效率的重要标志。

2. 护理质量的特性 是指满足护理服务对象需求的质量特征。护理质量是医院质量的重要组成部分,其特性不但要与护理专业自身的特性保持一致,而且必须反映医院工作的特性。

（1）功能性和技术性:护理工作的目的是系统地为服务对象解决健康问题,保护和提高社会生产力。因此,护理工作具有其独特的功能。护士为服务对象提供护理服务的过程,就是运用护理知识和技术的过程,扎实的专业知识和熟练的技术是完成护理工作并取得高水平护理质量的保证。

(2)多元性和综合性:护理工作的性质、场所、对象决定了护理质量的多元性和综合性。护理质量涉及的范围广泛,既包括技术质量,又包括人际交往和心理护理质量,还包括环境管理、与其他部门和其他专业技术人员协调、配合的质量。物资供应、患者膳食质量、护理教育质量等均会影响护理质量。因此,护理质量是多元的,要提供高质量的护理,必须对影响护理质量的诸多因素进行综合管理。

(3)精确性和圆满性:护理是一项直接为人服务的工作,不允许丝毫错误的存在。护士在提供护理服务的过程中,必须把"零缺陷"作为护理质量的唯一标准,从细微处着眼提高工作的精确程度,避免发生不必要的差错。圆满性是指护理服务及其结果符合服务规范,服务对象对服务的整个过程的满意程度。

(4)整体性和连续性:以人的健康为中心,开展整体护理是现代护理的核心思想。同时,在医疗卫生机构中,护理工作与其他专业的服务相互作用和影响。如执行医嘱是护理工作的一项任务,与医疗质量相关联;又如手术前后的护理,影响手术治疗的质量。因此,护理质量具有整体性和连续性。只有充分发挥医疗团队精神,才能为护理对象提供整体的、连续性的护理。

(5)独立性和协同性:护理工作与医疗、医技科室及后勤服务部门工作有密切的联系。护理质量与各方协同操作、协调服务有关,需要各方面加强协同管理才能保证质量。护理工作又有相对的独立性,因此也要求形成独立的质量管理体系。

(6)时间性和安全性:护理质量的优劣直接关系到护理对象的健康和生命安危,各项工作不但有时间的要求,而且各项技术必须安全、可靠。在护理服务过程中,要求护士具有很强的时间观念、安全意识和预见性,具备认真负责、一丝不苟地执行规章制度和技术操作规程的工作态度。

(7)伦理性:护理服务已开始从"提供者导向"向"服务对象导向"转变。护理伦理、护理职业道德成为影响医院护理质量和社会信誉的重要因素。因此,要求护士发扬救死扶伤的人道主义精神,对服务对象要充满爱心,尊重他们的人格和权利。

(二)护理质量管理的概念

护理质量是医院质量的重要组成部分,是护理管理的核心和关键。护理质量管理是指按照护理质量形成的过程和规律,对构成护理质量的各要素进行计划、组织、协调和控制,以保证护理服务达到规定的标准和满足服务对象需要的活动过程。这个概念表达了以下三层意思:首先,开展护理质量管理必须建立护理质量管理体系并有效运行,护理质量才有保证;其次,应制定护理质量标准,有了标准,管理才有依据;最后,要对护理过程构成护理质量的各要素,按标准进行质量控制,才能达到满足服务对象需要的目的。

(三)护理质量管理的重要性

1. 有利于为患者提供优质的服务　护理质量关系患者的生死安危。各项护理活动最终都是落实到人的身体上,服务过程都同人的健康及生命息息相关。安全、健康和环境是全世界关心的三大质量问题。因此,必须加强护理质量管理,为患者提供最佳的服务。

2. 有利于提高组织的市场竞争力　随着医疗服务市场的形成和竞争的日益加剧,社会对服务质量提出了更高的要求。质量管理有助于组织内部的持续质量改进,为组织树立企业形象、创造品牌效益、提高市场竞争力打下良好的基础。

3. 有利于护理学科的发展　管理者通过分析评价护理工作现状,为持续质量改进提供依据,并可作为人力资源管理、护理模式改革、护理设备更新、护理工作环境改善等有关决策的参考,推进护理学科不断发展。

4. 有利于护理队伍的建设 优良的服务质量是以优秀的护士队伍为基础的。护理质量管理强调的是通过培养和造就优秀的护理人才队伍,达到维持高质量的护理服务。护士了解质量要求的标准和准则,才能在工作中自觉维护护理质量。随着医疗事业的迅速发展,护理服务范围也已拓宽,护理技术也发生了很大的变化。如人工心肺机、各种监护仪、呼吸机和透析机的临床应用给患者带来希望,这就要求护士必须掌握新的技术。

三、护理质量管理的原则和特点

(一) 护理质量管理的原则

1. 以患者为中心的原则 患者是医院医疗护理技术服务的中心,患者的满意是护理质量管理的最终目的。实行护理管理的目的就是保证护理工作以最佳的状态为患者服务。以患者为中心的整体护理模式的应用使护士从思维方式到工作方法都有了科学的、主动的和创造性的变化,护理质量管理要指导和不断促进这种变化。护理管理者在质量管理中,必须坚持患者第一的原则,有了这个原则,才能时时处处为患者的需要和安危着想,维护患者的根本利益。

2. 预防为主的原则 护理质量有其自身形成规律,是在护理过程中设计和加工制造出来的,而不是检查出来的,所以应重视基础质量,树立预防为主的思想,把护理管理工作的重点由终末质量管理转移到过程管理。实行以预防为主、防检结合、重点提高的方针,管理层要树立"三级预防"的观点:一级预防,即争取不发生质量问题;二级预防,即把质量问题消灭在萌芽状态;三级预防,即减少质量问题的不良影响和损害。

3. 系统管理的原则 用系统观点去认识和组织质控活动,对护理质量形成的整体过程、相互联系的各种要素之间的关系以及整体与要素之间关系都要予以控制,追求整体功能提高。在实施控制时也要遵循信息反馈原则,及时进行质量反馈,使护理管理活动更具有科学性和实用性。要用系统的方法去做好质量控制工作,把护理质量看作一个整体,识别整体内各要素之间的关系,对护理工作中存在的问题不能只就事论事,要纵观全局,系统管理,避免体系上存在漏洞。

4. 标准化原则 质量标准化是质量管理的基础和法规,使护士在服务过程中有章可循、有据可依,包括制定各类护理工作质量标准,各项规章制度,各岗位责任制度,各种操作规程,以及质量检查标准等。一切按制度办事,并通过建立标准、贯彻标准、发现问题、修订标准,使护士及各级管理人员有章可循,有据可依。使护理行为逐步规范化、科学化,使护理质量持续上升。

5. 以人为本的原则 人是管理的第一要素。各级护理管理和临床护士的工作状态和行为直接影响护理质量。重视人的作用,调动人的主观能动性和创造性,发动全员参与是实施质量管理的根本。因此,在护理质量管理过程中,必须重视人的作用,增强护士的质量意识,引导护士参与质量管理过程,使质量管理成为全体人员自觉自愿的行为。

6. 分级管理的原则 质量管理组织网络是由不同层次人员所组成,各层次职责均有所侧重。护理部的管理重点是,设定护理质量目标,拟定质量标准,制订质量控制计划、管理制度,实施质量素质教育和实施质量检测评定。各科室护士长侧重抓质量标准的落实,贯彻实施各项规章制度和操作常规。在护理活动中督促下属人员实施自我控制、同级控制及逐级控制,调动所有护士实施护理目标的积极性。

7. 数据化管理的原则 质量管理强调"用数据说话",要求对收集的资料、数据进行分析和统计处理,讲究科学方法,要用客观事实说话,不可凭主观下结论,才能使结果准确可信,体现质量管理的科学性。所以,一些标准应是定量标准,一些定性标准也尽可能把它数据化,便于统计处理。用数据说话比依靠感觉、印象和经验来分析、比较更可靠、更准确、更清晰。同时,只有依靠数据,才能对现象的本质进行科学的统计分析、判断和预测。在护理活动中有许多现象是不能用数据表达的,只能用事实做定性描述。因此,护理质量管理在强调数据化的同时,不能忽略非定量因素,把定量与定性结合起来,才能准确反映护理质量水平。

8. 动态管理的原则 护理对象存在个体差异,而护理活动本身又是复杂多变的,所以质量也是变化的。动态管理要求必须根据不同情况、不同背景、不同项目,有针对性地变通管理方法,实施有效的质量控制手段,达到提高质量的目的。

9. 全员参与的原则 各级护士都是组织之本,只有他们的充分参与,才能充分发挥他们的潜能,为组织带来收益。护理质量管理不仅需要管理者的正确领导,更重要的是层层管理,人人负责,即全员参与。为了激发全体护士参与质量管理的积极性,管理者应该对护士进行质量意识、职业道德以及敬业精神的教育,通过制度化的方式激发他们的积极性和责任感。跨部门的团队合作是现代医疗卫生系统追求的一种新型工作模式,在全员参与过程中,团队合作是一种重要的方式。

10. 持续改进的原则 质量改进是质量管理的灵魂。要满足护理服务对象日益增长和不断变化的需求,必须遵循持续质量改进的原则。广大护士和护理管理者应对影响质量的因素具有敏锐的洞察能力、分析能力和反省能力,不断地发现问题、提出问题、解决问题,以达到持续质量改进的目的。

(二) 护理质量管理的特点

1. 特殊性 护理质量管理的特殊性是由护理工作的性质决定的。护理服务的对象大多数是患者,护理质量的好坏直接关系到患者的康复和生命。提供护理服务的护士,都是具有不同背景、不同价值观、不同性格特点、不同能力的人。他们除了具有生物学特点外,还具有心理和社会特点。护理服务对象决定了护理工作的重要性,护理质量的优劣在一定程度上关系着患者生命的安危,一切要从患者的角度思考,发现问题及时纠正,患者的安全才是护理质量的重要指标。

2. 广泛性 护理质量管理涉及的范围广泛,除了医院各个部门,如病房、门诊、急诊、手术室、供应室等,还涉及各部门的具体工作流程,如人员培训和管理、规章制度管理、医院感染管理、设备设施的安全管理等。这些部门的任何环节出现质量问题,均会影响整个医院的质量。为了给患者提供更加方便、快捷、优质的护理服务,从生理、心理、精神、社会、文化等各个层面帮助人们提高健康水平和生命质量,如何加强社区护理的质量管理已成为护理质量管理中新的课题。

3. 群体性 护士在医院中数量多、分布广,护理工作的程序性、时间性、连续性、集体性、协调性特点突出,既需要每个护士发挥自己的能力,又需要注意整体的协调配合,包括与医院内其他专业人员和工作的协调配合。要从细节处着眼,发挥团队精神,提高工作的精确程度,保持良好的形象,做到态度和蔼、服务热情周到、礼貌待人。

4. 复杂性 护理质量管理涉及的工作内容多、工作环节多、人员多、流程多,技术性和服务性均较强,构成了护理质量管理的复杂性。

5. 预见性 护理管理者要有创新思维,打破常规的思维定势,管理要有的放矢,重点监控,事先防范。护理管理者要注重管理的前瞻性,做好策划。要充分预计和评价重点患者、重点科室、重点操作、重点护士,实施重点管理,制定一些突发事件应急预案,建立护理风险预警机制,增强反应和处理能力,保证护理质量和患者安全。

第二节 护理质量管理方法

案例 9-1

某医院在提高患者满意度中运用 PDCA 循环管理法的实例。

1. 计划阶段(P) 某季度某病区护理工作满意度低于 80%，找出患者对护理工作不满意的主要因素为：①入院接待、介绍不够满意；②部分护士服务态度较差；③部分护士操作技术不熟练；④健康教育不到位(饮食指导不细致、特殊检查未指导、用药指导少)；⑤未能耐心解释患者提出的问题(收费的疑问)。

护理部主任、科护士长、护士长认真分析原因，针对存在问题，制定改进措施。如首先抓好人员管理，转变护理观念，增强护士的责任感和使命感，改善服务态度；建立护士接待新患者的流程和服务用语；护理部和护士长狠抓护士的技术操作考核；抓健康教育的知晓率；实行医疗费用一日清单制；护理简报通报批评。

2. 执行阶段(D) 护士长召开全科护士会议，围绕如何提高满意度进行讨论，提出亟待解决的问题，部署每项措施如何落实，并对每位护士工作提出了具体要求；使每位护士熟知改进措施方案，主动学习理论知识和操作技能，认识到自己工作中存在的不足，认真履行职责。

3. 检查阶段(C) 科护士长、护士长、质控护士不断逐级检查措施落实情况，并将检查结果做好反馈，针对存在问题及时给予纠正、督促、指导。

4. 处理阶段(A) 通过下季度再次满意度调查，满意度达到 90%。通过对满意度结果进行分析、总结，找出改进措施中存在的优点及不足，借鉴好的经验，对出现的新问题，转入下一个 PDCA 循环去解决。

问题：从本案例得出什么质量管理的经验？

一、全面质量管理

全面质量管理是由美国的费根堡姆(Feigenbaum)和朱兰(Julian)提出的。其突出一个"全"字，包括全过程管理和全员管理，组织全体员工和有关部门参与，综合利用先进的科学技术和管理方法，有效控制影响质量的全过程和有关因素，以向用户提供满意的产品和最优的服务为目的。现在，全面质量管理不仅是管理，而且成为一种经营策略，一种哲学思想，涉及人与经济、人与人多方面的关系。

(一) 全面质量管理的概念

全面质量管理是以满足顾客的需要和期望为动力，以向顾客提供满意的产品和优质服务为目的，以组织全体人员参与为基础，以持续质量改进为特点的管理。

(二) 全面质量管理的特点

1. 强烈地关注顾客 顾客不仅包括外部购买产品和接受服务的人，而且还包括内部顾客。医院的外部顾客主要是患者，内部顾客是指为其服务的下一部门或岗位的人员。如供应室的顾客即为临床各科领取物品的人员；手术室为施行手术服务，医生则是手术室的顾客；锅炉房为临床提供热水和暖气，各病房的使用者是锅炉房的顾客；治疗班护士为责任护士静脉输液做准备工作，责任护士即为顾客。全面质量管理就是满足内外顾客的需要。全面质量管理的基本理论和指导思想是把质量管理看成是一个完整的系统，将整个管理过程和全体人员的全部活动均纳入提高质量的轨道,以向顾客提供满意的产品和服务为目的,以组织中的各部门和全体人员为主体,以数理统计方法为基本手段,充分发挥专业技术和科学管理的作用,保证提高质量。它使质量管理从单一角度转变为多角度,成为全员参加的、全过程的、全方位的质量管理,使质量管理从总体控制和深化程度上均达到了新水平。

2. 持续性质量改进 是全面质量管理的重要组成部分,其本质是持续的、渐进的变革。戴明博士于 1986 年提出 14 项质量管理要点,涵盖了持续性质量改进的重要概念。主要内容包括:①强调了顾客的需要,应以诚信来维系长期的主顾关系,而不应以金钱来论定绩效。②强调全员参与,力争形成一种文化,通过教育和训练,帮助职工掌握解决问题、参与磋商、探讨分析和团队建设等技能。③强调工作指标是动态的持续性提高的,"绝不要对自己的产品质量自鸣得意"。④强调质量是制造出来的,"不要再依赖核检提高质量"。⑤强调对员工尊重、引导、激励、授权,而不是监督与控制等。⑥强调持续性质量改进是对质量持续、渐进的提高、改进的过程,可以采用持续、渐进的变革基本步骤开展活动,推行全面质量管理。

(三) 全面质量管理在护理管理中的应用

全面质量管理是指以向用户提供满意的产品和优质的服务为目的,以各部门和全体人员参与为基础。护理管理也必须遵照这一原则进行。护理管理以向患者提供满意的技术服务和生活服务为目的,必须充分调动全体护士参与,使之与各级护理监控组织相互配合,共同完成质量控制,提高护理质量。由于医学模式的转变,患者不但需要简单的技术服务,还需要一系列生理、心理、生活上的护理。满足患者全方位的需要,提供高效、优质、廉价的护理服务是护理的目标。全面护理质量管理,必须做到以下几点。

(1)坚持以患者为中心,是护士从思维和工作方式上始终坚持的原则。

(2)坚持预防为主,也就是说质量管理要从根本抓起。首先,必须从护理质量的基础条件进行控制,把好质量输入关,做到不符合质量要求的人员不能聘用,不符合质量要求的仪器设备、药品材料不要购进,未经质量教育培训的人员不可上岗。充分估计可能出现的问题,防患于未然。"预防为主"的思想,就是要使质量管理由被动转变为主动,就是要树立"三级预防"的观点。

(3)坚持环节质量控制是提高护理质量、减少护理缺陷的根本保证。环节质量控制是按护理质量标准、护理工作流程,对护理过程进行监督、评价与纠正偏差的管理过程。环节质量控制注重质量的自我控制、逐级控制和薄弱环节的控制,是患者获得高质量护理的根本保证。

(4)坚持以人为本的管理方法。各级护理主管部门要尊重护士,爱护护士,充分调动护士的主动性和创造性,让护士参与护理质量标准制定的过程,参与质量监控,促进她们不断创新,促进质量提高。

二、PDCA 循环

PDCA 循环是由美国质量管理专家戴明(W. Edwards Deming)于 1954 年根据信息反馈原理提出的,又称戴明循环,就是按照计划(plan,P)、实施(do,D)、检查(check,C)、处理(action,A)四个阶段来进行质量管理,并循环不止地进行下去的一种管理工作程序。PDCA 循环反映了人们"认识-实践-再认识-再实践"认识事物的客观规律。PDCA 循环必须经历四个阶段及八个步骤(图 9-2)。

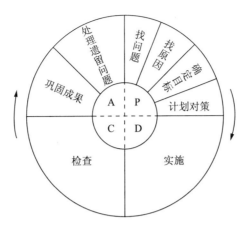

图 9-2　PDCA 循环的 4 个阶段及 8 个步骤

(一) PDCA 循环的步骤

1. 计划阶段　包括制定质量方针、目标、措施和管理项目等计划活动,在这阶段主要是明确计划的目的性、必要性。这一阶段包括四个步骤:①调查分析质量现状,找出存在的问题,并对问题进行归类、整理;②分析影响质量的各种因素,查出产生质量问题的原因;③找出影响护理质量的主要和次要因素;④针对主要原因,拟定对策、计划和措施,包括实施方案、预计效果、时间进度、负责部门、执行者和完成方法等内容。

2. 执行阶段　执行阶段是管理循环的第五个步骤,也是管理循环的关键。它按照拟定的质量目标、计划、措施具体组织实施和执行,是脚踏实地按计划规定的内容去执行的过程。

3. 检查阶段　检查是管理循环的第六个步骤。它是把执行结果与预定的目标对比,检查拟定计划目标的执行情况。在检查阶段,应对每一项阶段性实施结果进行全面检查、衡量,并考查所取得的效果,注意发现新的问题,总结成功的经验,找出失败的教训,并分析原因,以指导下一阶段的工作。

4. 处理阶段　包括管理循环的第七、八两个步骤。第七步为总结经验教训,将成功的经验加以肯定,形成标准,以便巩固和坚持,将失败的教训进行总结和整理,记录在案,以防再次发生类似事件。第八步是将不成功和遗留的问题归类小结,转入下一循环。

PDCA 循环是一种科学、有效的管理方法。如护理部根据医院总目标制定全院护理工作目标、总体规划和具体工作计划,各护理单元制定本科室年护理工作计划、季计划、月计划、周计划。护理部按照所制定的计划要求对各护理单元进行有目的地检查,检查结果及时反馈给临床,并定期召开质量分析会,找出原因,提出整改措施,指导下一步的工作。这种动态循环的管理办法,就是全面的质量管理在护理工作中的实施,对提高护理质量能起到重要的作用。

(二) PDCA 循环的特点

1. 系统性　PDCA 循环作为科学的工作程序,其四个阶段是一个有机的整体,缺少任何一个环节都不可能取得预期效果,如果计划不周,会给实施造成困难;有工作布置无后续检查,结果可能会不了了之;不注意将未解决的问题转入下一个 PDCA 循环,工作质量就难以提高。

2. 关联性　即大环套小环,互相衔接,互相促进(图 9-3)。例如,整个医院是一个大的

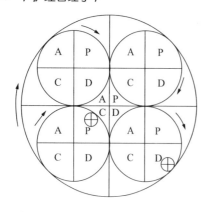

图 9-3 PDCA 循环大环套小环示意图

PDCA循环,那么护理部就是一个中心 PDCA 循环,各护理单位如病区、门诊、急诊室、手术室等又是小的 PDCA 循环。大环套小环,直至把任务落实到每一个人,反过来小环保大环,从而推动质量管理不断提高。大循环套小循环直至把任务分层落实到具体的每个人来完成。护理质量管理是一个独立的质量管理系统,也是医院质量管理工作中一个重要组成部分,所以其既可以在护理系统内进行不同层次的循环管理,又是医院管理大循环中的一个小循环。循环的过程中要注意各个科室的协调,以及要结合法律法规、部门规章、质量标准、行政手段,才能充分发挥 PDCA 循环的作用。

3. 递进性 即阶梯式运行,每转动一周就提高一步(图 9-4)。PDCA 四个阶段周而复始地运转,而每转一周都有新的内容与目标,并不是停留在一个水平上的简单重复,而是阶梯式上升,每循环一圈就要使质量水平和管理水平提高一步。PDCA 循环的关键在于“处理阶段”,就是总结经验,肯定成绩,纠正失误,找出差距,避免在下一循环中重犯错误。

4. 循环的关键环节是 A 即处理阶段。把执行计划中的成功经验与失败教训都纳入有关的各项标准、规程、制度中去,作为今后的指南或借鉴,才能使工作在已有的基础上提高一步。如果没有把成功的经验纳入有关标准,就等于没有把

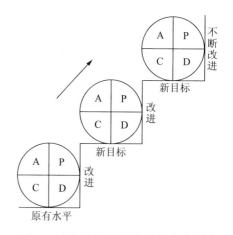

图 9-4 PDCA 循环螺旋式上升示意图

PDCA 循环真正推动一圈。“A”阶段具有承上启下的作用,它是实现理论到实践又从实践到理论两个飞跃的重要条件,应倍加重视。

三、护理质量缺陷管理

(一)护理质量缺陷相关概念

1. 护理质量缺陷 是指由于各种原因导致的一切不符合护理质量标准的现象和结果。这种现象或结果使患者产生不满意或给患者造成损害,分为患者不满意、医疗纠纷和医疗事故三种。

2. 患者不满意 不满意是患者感知服务结果小于期望的服务且超出容忍区所形成的一种心理状态。当患者对医疗服务不满意时会出现两种反应:患者不抱怨,继续接受服务,但容忍区域变窄,期望值提高,或直接退出服务;患者抱怨,问题得到及时解决,就会维持或提高患者满意度,否则,就会发生纠纷。

3. 医疗纠纷 是指患者或家属对医疗服务的过程、内容、结果、收费或态度不满而发生的争执,或对同一医疗事件医患双方对其前因、后果、处理方式或轻重程度产生分歧而发生的争议。

4. 医疗过失行为 是指医务人员在医务活动中因违反了医疗卫生管理法律、行政法规、部

门规章和诊疗护理规范、常规,不是主观故意而是客观上有过失造成患者损害的医疗行为。认定医疗行为是否有过失的关键在于医疗行为是否违反了有关医疗卫生管理法律、行政法规、部门规章、诊疗护理规范、常规和是否存在主观故意。

医疗过失行为责任程度分为:完全责任,指医疗事故损害后果完全由医疗过失行为造成;主要责任,指医疗事故损害后果主要由医疗过失行为造成,其他因素起次要作用;次要责任,指医疗事故损害后果主要由其他因素造成,医疗过失行为起次要作用;轻微责任,指医疗事故损害后果绝大部分由其他因素造成,医疗过失行为起轻微作用。

5. 医疗事故　是指医疗机构及其医务人员在医疗活动中,违反医疗卫生管理法律、行政法规、部门规章和诊疗护理规范、常规,过失造成患者人身损害的事故。

(1)医疗事故构成的条件:根据《医疗事故处理条例》中医疗事故的定义,医疗事故是发生在医疗机构及其医务人员向患者提供医疗服务过程中发生的特定的职业事故。因此,医疗事故的构成条件如下。

1)发生医疗事故的主体:发生"医疗事故"的主体是医疗机构及其医务人员。"医疗机构"是取得《医疗机构执业许可证》的机构。"医务人员"是取得执业资格并在医疗机构执业的医生、护士等。

2)行为的违法性:是指医疗机构及其医务人员违反了医疗卫生管理法律、行政法规、部门规章和诊疗护理规范、常规。

3)过失造成患者人身损害:"过失"是指医务人员的过失行为,而不是主观故意,对患者造成的危害后果。同时,这种过失行为必须具有违法性。

4)过失行为和后果之间存在因果关系:这是判定医疗事故的一个重要方面。有过失行为,但未给患者造成所害,不属于医疗事故;虽然存在损害后果,但医疗机构和医务人员没有过失行为,也不能判定为医疗事故。

(2)医疗事故分级:《医疗事故处理条例》中规定,根据医疗事故对患者人身造成的损害程度,医疗事故分为四级。

一级医疗事故:造成患者死亡、重度残疾的。

二级医疗事故:造成患者中度残疾、器官组织损伤导致严重功能障碍的。

三级医疗事故:造成患者轻度残疾、器官组织损伤导致一般功能障碍的。

四级医疗事故:造成患者明显人身损害的其他后果。

(3)不属于医疗事故的情形:有下列情形之一的,不属于医疗事故。

1)在紧急情况下为抢救垂危患者生命而采取紧急医学措施造成不良后果的。

2)在医疗活动中由于患者病情异常或者患者体质特殊而发生医疗意外的。

3)在现有医学科学技术条件下,发生无法预料或者不能防范的不良后果的。

4)无过错输血感染造成不良后果的。

5)因患方原因延误诊疗导致不良后果的。

6)因不可抗力造成不良后果的。

6. 护理差错　凡在护理工作中责任心不强,粗心大意,不按规章制度办事,或技术水平低而发生护理过失,对患者产生直接或间接影响,但未给患者造成死亡、残疾、组织器官损伤等严重不良后果,称为护理差错。

(1)护理差错的分级:根据对患者造成的不良后果的轻重,将护理差错分为一般差错和严重差错。一般差错,是指未对患者造成影响,或对患者有轻度影响但未造成不良后果的护理过失。严重差错,是指由于护士的失职行为或技术过失,给患者造成一定痛苦,延长了治疗时间。

（2）护理差错的评定标准

1）一般差错标准：①各项护理工作（基础护理、重症护理、专科护理）违反操作规程，质量未达到标准要求，尚未造成不良后果；②各种护理记录不准确，医学术语不当，项目填写不全，不签全名，尚无不良影响；③标本留置不及时，尚未影响诊断治疗；④执行查对制度不认真，打错针、发错药（一般药物），未发生任何反应，无不良后果；⑤各种检查前准备未达要求，尚未影响诊断；⑥监护失误，静脉注射外渗、外漏，面积达 3cm×3cm 以下者。

2）严重差错标准：①执行查对制度不认真，发错药、打错针，给患者增加痛苦者；②护理不当发生Ⅱ°压疮；③实施热敷造成Ⅱ°烫伤，面积不超过体表 2% 者；④未进行术前准备或术前准备不合格，而致推迟手术，尚未造成严重后果；⑤抢救时执行医嘱不及时，以致影响治疗但未造成严重不良后果者；⑥监护失误，引流不畅，未及时发现，影响治疗；或各种护理记录不准确，影响诊断治疗；⑦监护失误，静脉注射外渗、外漏，面积达 3cm×3cm 以上或有局部坏死者。

（二）护理质量缺陷管理

1. 患者投诉的处理　当患者对护理服务感到不满意进行投诉时，首先，要耐心认真地对待，及时受理并做好记录，同时积极采取纠正措施，如解释说明、向患者道歉等，通过及时补救将不良影响降到最低程度。其次，对患者投诉的问题及时进行调查，确定问题并评估问题的严重性，分析产生问题的原因。如投诉结果属实，要给予适当的补偿措施，争取得到患者的谅解；对投诉结果不属实或与护理无关的，也要认真做好解释工作，并移交有关部门处理。最后，采取长效纠正措施，防止类似的问题再次发生，并进行追踪调查。

2. 医疗事故的处理　原则上应根据《医疗事故处理条例》由当事的医疗机构与患者及家属进行协商解决。明确责任是处理医疗事故的前提，以事实为依据，以法律为准绳，维护医患双方共同的合法权益。在医疗事故的处理中，应掌握以下原则：必须制订医疗事故预案；要及时、正确、稳妥地处理医疗事故；加强医务人员的教育培训，重在预防。

3. 护理质量缺陷的预防　首先，要设立护理质量监控机构，加强对护理质量的监督管理，建立健全护理缺陷管理制度，建立预警机制，做好风险管理等。其次，要对护士的专业知识、专业技术水平进行不断提高和更新，要求其严格遵守劳动纪律，严格按照各项护理操作规程执行。按照护理级别要求巡视患者，认真观察患者病情变化，按要求规范书写护理文书等。再次，要客观评价分析护理缺陷，对护理缺陷的发生做好根源分析，寻找原因，找出关键点。认真执行护理缺陷登记报告制度，进行整理、归纳、总结，找出问题的规律和根本原因，吸取经验教训，杜绝类似护理缺陷的再次发生。最后，加强对护士的培训和教育，提高其自身素质和业务水平，减少护理缺陷的发生。

> **案例 9-2**
>
> 　　患者，男，23 岁，因重症肺炎、意识不清 3 天入院。入院后神志清楚，但一直烦躁，凌晨 2 点 15 分患者呕吐咖啡样胃内容物 150ml，夜班护士按铃叫医生，但医生没起来看患者。凌晨 3 点多钟，患者咳粉红色泡沫痰，夜班护士再次叫医生看患者，但值班医生仍不起床，此后患者不断咳血痰、躁动。7 点 15 分，医生才起床处理患者病情，但最后患者死亡。家属大哭大闹，要告医生。
>
> 　　**问题：**如果你是当班护士，怎样做才能防范意外事件发生？

第三节　护理质量评价

护理质量的评价是护理管理中的控制工作,可以根据提供服务的数量、质量、效益来全面评价患者对护理需要的满足程度、未满足的原因及影响因素。通过评价及对照标准,找出护理工作中的差距,及时进行质量改进,以保证和更进一步提高护理质量。

一、护理质量评价的内容

(一)护士的质量评价

护士和患者接触最频繁,护理活动本身必定产生结果。因此,护士的素质、行为表现直接影响护理质量的优劣,应经常或定期对其进行评价。护士的护理质量评价主要有以下方面。

1. 素质评价　从政治素质、业务素质、职业素质三方面来综合评定护士基本素质。从平时医德表现及业务行为看其政治素质及职业素质;从技能表现、技术考核成绩、理论测试等项目来考核业务素质。可采用问卷测评方式或通过反馈来获得综合资料,对其道德修养、技能表现、工作态度、学识能力、工作绩效等进行评价。

2. 过程评价　主要是对护理活动的全过程质量进行评价。考核护士在护理全过程的各个环节是否体现以患者为中心的思想,是否贯彻患者至上的服务宗旨。可采用明察暗访的形式,也可采取问卷、开座谈会的形式获得患者或其他工作人员对护士行为的评价资料。过程评价有利于指导护理行为,提高护理效果。

3. 结果评价　是护理服务的终末质量评价。它反映护理行为的结果,如护理工作和服务态度满意率、护士年终考核合格率、护士培训率、护士"三基"平均达标率等,以求获得较全面的护士服务质量评价结果,并可通过信息反馈,指导护士明确完成护理任务的具体要求,指导和改进工作。

4. 综合评价　将几方面的标准综合起来进行全面评价。凡与护士工作结果有关的活动都可结合在内,如对期望达到的目标、行为举止、素质、所期望的工作结果和工作的具体指标等进行全面的考核与评价。

(二)临床护理活动的质量评价

临床护理活动质量评价就是衡量护理工作目标完成的程度和患者得到的护理效果。常通过以下三方面进行。

1. 基础质量评价　即要素质量评价,是对构成护理服务要素质量基本内容的各个方面进行的评价,包括组织结构、物质设施、资源和仪器设备以及护士的素质等。具体评价内容如下。

(1)质量控制组织结构:可根据医院规模设置二级(总护士长-护士长)或三级(护理部-科护士长-护士长)质量管理组织,定期或不定期组织进行质量控制活动。

(2)护士:资格、学历、技术能力以及人员配置应符合医院分级管理要求,护士编配合理,在数量和质量上符合卫生行政部门规定标准,如护士占全院卫生技术人员构成比、医护比、床护比、医院和病区主管护师以上人员构成比、大专以上学历人员构成比、具有执业资格护士构成比等。

(3)环境、物资和设备:反映医院设施、医疗护理活动空间、环境卫生监测、护理装备水平及物资设备等合格程度。如各护理单元是否安全、整洁、舒适、便捷,床单位设备齐全,护士站离患者单元的距离、加床数等,每年引进护理新仪器设备总值占全院构成比、护理物资设备完好率、急救物品完好率应达100%等。

（4）知识和技术：反映护理业务功能与水平、开展的技术服务项目及执行护理技术常规的合格程度，如护士"三基"水平达标率、护士年考核合格率、护士年培训率、开展整体护理病房构成比、年发表论文数、年科研成果或革新项目数等。

（5）管理制度：各种规章制度制定及执行情况，有无各项工作质量标准及质量控制标准。护理资料齐全并尽量达到计算机管理，如年计划目标达标率。

2. 环节质量评价　环节质量管理注重在护理工作的过程中实施控制。目前，国内医院进行护理环节质量评价最常用的指标主要包括以下两类。

（1）患者护理质量指标：如基础护理合格率、特级与一级护理合格率、患者对护理工作满意度等。

（2）护理环境和人员管理指标：如病区管理合格率、消毒隔离管理合格率、急救物品准备完好率、陪护率、护理表格书写合格率、一人一针一管执行率、护理技术操作合格率等。部分医院还增加了一些反映护理观察和诊疗处置及时程度的指标，如护理处置及时率、巡视病房及时率、输液患者呼叫率等。

3. 终末质量评价　终末质量是患者所得到的护理效果的综合反映，终末质量评价是对患者最终的护理结果的评价，属于传统的事后评价或后馈控制。这些指标的主要特点是从患者角度进行评价。常用指标包括年度褥疮发生数、年度护理事故发生次数、年度严重护理差错发生率、年度护理差错发生率、抢救成功率、出院患者对护理工作满意度、患者投诉数、护患纠纷发生次数等。有专家认为，护理效果的评价应从对患者产生的结果和对医院的影响两方面进行分析，前者包括临床护理效果、患者满意率和健康教育效果；后者包括对医院质量、医院形象和医院经济效益等方面的影响。

基础质量评价、环节质量评价和终末质量评价是不可分割的，一般采用三者相结合来评价，即综合评价。

知识链接

美国JCAHO十步质量管理模式

美国医疗护理机构评鉴联合委员会（JCAHO）建议医疗机构采用十个步骤实施质量管理计划，以确保质量管理工作的落实。

（1）审视机构的理念、目标、目的及管理模式，以界定质量管理的责任。

（2）在患者护理、工作人员绩效、成本效益3个监测管理系统责任区内，明确主要功能及措施。

（3）确定主要服务范围及相关活动。应以患者种类、检查治疗形态与基本临床护理活动来考虑，并以该活动是否与高危险性、多量性、潜在性问题及高成本等相关，作为选择重要质量管理监测项目的依据。

（4）建立标准及确定测量指标。

（5）建立阈值。

（6）收集及组织资料，需考虑资料收集的频数、样本数和方法。

（7）分析、评价其变异因素并与常态做比较。

（8）选择并执行行动，优异表现应予鼓励，存在问题应寻求解决、修正并追踪。

（9）追踪评价，做好记录。

（10）进行有成效的沟通与整合；内容须呈现正、负面结果，并提出总结与建议。

二、护理质量评价的形式

（一）全程评价与重点评价

1. 全程评价　就是对护理活动全过程进行分析评价。主要是检查护理各方面的整体情况，找出普遍存在的问题和需要改进的方面,为进一步修订质量标准指明方向,为管理者决策提供依据。例如,每个季度护理工作除护理质量考评以外,还要结合全院患者满意度、医德医风考评、医院内感染调查、患者投诉等全方位的综合评价,也就是从人员素质、护理行为、护理服务结果三方面进行评价。

2. 重点评价　护理管理中经常对关键制度(查对制度、消毒隔离制度、交接班制度)、关键人员(新上岗人员、易出差错的人员、实习进修人员)、关键患者(新入院患者、疑难危重患者、大手术患者、不能自理的患者)、关键环节(接诊、抢救、交接、处置)、关键设备(抢救车、氧气装置、吸引器、无菌物品)等多项服务质量进行重点监控评价。这种评价所需时间短,且分析详细,易发现存在的不足之处,能及时提出解决问题的办法,采取补救或纠正措施,防范护理纠纷。护士长手册中每周都根据病区的特点设立重点评价项目,重点评价能使管理者做到有的放矢、重点监控、抓住薄弱环节、跟踪强化管理。

(二)定期评价与不定期评价

1. 定期评价　是指在规定的时间内进行的评价,如周评价、月评价、季度评价、年度评价。护理部年计划中每月、每季度、每年都有几个定期检查项目,每月由护理质量监控网络进行质控检查,如护士的"三基"理论和护理技术操作考核、危重患者的护理质量、护理文书书写质量、病区管理质量、消毒隔离质量评价。定期评价能把握重点科室、重点项目,易于综合考评,促进护士加强学习,严格要求自己。

2. 不定期评价　是指不规定时间、随机进行的评价。特别是对疑难问题应随时检查。不定期评价是在毫无准备状态下所做的评价,真实性强,能够较真实地反映质量问题。例如,护士长夜查房,不定时间,能观察护士工作的"慎独"精神,考查护士的独立工作能力,有利于提高护士的综合素质。

(三)事前评价与事后评价

1. 事前评价　是在标准实施前进行的评价,找出质量问题,明确实施标准应重点解决的问题。例如,严查治疗护理前的查对关、过敏药物的标志、无菌物品的有效期、药品的有效期和配置时间等,做到预防为主。

2. 事后评价　是指在某项标准实施后进行的评价,回顾护理服务过程中存在的不足,为质量改进指明方向。例如,对压疮的发生率、患者的投诉等进行认真分析,找出不足,防止再度发生。

(四)自我评价与他人评价

1. 自我评价　是由被评估者本人对自己在一定时期内所做的各项工作对照质量标准进行的自我总结和评价。例如,年度个人总结从德、能、勤、绩四方面总结,晋升晋级的自我鉴定。

2. 他人评价　包括患者评价、医院外部评价、上下级评价等。管理者要重视患者的评价,这是抓好护理安全的关键。

三、护理质量评价方法

护理质量评价是一项系统工程。评价主体由患者、工作人员、科室、护理部、医院及院外评审机构构成系统;评价客体由护理项目、护理病历、护士、科室和医院构成系统;评价过程按收集资料-资料与标准比较-做出判断的系统过程实施。

（一）护理质量评价的对象

1. 以护理项目为评价对象 护理项目是质量评价的基本单元,传统的护理质量评价主要将护理项目作为评价对象,如特护、一级护理质量、护理技术操作合格率、健康教育的实施效果等。

2. 以病例为评价对象 整体护理的开展,实现了护理工作模式由功能制护理到以患者为中心的转变,而护理质量评价尚未很好地关注对整体病例的评价,即根据病例分型识别和评价患者的护理需要程度。有以下6种分型:①病情分型,区分患者的危重程度。②自理能力分型,识别需要生活照顾的患者。③心理状态分型,把握有心理服务需要和有纠纷倾向的患者。④经济地位分型,把贫困患者与社会名流区分出来。⑤护理措施分型,把不同护理等级和使用高新技术与风险技术的患者区分出来。⑥满意度分型,把不满意的患者区分开来。根据上述病例分型,建立重点病例报告制和病例质量评价标准和评价表,评价整体护理质量。

3. 以病种为评价对象 病种质量评价是一个群体质量评价层次,主要病种的护理质量在一定程度上可反映专科和医院的护理质量水平。目前,国内院间护理质量评价采用的指标信息较混杂,以整体病例为评价单位,则实施过程又失之过细。病种质量评价体现了宏观与微观的结合,且为非随机性抽样检查,有较好的可靠性和代表性,因此日益受到重视,但至今尚未引入国内护理管理领域。

4. 以患者(顾客)满意度为评价对象 全面质量管理就是要达到让所有"顾客"满意,达到他们的期望。患者满意度评价方法,旨在从患者角度评价医疗护理质量,由患者作出满意度评价是一种市场行为,对患者评价的重视程度,是医院市场观念的标志。从患者的观点看,护理效果质量是评价质量的主要内容。建立在患者对服务过程主观描述基础上的满意度测评对于管理者评价护理质量非常重要,越来越受到重视。

满意度测评可以在住院患者中进行,需要专人定期访问住院患者,对一个医院来说操作性尚可,但对上级卫生主管部门来说,则较难做到。同时,住院患者的疾病转归尚未明确,有的人病情仍较重,在接受调查、回答问题或填写问卷时往往有顾虑,使调查结果与实际情况有较大出入,影响评价结果的客观、真实与公正。选择出院患者作为调查对象,可较好地避免上述问题,已被上级卫生主管部门和院内评价广泛采用(表9-1)。收集信息可采用问卷调查、电话咨询、设立意见簿(箱)、出院随访等测评方法。

表 9-1 出院患者满意度测评表

出院患者意见征询表
同志:
您好!为了不断改进我们的工作,提高护理质量,更好地为您服务,请您对我院护理工作给予真实客观的评价。谢谢您的合作并祝您健康。
病员资料:年龄( ) 性别( ) 在本院住院次数( ) 此次住院科室( )
护理等级:一级( ) 二级( ) 三级( ) 特护( )
意见表达者:患者本人( ) 家属( ) 其他( )
1. 入院时护士是否向您介绍住院须知:
①满意 ②较满意 ③一般 ④不满意 ⑤很不满意
2. 特殊检查治疗前护士是否向您介绍相关事宜:
①满意 ②较满意 ③一般 ④不满意 ⑤很不满意
3. 当您需要帮助时,护士能否满足您的需要:
①满意 ②较满意 ③一般 ④不满意 ⑤很不满意
4. 当您向护士提出问题时,护士是否耐心解释:
①满意 ②较满意 ③一般 ④不满意 ⑤很不满意

5. 您对护士的技术操作：
　　①满意　②较满意　③一般　④不满意　⑤很不满意
6. 您对护士的服务态度：
　　①满意　②较满意　③一般　④不满意　⑤很不满意
7. 护士是否为您做过下列健康宣教：
　　①护理等级　②与疾病相关的知识　③用药指导　④饮食指导　⑤术前、术后指导　⑥康复指导　⑦心理疏导　⑧出院指导
8. 你对护士的健康宣教与指导：
　　①满意　②较满意　③一般　④不满意　⑤很不满意
9. 您静脉输液时，护士是否经常巡视并主动调换补液：
　　①满意　②较满意　③一般　④不满意　⑤很不满意
10. 您对护理工作的总体评价：
　　①很好　②较好　③一般　④较差　⑤极差
11. 请写下您认为满意和不满意的护士姓名或工号。

12. 请您对护理工作提一些意见和建议。

（二）护理质量评价的结果分析

护理质量评价结果分析的方法很多，根据收集数据的特性可采用不同的方法进行分析，每一种方法都有其适用性和局限性。常用的评分法有以下几种。

1. 百分法　将护理工作与质量标准对照，以百分为基础，根据检查中问题的程度做分值扣分，此法易被管理者、评价对象和患者所接受。例如，抽查某病区 10 件急救物品，合格数 10 件。标准值：100%。计算公式：急救物品完好率＝急救物品完好数/抽查急救物品总数×100% ＝10/10＝100%

2. 加权平均法　将检查结果赋值，并根据管理者所认为的重要程度加权，计算平均值来评价护理质量。

3. 等级法　即用已形成的标准来评价护理工作质量，并对每项标准设立分值，将所得分相加，评分越高质量越好。

4. 因素比较法　是将评估者的工作质量分为若干因素或要求，把每个要素的评分又分为三个等级（好、中、差）或五个等级（优、良、中、及格、差），也可分为很满意、满意、较满意、可接受和不满意。三个等级的评价比较容易产生聚中趋势，趋向评中，而五个等级较为科学，评价结果更接近实际。例如满意度调查表，程度用满意（3 分）、一般（2 分）、不满意（0 分）三个等级法或用满意（5 分）、较满意（4 分）、一般（3 分）、不满意（1 分）、很不满意（0 分）五个等级法。

随着护理管理不断向科学化、信息化和数字化发展，统计学及管理学中常用的质量分析方法也在护理质量评价中较好地应用，如寻找质量原因（因果图、排列图法）、控制质量过程（控制图法）和针对质量问题提出改进措施（对策表法）等，对护理质量管理起到有效的促进作用。

（三）常用统计方法

统计方法就是将护理评价的有关资料进行收集、整理、分析及推断，从中发现规律性，为护理管理决策提供依据。将收集的各种护理质量评价结果，根据使用目的和具体要求，可采用不同的统计方法进行整理、分析。主要的统计方法有以下几种。

1. 统计表　是表达统计分析结果的表格，能简明扼要编排统计结果，便于阅读、分析、比较。

制表时应注意要简单明了,标题应有主题和目的,项目排列合理,如表9-2。

表9-2 实施层级管理前后护理服务质量对比

护理质量指标	实施前(%)	实施后(%)
患者对护士的满意度	78.6	94.7
医生对护士的满意度	71.0	90.4

2. 因果分析图 又称特性因素图、树枝图、鱼刺图,包括"原因"和"结果"两个内容,从结果出发,找出影响质量问题的大原因、中原因、小原因,一直找到能够采取改进措施为止。其步骤如下。

(1)明确要解决的质量问题是什么。

(2)召开专家及熟悉情况人员的分析会,针对要解决的问题找出各种影响因素。

(3)将影响质量的因素按大、中、小分类,依次用大小箭头将护理质量问题与影响原因的关系表示出来(图9-5)。

(4)记录有关事项,如制图时间、制图者、单位、制图时客观条件和情况等。

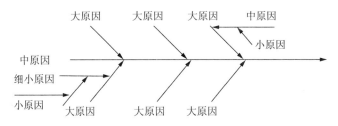

图9-5 因果分析模式图

3. 控制图 首先将高等数学列入管理科学的是美国数里统计学家沃尔特·安德鲁·休哈特(Walter Andrew Shewhart),他于1924年创立控制图,又称休哈特控制图。休哈特控制图是最基本的、应用最广的控制图,也叫常规控制图。控制图可以明确质量究竟是由偶然原因还是系统原因引起的,从而判断质量是否处于控制状态。

控制图的结构:纵坐标表示质量要求,横坐标表示时间发生的事件。一般与横坐标平行画3至5条线,即中心线(以均值表示)、上下控制线($x\pm2s$)、上下警戒线($x\pm s$)(图9-6)。

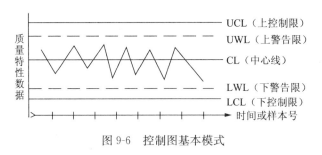

图9-6 控制图基本模式

四、护理质量评价应注意的问题

(一)评价标准恰当

制订的护理质量评价标准体系,应是科学的、先进的、恰当的,应符合医院的实际情况,具有可操作性,便于开展工作。评价体系应能达到持续改进工作的目的。

（二）评价要公正

护理管理者在评价的过程中，应克服主观臆断和人情关系，按设计的评价标准进行，做到公平、公正、公开。要注意克服重视近期的效果比较分析，而忽略远期的效果评价。

（三）选拔评价人员

为增进评价的准确性，应选拔具有善于发现问题的、有责任心的护士负责评价工作，必要时进行培训，使评价人员评价能力不断提高。评价人员不仅要有解决问题和处理问题的本领，还要有能发现问题和预防问题能力。

（四）重视信息反馈

注意资料的积累，要完整及准确地记录并保存有关资料。重视有效信息的反馈，要定期召开评价会议，要公开评价结果，及时准确地将评价结果反馈给被评价者，以达到解决关键问题和持续改进工作质量的目的。

（五）评价的时间性

护理质量评价应制度化，评价周期应根据管理需求有计划、有步骤地进行，可按月份或按季度进行评价。

护理质量评价的目的是为了更好地促进工作、持续改进工作质量，因此，应按照标准加强对护士的指导、训练，使各项护理工作均按标准执行，检查和评价时才能获得优秀。

【案例分析】

案例 9-1

从本案例得出什么质量管理的经验？

以上实例说明确定质量问题是护理质量改进的关键，并为制定改进措施提供依据。

运用 PDCA 循环实施持续质量改进，激发了护理人员学习理论知识和操作技能的积极性，强化了团队精神，达到了提高护理质量的目的，有效地提高了患者的综合满意度。

案例 9-2

如果你是当班护士，怎样做才能防范意外事件发生？

对患者始终要有高度的责任心，正确评估病情的综合能力。护士主动学习有关意外事件的防范、应对措施。前瞻性预见患者可能会出现的问题，或家属可能会有的意见，及时反馈给医生。

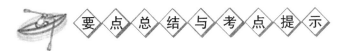

护理质量和护理质量管理概念，PDCA 循环的管理模式和预防护理缺陷的管理；全面质量管理的含义，护理质量管理的原则；护理质量评价应注意的问题。

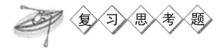

一、选择题

1. 属于三级医疗事故是（　　）

　A. 造成患者死亡、重度残疾的

　B. 造成患者中度残疾、器官组织损伤导致严重

功能障碍的

　C. 造成患者轻度残疾、器官组织损伤导致一般功能障碍的

　D. 造成患者明显人身损害的其他后果的

E. 以上都不对

2. 护理质量管理的关键是( )
   A. 制订计划　　　　　B. 组织领导
   C. 确立护理质量标准　D. 督促检查
   E. 以上都不对

3. "事后检验"属于质量管理的哪个阶段( )
   A. 统计的管理阶段
   B. 全面质量管理阶段
   C. 古代管理阶段
   D. 质量检验阶段
   E. 以上都不对

4. 护理质量评价结果的统计方法有( )
   A. 基础质量评价法
   B. 过程质量评价法
   C. 因果分析图法
   D. 终末质量评价法
   E. 以上都不对

5. 执行长期及临时医嘱是否及时、准确是临床护理工作的( )
   A. 要素质量评价　　B. 终末质量评价
   C. 护士素质评价　　D. 环节质量评价
   E. 以上都不对

6. PDCA 循环中的 D 为哪个阶段( )
   A. 计划阶段　　　　B. 检查阶段
   C. 处理阶段　　　　D. 执行阶段
   E. 评估阶段

7. 运用 PDCA 循环的护理管理的基本方法,检查质量状况,找出产生质量问题的原因,定出具体实施计划,实施预定的计划和措施,检查预定目标执行情况,总结经验教训,存在问题则转入下一个管理循环中,这种方式起到的作用是( )
   A. 监督指导　　　　B. 循环管理
   C. 持续改进　　　　D. 目标管理
   E. 检查落实

8. 某患者无青霉素过敏史,青霉素皮试阴性,护士随即遵照医嘱给药。几分钟后患者突然发生休克。这种状况应判定为( )
   A. 护理事故　　　　B. 医疗事故
   C. 护理差错　　　　D. 意外事件
   E. 护理缺陷

(9、10 题共用题干)

　　急诊要配备完好的急救物品及药品,保证物品完好,完整无缺,处于备用状态,做到及时检查维修和维护,以确保患者的及时使用和维护,以确保患者的及时使用和护理安全。

9. 急救物品和药品在保管使用中错误的环节是( )
   A. 定人保管　　　　B. 定时检查
   C. 定点放置　　　　D. 定人使用
   E. 定期消毒

10. 急救物品的合格率应保持在( )
    A. 100%　　　　　B. 99%以上
    C. 98%以上　　　　D. 95%以上
    E. 90%以上

二、名词解释

医疗事故　信息　护理质量管理　护理缺陷

三、简答题

1. 简述全面质量管理的含义。
2. 简述护理质量管理的基本要素。
3. 试述 PDCA 循环管理步骤与方法。

(于丽荣)

第十章

护理业务技术与信息管理

护理业务技术管理是护理管理的重要组成部分,是衡量医院护理管理水平的重要标志。护理业务技术的质量直接影响医疗效果。因此,抓好护理业务技术管理对提高护理工作水平、促进护理学科的发展具有重要作用。

第一节 护理业务技术管理

案例 10-1

某医院呼吸科监护病房(RCU)一位86岁老人,护士小李夜班接班后查房发现其精神萎靡,半坐卧位,呼吸浅促,喉咙发出奇怪声音,鼻塞给氧8L/min,监护仪显示 SpO_2 95%~96%。小李感觉不是很好,又准备了一套供氧装置、吸引器、气管插管用物等抢救物品,密切观察这位老人,上午4时患者血氧饱和度突然为84%,呼之不应,考虑是痰液堵塞,吸痰同时通知医生。经过气管插管、吸氧等抢救,于上午6时患者转危为安。

问题: 试分析护士小李是通过怎样管理来提高抢救成功率的?

一、概　述

(一) 护理业务技术管理的概念

护理业务技术管理就是对护理工作的技术活动进行计划、组织、协调和控制,使这些技术能准确、及时、安全、有效地应用于临床,以达到高质量、高效率的管理工作。

医院护理业务技术管理的研究对象是医院基础护理和各专业护理的工作任务、工作特点、主要内容、技术要求和实施方法。

(二) 护理业务技术管理的意义

护理工作的服务对象是患者,除了有良好的服务态度外,还需要过硬的护理技术。随着护理科学的发展,现代科学技术成果广泛应用于护理工作领域,护理工作的科学技术性要求越来越高。在某种意义上讲,护理技术水平对提高护理质量有决定性作用,护理技术水平的提高必须靠技术管理。有效的、高水平的护理技术管理是实现帮助患者获得最佳健康水平的重要保证。护理业务技术管理包括基础护理技术管理、专科护理技术管理和新业务、新技术管理。

二、基础护理技术管理

(一) 基础护理技术概念

基础护理技术是护理人员在实施护理服务过程中为患者护理、治疗最常用的带有临床普遍性的基本业务活动和基本技能,包括患者出入院护理、各种床单位的准备、患者清洁卫生护理、饮食治疗和营养、病情观察、各种护理文件的书写等。基础护理业务技术是临床护理工作中涉及范围最广泛、最普遍的基础业务活动和技术操作。

(二)基础护理技术的主要内容

按照护理活动的轻重缓急程度来划分,基础护理技术可分为一般护理技术、常用急救护理技术和基本护理常规和制度。

1. 一般护理技术 是护理人员在实施护理服务过程中为患者护理、治疗最常用的带有临床普遍性的基本业务活动和基本技能,如患者出入院处置、各种床单位的准备、患者的清洁与卫生护理、生命体征的测量、各种给药技术、无菌技术、消毒隔离技术、灌肠法、导尿术、各种标本的采集、尸体料理、医疗文件的处理等。

2. 常用急救护理技术 包括心电监护、心肺复苏、电除颤、气管插管、人工呼吸机的使用、止血包扎等。

3. 基本护理常规和制度 包括一般护理常规、病房护理工作制度、门诊管理工作制度等。

(三)基础护理技术的管理措施

1. 提高护理人员对基础护理技术重要性的认识 护理人员对基础护理的认识和态度直接影响基础护理的质量。通过对护理人员进行人文关怀和基础护理重要性的教育,使护理人员从思想上和行动上重视基础护理,自觉地提供高质量的基础护理。

2. 建立与完善基础护理技术的制度和标准 完善的护理制度和标准可以约束、协调和统一护理人员的行为,避免由于认识的不同和要求的不一致而造成护理行为上的随意性,同时完善的标准也有利于进行护理质量考评,如无菌技术操作评分标准(表10-1)等。

表 10-1 无菌技术操作评分标准
(无菌持物钳、铺无菌盘、取用无菌溶液、无菌物品、戴无菌手套)

项目	评分标准及细则	分值	得分
准备质量 (15分)	1. 衣帽整齐、规范洗手、戴口罩(一项不符合要求扣1分)	4	
	2. 物品:清洁治疗盘、无菌治疗巾、无菌持物钳(缸)一套、无菌容器一个、无菌纱布一包、无菌生理盐水一瓶、无菌手套、清洁弯盘、手表、笔、卡片(少一种扣0.5分)	4	
	3. 评估操作环境是否符合无菌技术操作原则要求(未做不得分)	3	
	4. 摆放合理(不符合要求扣2分)	2	
	5. 擦拭治疗盘,再次洗手(少一项扣1分)	2	
操作流程质量 (70分)	1. 无菌持物钳使用方法:(10分) ①检查无菌持物钳包有无破损、潮湿,包外灭菌化学指示物是否变色、书写内容是否齐全规范,灭菌有效期;打开无菌包后检查灭菌化学指示物是否变标准黑色,并取出持物镊(钳)缸置于治疗台面上;同时在灭菌化学指示物上注明开包日期和时间,粘贴于镊缸口缘下2cm处(一项不符合要求扣1分)	5	
	②取放持物钳时,前端闭合向下,不可触及容器口边缘,用后立即放入容器内(持物钳倒置、污染扣3分,平直扣2分,其他一项不符合要求扣1分)	5	
	2. 铺无菌盘,打开无菌包,取无菌物品方法:(25分) ①检查无菌包名称、包布有无破损、潮湿,包外灭菌化学指示物是否变色、书写内容是否齐全规范,灭菌有效期(少一项扣1分)	4	

项目	评分标准及细则	分值	得分
操作流程质量 (70分)	②打开无菌治疗巾包一角(有系带者,卷好)(一项不符合要求扣1分)	2	
	③打开其他三角使无菌物品暴露,检查灭菌化学指示物是否变标准黑色(方法不正确不得分,少一项扣1分)	2	
	④用无菌持物钳夹取治疗巾一块放于洁净的治疗盘内(不符合要求不得分)	2	
	⑤包内未用完物品按原折痕包好,在灭菌化学指示物上注明开包日期、时间,粘贴于无菌包封口处(一项不符合要求扣2分)	2	
	⑥双手捏住双层无菌治疗巾一边外面两角,轻轻抖开平铺于治疗盘上(方法不对扣2分)	2	
	⑦双手捏住无菌巾外面上层两角,将上层成扇形折叠于远端,开口边向外(一项不正确扣2分)	3	
	⑧取出无菌敷料放入治疗巾内(不符合要求不得分)	2	
	⑨包内未用完物品按原折痕包好,注明开包日期、时间(一项不符合要求扣1分)	2	
	⑩将上层治疗巾拉平盖于物品上,边缘对齐盖好,将开口处向上反折两次,两侧边缘向下反折铺好(一项不符合要求扣2分)	3	
	⑪记录铺盘时间(未做不得分)	1	
	3. 无菌容器使用方法:(10分)		
	①检查无菌容器名称、灭菌日期及有效期(一项不符合要求扣1分)	2	
	②打开无菌容器时,将容器盖内面朝上放于稳妥处,或者拿在手中(不符合要求扣3分)	5	
	③用无菌持物钳夹取无菌物品后立即将盖盖严(一项不正确扣2分)	3	
	4. 取用无菌溶液法:(10分)		
	①清洁瓶身,检查无菌溶液的名称、浓度、有效期,瓶口有无松动、瓶身有无裂缝,液体有无浑浊、沉淀、变质等(一项不符合要求扣0.5分)	3	
	②打开液体瓶的外盖,用拇指与食指或双手拇指将瓶盖边缘向上翻起,拉出瓶塞,旋转倒出少量溶液冲洗瓶口,再由原处倒出适量液体于无菌容器中(一项不符合要求扣1分)	4	
	③消毒瓶口、盖好瓶盖,在瓶签上注明打开日期、时间,放回原处(少一小项扣0.5分)	3	
	5. 戴无菌手套法:(15分) (1)戴无菌手套法:(10分) ①取下手表,规范洗手;检查并核对无菌手套外的号码、灭菌有效期,检查有无破损、潮湿(一项不符合要求扣0.5分)	3	
	②将手套袋平放于清洁干燥的台面上打开,取出滑石粉包涂擦双手,两手同时掀开手套袋开口处分别捏住两只手套的反折部分取出手套(一项不符合要求扣1分)	3	
	③将两手套五指对准,先戴一只手,再以戴好手套的手插入另一手套的反摺内面同法戴好(一项不符合要求扣1分)	3	
	④将手套的翻边扣套在工作服衣袖外面,双手对合交叉,调整手套位置(一项不符合要求不得分)	1	
	(2)脱手套法:(5分) ①脱手套时一手捏住另一手套腕部外面,翻转脱下,再将脱下手套的手插入另一手套内将其往下反转脱下;(一项不符合要求扣1分)	4	
	②将用过的手套放入医疗废物包装袋内(一项不符合要求不得分)	1	
全程质量 (15分)	1. 操作有序,方法正确,用物摆放合理(不符合要求不得分)	5	
	2. 符合无菌技术操作原则(污染一处扣3分)	5	
	3. 操作环境符合要求(不符合要求不得分)	3	
	4. 洗手符合手卫生规范标准要求(不规范扣2分)	2	

3. 加强对基础护理技术的培训 通过对护理人员的基本理论、基本知识和基本技能的培训和考核,使护士熟练掌握基础护理技术,促进护理工作的效率和质量的提高。

4. 加强基础护理质量控制 建立健全各级护理业务技术管理组织,完善和实施指导、监督和检查制度,定期或不定期地深入科室检查、督导,充分发挥管理的效能,保证业务技术管理工作的顺利进行,不断提高基础护理质量。

(四)基础护理技术管理方法

1. 循环管理 护理业务技术管理通过循环管理方法,实行计划(P)→实施(D)→检查(C)→反馈/总结分析(A)→再修订补充,这样一个"PDCA"循环过程,使基础护理管理更加完善,护理质量不断提高。

2. 分级管理 明确规定各级管理者和各级护理人员的业务技术管理的职责和权限。一般情况下,医院的护理管理实行分管院长领导下的护理部主任-科护士长-护士长三级管理体制。对各级护理人员的业务技术管理职责做出明确规定,各级人员应做到人人在岗、职责分明。

3. 目标管理 主要步骤可归纳为:①清晰地说明护理部实施目标管理的目的;②列出与实施此项目标管理有关的单位与病区;③科学分解总体目标,列出各级护理人员实施目标管理的责任;④确定实施目标管理各阶段的时间与要求;⑤定期检查与考核实施进度,最终达到预期的管理目标。

案例 10-2

某医院护理人员的学历层次不一,加之从多所不同院校毕业,因此在医疗文件的书写上存在诸多不同之处,造成护理病历的书写不统一、不规范,给临床护理工作带来很大的影响,也存在着许多隐患。

问题:试分析该院该如何进行管理才能提高护理质量?

三、专科护理技术管理

(一)专科护理技术概念

专科护理技术是根据不同专科疾病的特点和护理需要而形成的特定护理技术。专科护理是建立在基础护理的基础上,结合专科特点而开展护理工作。专科护理技术含量高,需要护理工作者不断学习、参加培训,以提高对专科护理技术的应用能力,确保专科护理水平不断提高。

(二)专科护理技术的内容

近年来,随着医学的发展,专科分化越来越细,专科护理也相应地向纵深发展,除了传统的内、外、妇、儿等科外,如内科又细分为呼吸、心血管、血液、消化、内分泌等专科护理。专科护理技术包括以下方面。

1. 疾病护理技术 包括各专科疾病的护理技术,如各类心脏病、各种手术患者的护理。

2. 专科诊疗护理技术 包括一般诊疗护理技术(如各种功能检查、专项治疗护理技术)和特种诊疗护理技术(如血液净化护理技术等)。

3. 健康教育 是整体护理的重要内容。根据专科患者的具体情况,开展健康教育,促进患者早日康复。

（三）专科护理技术管理的措施

1. 制定专科护理操作规程和标准　护理部应组织科护士长、专科护士长以及专科护理人员，要体现以患者为中心，满足患者的期望和需求，遵循科学性、先进性、适应性和可行性的原则，制订专科护理操作规程和标准，且根据专科医疗和护理技术的更新不断修订和充实。同时，应加强质量管理，认真落实专科护理措施，做好定期地指导、监督、检查和评价，提高专科护理质量。

2. 加强专科业务技术的学习和培训　由于专科护理具有操作复杂、范围广、内容多、涉及新技术多等特点，因此，应重视临床专科护理技术的培训。学习内容可包括：专科疾病的病因及发病机制、临床表现、诊疗方法和护理要求；专科护理常规和技术操作规程；健康教育的知识和技能；仪器设备的性能、使用保养、操作规程和注意事项，如心电监护仪、人工呼吸机等。

3. 提高协调与合作能力　专科疾病的检查、治疗和护理是通过多部门和多专业的共同配合而完成的，护理人员应提高交流沟通能力，协调好各方面的工作合作关系，促进专科护理质量的提高。

案例 10-3

某地其二级医院濒临倒闭，新院长上任后进行整改，医护人员进行院内培训和派出学习儿科重症监护技术、新生儿抚触、游泳技术等，并高薪聘请儿科专家。5 年后，该院不但扭亏为盈，还成为该区儿科疾病诊疗的权威医院。

问题：试分析该院是通过什么管理来提升效益的？

四、新业务、新技术管理

（一）新业务、新技术的概念

新业务、新技术是指应用于临床的一系列新检查、诊断、治疗和护理方法，以及新的医疗护理仪器设备的临床应用等。新业务、新技术是医学科学发展的重要标志之一，护理工作如何适应相应学科的发展，加强对护理新业务、新技术的研究管理，是提高护理质量的重要保障。

（二）新业务、新技术的管理措施

1. 以患者为中心开展护理新业务、新技术　护理新业务、新技术的开展应当以患者为中心，从患者的利益出发，满足患者的需求，以有利于治疗和康复为目标，而不是单纯地方便医务人员。

2. 建立护理新业务、新技术管理小组　由护理部主任负责，并让开展新业务、新技术较多的病室护士长、护士参加此小组。建立新业务、新技术的组织保障。

3. 开展新业务、新技术的学习　对新业务、新技术的实施制定规章制度、操作标准，建立资料档案，组织护理人员学习、培训，保证新业务、新技术的顺利开展。

4. 做好新业务、新技术效果评价　评价内容包括效率、效益和效果三个方面。评价要有理论依据和科学数据支撑，做好成果报告。

第二节 护理信息管理

一、信 息 概 述

(一) 信息及信息管理概念

1. 信息 一般来讲,信息的概念有广义和狭义之分。广义的信息泛指客观世界中反映事物特征及变化的语言、文字、符号、声像、图形和数据等,以适合于通信、存储或处理的形式来表示的知识或消息。狭义的信息是指经过加工整理后,对于接受者具有某种使用价值的数据、消息、情报的总称。理解信息的概念,应抓住以下几点:①信息是客观事物变化的最新反映;②信息是与外界相互交换、相互作用的内容;③信息是减少或消除事物不确定性的东西;④人们获得信息后,经过加工和处理,获得新的信息。

2. 信息管理 包括微观上对信息内容的管理,即信息的收集、组织、检索、加工、储存、控制、传递与利用的过程,以及宏观上对信息机构和信息系统的管理。信息管理的实质就是对信息资源和人类信息活动的有目的、有意义的控制行为。

(二) 信息的特征

所谓信息特征,是指信息区别于其他事物的本质属性。各种信息的具体内容尽管不同,但基本特征有共同之处,一般包括以下方面。

1. 真伪性 是信息反映客观事物的程度。信息是事物运动状态和过程的表达知识。它的作用在于消除观察者在相应认识上的不确定性,但自然表达的信息与人类对其表述的信息总是有差距的,科学的目的就是将自然信息客观表述,去伪存真。管理中要十分重视信息的真伪性,避免虚假信息的产生。

2. 时效性 信息的价值随着时间的变化而变化,在使用中注意信息的及时性,滞后的信息往往已失去了使用价值。例如,"老皇历看不得",原卫生部制定的《护士管理办法》已经滞后。

3. 载体依附性 信息本身是无形的,信息的传递交流及信息价值的实现要求信息必须依附于一定的物质形式——信息载体。人们通过语言、文字、符号、图像、磁带、光盘等物质载体存储、传递、显示、识别和利用信息。

4. 共享性 信息的共享性主要表现在同一内容的信息可以在同一时间内供两个或两个以上的用户使用,大大提高了信息的使用率和人们的工作效率,进而推动了人类社会的发展。例如,护理信息系统中存储了大量临床医疗护理工作、教学、科研及管理的信息和数据,护理人员可以根据需要随时查阅,大大提高了工作效率。

5. 不对称性 是指在市场经济活动中,各类人员对有关信息的了解是有差异的;掌握信息比较多的人员,往往处于比较有利的地位,而信息贫乏的人员,则处于相对不利的地位。医疗卫生服务本身信息不对称现象无处不在,从而产生了较大的信息差价。对医护治疗信息而言,提供与接受往往是单边的。

6. 传递性 存储于计算机中的信息,可被各级护理人员通过网络传递。例如,"飞鸽传书"。

7. 价值性 信息能够满足人们某些方面的需要。例如,"知己知彼,百战百胜",说的就是信息的价值性。

8. 储存性 计算机的硬盘、软盘、光盘等装置可以储存庞大的信息,用户通过快速的检索就可获得所需资料。

9. 可浓缩性　人们可将信息收集、加工、整理、分析、归纳而提炼、浓缩。

10. 可替代性　信息是一种可创造价值的知识,它可代替资本、劳动力、物资,甚至比它们更重要。

(三) 信息的种类

用不同的标准对信息进行分类,可以把信息划分为以下种类。

1. 以信息产生的来源分类　可分为自然信息、生物信息、社会信息。

(1)自然信息:指自然界中各种非生命物体传播出来的种种信息,如声、光、热、电、形形色色的天气变化、缓慢的地壳运动、天体演化等。

(2)生物信息:指自然界中具有生长、发育和繁殖能力的各种动物、植物和微生物之间相互传递的种种信息,例如,遗传信息、生物体内信息交流、动物种群内的信息交流等。

(3)社会信息:就是指人与人之间交流的信息,既包括通过手势、身体、眼神所传达的非语义信息,也包括用语言、文字、图表等语义信息所传达的一切对人类社会运动变化状态的描述。

2. 以信息的表现形式分类　可分为文本信息、声音信息、图像信息和数据信息等。

(1)文本信息:指用文字来记载和传达的信息,是信息的主要存在形态。

(2)声音信息:指人们用耳朵听到的信息,无线电、电话、录音机等都是人们用来处理声音信息的工具。

(3)图像信息:指人们用眼睛看到的信息,随着科技的发展,图像信息变得越来越重要。

(4)数据信息:指计算机能够生成和处理的所有事实、数字、文字和符号等。

二、护理信息概述

(一) 护理信息的特点

护理信息除具有信息的一般特点外,还有其专业本身的特点。

1. 生物医学属性　护理信息主要是与患者健康有关的信息,因此具有生物医学属性的特点。在人体这个复杂的系统中,由于健康和疾病处于动态变化状态下,护理信息以具有动态性和连续性。如脉搏就汇集着大量的信息,既反映人体心脏的功能、血管的弹性,还反映血液的血容量等信息。

2. 相关性　护理信息与多方面有关,涉及的部门和人员很多,各方面的密切配合很重要。有护理系统内部信息,如护理工作信息、患者病情信息、护理技术信息等;有护理系统外部信息,如医生要求护士共同治疗患者、医院各医技部门及科室要求护理配合、参与等信息。这些信息往往是相互交错、相互影响的。

3. 准确性　信息必须及时获取,准确判断,做出迅速的反应。医院护理信息的收集需要许多部门和人员的配合,加之护理人员分布广泛,给信息的收集和传递造成了一定的困难。护理信息中的一部分可以用客观数据来表达,如患者出入院人数、护理人员出勤率、患者的血压及脉搏的变化、患者的平均住院日等;而一部分则是来自主观的反应,如病情观察时患者的神志、意识的变化,心理状态信息,它们直读性差,需要护理人员能准确的观察、敏锐地判断和综合地分析信息。否则,在患者的病情危重,病情突变危及生命时,信息判断、处理失误,会酿成事故,造成不可挽回的损失。

4. 大量性和分散性　护理信息涉及面广,信息量大,种类繁多,且分散。有来自临床的护理信息,来自护理管理的信息,来自医生医疗文件的信息;有数据信息、图像信息、声音信息、有形和无形信息等。对这些信息正确的判断和处理,直接关系到护理质量和管理效率。

（二）护理信息的分类

医院的护理信息种类繁多,主要分为护理业务信息、护理管理信息、护理教育信息和护理科技信息。

1. 护理业务信息 主要是来源于临床护理业务活动的信息。这些信息与护理服务对象直接相关,如入院信息、转科信息、出院信息、患者一般信息、医嘱信息、患者病情、护理文件书写资料、健康咨询及宣教信息、计算机辅助护理诊断信息等。

2. 护理管理信息 是指护理行政管理中产生的一些信息。这些信息往往与护理人员直接相关,如护士基本情况、排班情况、出勤情况、考核评价及奖惩情况、护理人员职责、护理规章制度、护理工作计划及总结、护理会议记录,护理人员工作质量标准、护理管理人员职责、三级医院评定标准等。

3. 护理教育信息 主要包括教学大纲、教学计划、带教计划、实习安排、见习安排、带教教师的培训、教学会议记录、进修生管理资料、继续教育计划、培训内容、业务学习资料、历次各级护士考试成绩及标准卷等。

4. 护理科技信息 包括国内外护理新进展、新技术、护理科研成果、论文、著作、译文、学术活动情报、护理专业考察报告、护理专利、新仪器、新设备、各种疾病的护理常规、卫生宣教资料等。同时,还包括院内护理科研计划、立项课题、成果、论文、著作、译文、学术活动、护士的技术档案资料、护理技术资料、开展新业务新技术等。

（三）护理信息收集的原则

1. 可靠性原则 收集的信息必须保证收集的信息能反映真实的状况,在收集过程中要实事求是,认真辨别真伪,确保信息的真实、准确。

2. 系统性原则 收集信息不要孤立地看,而是要整体地、相互联系地看待事情和问题。

3. 全面性原则 收集的信息在内容上必须完整无缺,必须按照一定的标准;要反映事物全貌。

4. 针对性原则 收集信息必须针对所收集信息的实体。

5. 时效性原则 能及时获取所需的信息。信息要新,反应要快,获取信息所花的时间要短。

（四）护理信息收集的方法

1. 观察法 是指信息收集人员亲自到活动现场或借助一定的仪器对信息收集对象的状况进行观察和如实记录的收集方法。观察法应用很广泛,常和询问法、搜集实物结合使用,以提高所收集信息的可靠性。应用情况包括:①了解病情,可能带有个人的主观情绪,有时会影响观察的客观性;②了解患者需求;③了解治疗情况;④治疗环境的观察。

观察法的特点:①直观性,观察法所得到的信息往往能够直接利用,并可借助语言文字来传达,因此信息提供者的表达能力和使用者的理解能力都可能使信息被放大、扭曲或损耗;②广泛性,通过观察可以得到其他渠道难以获取的一些信息如环境信息、患者治疗的信息、护理服务水平等信息。这些信息可以作为护理信息的重要补充。

观察法的缺点:①信息表面化;②信息难以量化;③收集信息的范围有限;④成本高。因为需要较多的人员和仪器投入,所以观察法的成本通常比较高。

因此,比较适合观察法收集的信息主要是:对准确性要求比较高的信息;不需要深入分析的信息;收集对象不愿意透露的信息;不需要大量数据就能进行分析的信息等。

2. 调查法 通过与信息收集对象进行直接交流来获取信息的方法被称为调查法,属于口头交流或文字交流。常用以下两种方法。

（1）访谈调查：是通过信息人员与调查对象进行口头交流来获取信息。其优点：用于确定被调查者的身份；有助于问题的深入；根据对方语气表情可判断回答的真实性；可互动；反馈及时。但是，访谈调查存在缺点：一般是一对一的沟通，需大量人员投入；调查敏感问题比较困难，被调查者容易紧张和产生较多顾虑，对个人隐私或敏感问题拒答或回答不真实的可能性比较大。同时调查人员的主观因素亦有影响，提问技巧和理解能力存在差异，调查人员的提问方式、语气、表情都可能产生诱导或失和，从而影响回答的客观性。访谈调查主要用于收集需要深入了解的信息。

（2）问卷调查：通过被调查者填写问卷的方式来收集信息。这种方法程序简单，其主要的优点是：①成本低。问卷调查是一种文字交流的方式，设计一份问卷可供无数调查对象填写，不需一对一访谈，节省人力，调查对象多、范围广。②后期资料分析方便。问卷设计一般是标准化，信息收集的针对性强，调查结果容易统计处理，适合于量化研究，特别是封闭式问卷可借助计算机进行资料处理。问卷调查的主要缺点：回答的真实性相对较差，与被调查者的合作程度、能力有关，拒答率较高。问卷调查适合于了解对问题的看法、态度、行为，尤其适用于大量数据进行比较分析的定量研究。

3. 实验方法　能通过实验过程获取其他手段难以获得的信息或结论。实验方法也有多种形式，如实验室实验、现场实验、计算机模拟实验、计算机网络环境下人机结合实验等。

4. 文献检索　就是从浩繁的文献中检索出所需的信息的过程。文献检索分为手工检索和计算机检索。手工检索主要是通过信息服务部门收集和建立的文献目录、索引、文摘、参考指南和文献综述等来查找有关的文献信息。计算机文献检索特点是检索速度快、信息量大，是当前收集文献信息的主要方法。

5. 网络信息收集　网络信息是指通过计算机网络发布、传递和存储的各种信息。收集网络信息的最终目标是给广大用户提供网络信息资源服务，整个过程经过网络信息搜索、整合、保存和服务四个步骤。

三、护理信息系统

现代护理管理建立了科学化管理系统，运用现代化管理手段，将信息管理融入护理管理中，形成护理信息系统，加以科学管理对提高护理质量和促进护理的科学化、标准化、现代化、国际化起到至关重要的作用。

护理信息系统是在护理活动过程中进行对相关护理信息的收集、储存、加工整理、分析处理的系统，可以迅速检索、显示所需动态资料，是医院信息系统的重要组成部分。

（一）护理信息系统的内容

护理信息系统在医院应用极其广泛，主要包括临床护理信息系统和护理管理信息系统。

1. 临床护理信息系统　覆盖了护士日常工作中所涉及的所有信息处理的内容，如医嘱处理、收集护理观察记录、制订护理计划、实施患者监控等。

（1）住院患者信息管理系统：住院患者管理是医院管理的重要组成部分。该系统在患者办理住院手续后，相应护士电脑终端显示该患者相关信息，提示护理人员做好患者住院准备，打印患者资料一览卡、床头卡，并与药房、收费处、病案室、统计室等相应部门共享，对住院患者进行规范化管理。

（2）住院患者医嘱处理系统：医生将医嘱录入计算机，在护士电脑终端显示，经核实无误后执行，产生当日医嘱单、医嘱变更单、医嘱明细表；确认领取所需药物，自动产生请领总表及单个患者明细表(药费、住院费、治疗项目费);方便查询、并有相应的法律效应。

(3)住院患者药物管理系统:病区电脑终端上设有借药及退药功能,在患者需要时可及时退药,同时设退药控制程序,避免造成误退药、滥退药现象。

(4)住院患者费用管理系统:在患者住院的整个过程中随时统计发生项目的费用信息,使各项费用明细一目了然。目前,采取对住院患者一日报费制度、特殊费用清单制度,并可调整费用的结构,使之趋于合理。

(5)手术患者信息管理系统:主要针对手术治疗的管理,如外科将手术患者的信息手术方案、所需人员、器械、用药、手术时间等输入电脑。通过管理系统使病区与手术室及时沟通,也为手术过程及费用发生提供科学管理信息与依据。

2. 护理管理信息系统　主要涵盖了护理人力资源管理及质量管理有关的信息。

(1)护理人力资源管理信息系统:主要应用于护理人力资源配置、护理人员培训和技术档案管理等方面。例如,系统上设有护士长排班系统,护士长可以根据患者数、病房床位数、床位利用率、分级护理情况等进行排班、调整排班和打印生成表格;同时,护理部可以通过患者信息系统、护士长排班系统和护士考勤系统了解各科室护理人员的工作情况和出勤情况,对全院护理工作进行综合考虑和人力调配。

(2)护理质量管理信息系统:将质控体系和原始数据标准化,赋予一定权值,建立字典库,并将护理质量控制小组定期和不定期的检查结果,及时录入计算机,由计算机完成对这些信息的存储、分析和评价。由于信息反馈快,管理者可以及时得知各护理单元的护理质量状况,从而很快地发现和纠正问题。

(二)护理信息管理的类别

1. 护理行政信息管理　护理部或病区护士长对日常护理工作管理的信息,利用网络办公系统将排班、考勤、考核、质量监督等进行系统记录,并可将相应的会议报告、管理文件、通报、简讯、活动安排等相关信息储存、展示、交流。

2. 护理业务信息管理　护理业务信息系统的内容包括:护理评估、诊断、护理计划;患者信息,如患者的病情、医嘱、生活习惯、饮食等。各类护理活动信息项目繁多,内容复杂,使用计算机管理时,信息的录入应有专人负责,对信息分类并定期对各系统进行整理,保证其信息正确。

3. 护理质量信息管理　应用相应软件建立数据库,设计质量考核评分标准,将护理部门各种考核与检查项目的结果录入计算机系统,完成信息的储存、整理、统计分析、结果报告,及时、准确地对护理工作质量进行反馈,进行护理管理监控。

4. 护理科研信息管理　护理人员通过计算机建立各种信息库,如将特殊病例、科研数据、科研成果、新业务技术等输入计算机并储存,应设立密码,防止他人窃取或删除。利用计算机管理护理人员的科技档案,如对个人学习经历、学习成绩、论文及著作、发明、专利、科研成果等进行记录和统计,了解护理的科研状态和护理人员的科研能力,为晋升、深造、选派科研人才提供有力的依据。

5. 供应室信息管理　供应室是医院无菌器材的供应中心,主要承担清洁、消毒、保管和发放工作。利用计算机进行信息管理,可将物品的种类、数目、价格、发放情况、回收情况、使用后损坏情况记录,为管理提供有效的可靠的数据信息。

6. 重症监护病房信息管理　监护病室收住手术后或严重创伤的患者,病情变化复杂,需要建立一个能对人体重要的生理生化指标有选择性、连续性的进行监护的系统,系统必须具备信息储存、显示、分析和控制功能。通过以计算机为核心的监护系统,将主要的生化指标信息自动储存、显示、分析,及时发现病情变化并做出应急处理,同时也降低了护士的疲劳性观察,减少手工操作及主观判断造成的误差。

四、护理信息管理方法

(一) 护理信息资源管理

对各级护士所需的信息资源进行合理的组织、协调信息资源的开发利用,这包括两方面:一是,信息管理资源来源是正式组织和非正式组织系统获取;二是信息管理资源的技术处理,是通过采集、分类、排序、计算、比较、储存、检索,满足用户需求的数据。

(二) 护士使用信息的管理

护理部应组织学习护理信息管理的有关知识和制度,加强对护理信息管理重要性的认识;健全垂直护理信息管理体系,做到分级管理,实行护士-护士长-科护士长-护理部主任负责制;加强护士的专业知识、新业务、新技术的学习,提高护士对信息的收集、分析、判断和紧急处理的能力;各级护理管理人员应及时传递、反馈信息,经常检查和督促信息管理工作。

【案例分析】

案例 10-1

试分析护士小李是通过怎样管理来提高抢救成功率的?

护士小李的一般护理技术如观察病情、吸痰、吸氧等过硬,能及时对病情观察并作出判断,提前做好抢救物品的准备,做到及时发现问题,及时处理,从而取得成功。从中可见基础护理技术的重要性。

案例 10-2

试分析该院该如何进行管理才能提高护理质量?

医疗文件的书写属于基础护理技术,是一般护理技术。管理者应从"①提高护理人员对护理文书重要性的认识;②建立与完善护理文书书写的制度和标准;③加强对护理文书书写的培训;④加强护理文书质量控制"四个方面做好护理文书书写管理。

案例 10-3

试分析该院是通过什么管理来提升效益的?

儿科重症监护技术、新生儿抚触及游泳技术属于专科护理技术,专科护理技术含量高,需要护理工作者不断学习、参加培训。该院即是通过加强对儿科护士专科技术的培训,从而提高了护士对专科护理技术的应用能力,确保专科护理水平不断提高,使医院不但扭亏为盈,还成为该区儿科疾病诊疗的权威医院。

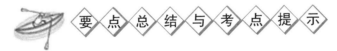

护理业务技术管理和信息管理概念;护理业务技术管理内容和护理业务技术管理措施;基础护理管理的方法;信息收集原则和信息收集的方法。

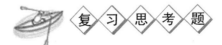

一、选择题

1. 下列不属于基础护理技术的是(　　　)

　　A. 患者出入院护理

　　B. 各种床单位的准备

　　C. 患者清洁卫生护理

　　D. 腹膜透析

　　E. 病情观察

2. 常用急救护理技术不包括(　　　)

A. 心肺复苏　　　　B. 止血包扎

C. 病房工作制度　　D. 气管插管

E. 呼吸机使用

3. 下列关于护理新业务、新技术管理的叙述,不正确的是(　　)

A. 成立护理新业务、新技术管理小组

B. 建立健全相关规章制度

C. 组织护理人员参加相关学习和培训

D. 进行效果评价、总结经验、不断改进和创新

E. 为单纯方便医务人员护理新业务、新技术

4. "明修栈道,暗渡陈仓"和"兵不厌诈",表明了信息的(　　)

A. 时效性　　　　B. 真伪性

C. 载体依附性　　D. 共享性

E. 可传递性

5. 下列不属于信息的是(　　)

A. 上课的铃声

B. 收到的开会通知

C. 存有照片的数码照相机

D. 电视里播放的汽油降价信息

E. 各班各科考试成绩

6. 下列叙述不正确的是(　　)

A. 信息是一种资源,具有一定的使用价值

B. 信息的传递不受时间和空间的控制

C. 信息是一成不变的东西

D. 信息要依附一定的载体才能表现出来

E. 各班各科考试成绩

7. 交通信号灯能同时被许多行人接收,说明信息具有(　　)

A. 时效性　　　　B. 真伪性

C. 载体依附性　　D. 共享性

E. 可传递性

8. 小李为心胸外科 ICU 副护士长,负责本病室 ICU 专科业务技术的管理,她的做法欠妥当的是(　　)

A. 组织好人员制订本 ICU 专科护理的操作规程和标准

B. 定期地对专科护理操作技术进行指导、监督、检查和评价

C. 加强专科业务技术的学习和培训

D. 提高协调与合作能力

E. 专科护理技术没有基础护理技术重要,任护士自我发展

9. 护生小梅在呼吸内科实习,经常做一些收集资料的工作,以下哪项不是护理信息收集的原则(　　)

A. 可靠性原则　　B. 系统性原则

C. 全面性原则　　D. 方便性原则

E. 时效性原则

(10～12 题共用题干)

医院常见的一些信息,如患者入院信息、转科信息、出院信息、患者一般信息、医嘱信息、患者病情、护士排班情况、出勤情况、带教计划、实习安排、见习安排、带教教师的培训等。

10. 属于护理业务信息的是(　　)

A. 护士排班情况　　B. 带教计划

C. 实习安排　　　　D. 医嘱信息

E. 科研计划

11. 属于护理管理信息的是(　　)

A. 护士出勤情况　　B. 带教计划

C. 患者出院信息　　D. 患者病情

E. 学术活动情报

12. 属于护理教育信息的是(　　)

A. 患者一般信息

B. 护理人员工作质量标准

C. 患者病情

D. 进修生管理资料

E. 学术活动

二、名词解释

基础护理技术　专科护理技术　信息　护理信息系统

三、简答题

1. 简述基础护理技术的主要内容。

2. 简述基础护理技术的管理措施。

3. 简述新业务、新技术的管理措施。

4. 简述护理信息的特点。

5. 简述护理信息的分类。

6. 简述临床护理信息系统的分类。

四、论述题

1. 护理业务技术管理的方法是什么?

2. 护理业务技术管理内容包括哪些?

(王玉美)

第十一章

医院感染管理

随着医学技术的发展,医疗活动中侵入性操作增多、大量抗菌药物普及运用等因素使医院感染问题愈来愈突出。医院感染的控制与预防工作是衡量医院管理水平的一个重要指标,是医院领导及各级医务人员的重要职责。护士作为患者的直接接触者,在护理工作中加强对医院感染的预防与控制,落实各项制度和措施,对降低医院感染的发生至关重要。因此,如何做好医院感染的控制与预防工作、减少患者身心痛苦、缩短住院时间、减少医疗资源的额外付出是本章重点讨论的问题。

第一节 医院感染管理概述

案例 11-1

患者,男,65岁,大学退休教师。以"头昏、眩晕,伴左侧肢体麻木3天"住进某医学院附属医院老年病房。经CT检查诊断为"多发性腔隙性脑梗死"。入院时体温36.7℃,常规给予抗血小板聚集和改善微循环治疗。患者于22日下午在住院期间出现咳嗽、咳白色黏痰,体温37.8℃,遵医嘱给予溴己新口服和解热镇痛药物治疗,并嘱咐患者卧床休息、增加饮水量。18时体温降至37℃,咳嗽症状仍无缓解,20时患者家属兴师动众地到科室质问值班医生:患者的病为什么越治越重? 经过医生的耐心解释,患者家属的情绪得以慢慢平复。

问题:

1. 该患者在住院期间出现咳嗽、发热症状是否属于医院感染?

2. 该患者能否使用抗菌药物治疗,如何使用?

一、基 本 概 念

(一) 医院感染的概念

医院感染又称医院获得性感染,指住院患者在医院内获得的感染。医院感染包括在住院期间发生的感染和在医院内获得出院后发生的感染,但不包括入院前已开始或者入院时已处于潜伏期的感染。医院工作人员在医院内获得的感染也属医院感染。医院感染其涵义如下。

(1)医院感染必须发生在医院内,包括在医院感染而在院外或转院后发病的患者,不包括在院外感染而在院内发病的患者。

(2)有明确潜伏期的疾病,从患者入院时算起,超过平均潜伏期后发生的感染为医院感染。对潜伏期变动幅度较大的疾病,还应参照病原学及流行病学资料来确定。

(3)无明确潜伏期的疾病,患者入院48小时后发生的感染即为医院感染。

(4)医院感染对象主要为住院患者和医院工作人员,而门诊患者、陪住者、探视者流动性大,发生医院内感染不易发现和判断,一般不列为感染对象。

在理解概念及涵义的同时要注意判断,下列情况属于医院感染:①本次发生的感染直接与上次住院有关;②在原有感染基础上出现其他部位新的感染(除外脓毒血症迁徙灶),或在原感染已知病原体基础上又分离出新的病原体(排除污染和原来的混合感染)的感染;③新生儿在分娩过程中和产后获得的感染;④由于诊疗措施激活的潜在性感染,如结核杆菌、疱疹病毒等感染。

下列情况不属于医院感染:①先天性感染不属于医院感染,如胎儿在子宫内通过胎盘而感染者,新生儿经产道获得的或出生后48小时内发生的感染;②患者原有的慢性感染性疾病在医院内急性发作,未发现新的病原体;③皮肤、黏膜的开放性伤口只有细菌定植而无炎症表现;④由于损伤或物理性、化学性刺激而产生的炎症表现。

医院感染按临床诊断报告,力求做出病原学诊断。

(二)医院感染暴发的概念

医院感染暴发是指在医疗机构或其科室的患者中,短时间内发生3例以上同种同源感染病例的现象。

医院发现5例以上疑似医院感染暴发或3例以上医院感染暴发时,应当于12小时内向所在地县级卫生行政部门报告,并同时向所在地疾病预防控制机构报告。县级卫生行政部门接到报告后,应当于24小时内逐级上报至省级卫生行政部门。省级卫生行政部门接到报告后组织专家进行调查,确认发生以下情形的,应当于24小时内上报至国家卫生行政部门。

(1)5例以上医院感染暴发。

(2)由于医院感染暴发直接导致患者死亡。

(3)由于医院感染暴发导致3人以上人身损害后果。

(三)医院感染管理的概念

医院感染管理是针对诊疗活动中存在的医院感染、医源性感染及相关的危险因素,运用相关的理论与方法,总结医院感染的发生规律,并为降低医院感染而进行的有组织、有计划的预防、诊断和控制活动。医院感染管理工作包括以下内容。

(1)认真执行国家相关法律法规,制定全院医院感染控制规划,有效地进行医院感染的防控工作。

(2)建立健全医院感染管理的各项规章制度,如监测制度、消毒隔离制度、消毒药械管理、一次性使用无菌医疗用品管理等制度,并组织实施。对临床抗感染药物的应用、消毒隔离等方面提出指导性意见。

(3)每年有计划地完成医院感染管理知识的在职教育培训工作,提高医务人员医院感染控制知识和业务水平。

(4)定期进行医院感染管理监测工作,及时将存在问题、医院感染信息反馈到科室,督促科室针对问题提出控制措施,及时发现和控制医院感染的暴发。

二、医院感染的分类

医院感染根据感染发生部位、感染人群、病原体来源等分类。从医院感染预防和控制的角度,一般按病原体来源不同进行分类,将医院感染分为内源性感染和外源性感染。

(一)内源性感染

内源性感染又称自身感染,是指各种原因引起的患者在医院内遭受自身固有病原体侵袭而发生的感染。病原体常为寄居在患者体内的正常菌群或条件致病菌,通常是不致病的,但在一定条件下,如长期使用抗生素、免疫抑制剂或激素等导致患者抵抗力降低、菌群失调或发生移位时则会引起自身感染。例如,口腔内寄居的链球菌可因拔牙、扁桃体切除等原因,进入血流,感染心内膜;患者由于某些原因长期大量使用广谱抗生素,造成肠道菌群失调,发生伪膜性肠炎等。

(二) 外源性感染

外源性感染又称交叉感染,指各种原因引起的患者在医院外遭受非自身固有的病原体侵袭而发生的医院感染。病原体来自患者身体以外的个体,如其他患者、带菌者、工作人员、探视者、陪护者等,还可来自污染的环境,如空气、水、医疗用具及其他物品等。通过患者与患者之间,患者与工作人员间,患者与陪护者和探视者之间,患者与污染的医院环境、污染的医疗用具之间,直接或间接接触发生感染。例如,手术室空气中细菌总数超标造成患者术后切口感染,输液过程中无菌操作不严而引起局部静脉感染等。通过及时对患者采取治疗措施、隔离带菌者、严格执行无菌操作、医疗器械消毒、保持医院环境、病房环境清洁干燥、定时通风等措施,大部分外源性感染可以预防。

三、医院感染管理的重要性

医院感染是目前患者死亡的重要原因之一。医院内发生的感染与其他人群密集的地方如学校、托儿所、旅馆、饭店及公共场所发生的感染不同。其感染对象主要是住院患者,其中很多患者患有基础疾病,或接受某些治疗造成抵抗力下降。还有老年患者和新生儿,这些都是易感人群,抵抗力较低。医院中病原体来源广泛,流行的菌株多数呈现高度耐药或多重耐药,难以治疗,这些易感人群一旦发生医院感染就很容易传播,并且会造成严重后果。因此,加强医院感染管理是提高医疗质量和保障人民生命安全的重要工作。医院感染管理的重要性主要表现在以下几个方面。

(一) 有助于预防和控制医院感染,保障医疗安全,提高医疗质量

医院感染是世界性问题,无论是发达国家还是发展中国家都存在医院感染问题。医院感染管理工作涉及面广,一个步骤落实不到位就有可能酿成不良后果,不仅威胁患者的安危,而且影响医务人员的健康,甚至可能引起医疗纠纷,影响医院工作的正常运行,在某种程度上还会给社会造成严重的不良影响。医院感染管理的核心是保障医疗安全,提高医疗质量。因此,做好医院感染管理工作可以有效预防和控制医院感染,保障医疗安全,提高医疗质量。

(二) 有助于减少卫生资源的额外损失

医院感染不仅延长患者的住院时间,增加患者的痛苦、医疗药物器械的投入及医务人员的工作量,而且降低病床周转率,给患者及其家庭和社会造成重大的经济损失。因此,做好医院感染管理工作可以减少卫生资源的额外损失。

(三) 有助于形成一支具有较高医院感染专业知识水平的医疗队伍

通过对医院各级各类人员预防、控制医院感染知识与技能的培训、考核,各级管理人员能够了解医院感染管理工作及理论的进展和本院、本管辖区域医院感染管理的要点及相关管理知识;医生能够掌握医院感染诊断标准、合理规范使用抗生素及医院感染管理的各项规章制度;护士能够严格执行无菌技术操作、消毒隔离制度等规程;工勤人员能够掌握预防、控制医院感染的基础卫生学和相关消毒药械的正确使用等基本知识。同时,通过举办各级各类人员医院感染研

讨班、开展医院感染的专题研究,提高他们对医院感染的重视程度及认知程度,逐渐形成一支具有较高医院感染专业知识水平的医疗队伍。

第二节 医院感染的影响因素

案例 11-2

某二级甲等医院眼科为 10 名白内障患者做超声乳化手术。第 2 天 10 名患者相继出现眼部剧烈疼痛、眼部积脓等铜绿假单胞菌感染症状,其中 9 名患者相继实施了单侧眼球摘除手术,1 名患者实施了单侧玻璃体摘除手术。

经调查,该医院与非医疗机构签订合作协议,允许该机构没有医疗资质的人员从事诊疗活动。在做连台手术时,没对器械进行严格消毒,而且手术室的布局、设施、环境、流程均不符合要求,导致铜绿假单胞菌感染暴发。

问题:

1. 该医院在医院感染管理方面存在着哪些薄弱环节?
2. 如何杜绝该事件再次发生?

一、感 染 链

医院感染的感染链由感染源、感染途径和易感人群共同组成。感染链是感染在人群中发生、蔓延的生物学基础,三者同时存在,并相互联系,感染就会发生,缺少其中任何一个环节,感染就不可能发生。而内源性感染则有所不同,它的感染过程是感染源自身、易位途径和易感生态环境,需从微生态角度进行描述。

(一) 感染源

感染源是指病原微生物自然生存、繁殖并排出宿主。医院感染的感染源包括已感染的患者、带菌者或自身感染者、环境菌源、感染的医务人员、污染的医疗器械、血液及血制品、动物感染源等。

(二) 感染途径

感染途径是指病原体从感染源排出并侵入易感人群的途径。医院感染的途径包括接触传播、空气传播、水和食物传播、医源性传播、母婴传播、生物媒介传播等。

(三) 易感人群

易感人群是对某种传染缺乏免疫力或对传染病病原体缺乏特异性免疫力,易受该病感染的人群。人群中易感者多,则人群易感性高,感染越容易发生流行。易感人群包括:机体免疫功能受损者,如造血系统疾病、恶性肿瘤患者;婴幼儿及老年人;营养不良者;接受免疫抑制剂治疗者,如皮质激素、放疗治疗等;长期使用广谱抗菌药物者;住院时间长者;手术时间长者;接受各种侵袭性操作者,如膀胱镜检查、导尿术等。

知识链接

高致病性禽流感

高致病性禽流感是由禽甲型流感病毒某些亚型中的一些毒株引起的以禽类为主的传染病。高致病性禽流感可以直接感染人类,《中华人民共和国传染病防治法》中规定其按甲类传染病进行管理。

临床表现:轻度患者伴有流涕、鼻塞、咳嗽、咽痛、头痛、全身不适等呼吸道症状;部分患者可有恶心、腹痛、腹泻、稀水样便等消化道症状;严重患者可出现肺炎、呼吸窘迫等表现,甚至可导致死亡。

传染源:患禽流感或携带禽流感病毒的家禽。

传染途径:禽流感病毒经过消化道和呼吸道进入人体传染给人,也直接接触感染的家禽及其粪便或禽流感病毒也可以被感染;通过飞沫及接触呼吸道分泌物也是传播途径。

易感人群:13 岁以下儿童。

二、发生医院感染的常见因素

医院中人员密集,微生物大量聚集,空气受到严重污染,病原微生物寻找一切机会和途径侵入人体,生长、繁殖并排出代谢产物,损害宿主的细胞和组织。人体则启动各种免疫防御机制,力图将侵入的病原体杀灭。但是医院的患者大多抵抗力低下,两者力量的强弱和增减,决定患者是否受到感染以及是否造成感染流行。发生医院感染的常见因素有以下方面。

(一) 医院感染组织结构和管理制度不健全

国家卫生行政部门已经颁布了《医院管理感染办法》《医院感染诊断标准》等法规。但某些医疗机构医院感染管理组织结构和规章制度还不健全,工作无专人负责,出现医院感染管理工作无法落实或落实不到位等情况,如无健全的门急诊预检、分诊制度,无健全的患者入院卫生处置制度等,都有可能引发感染源传播。

(二) 医务人员自身对医院感染及其危害性认识不足

医务人员对医院感染知识不如对本专业学科重视,他们对医院感染制度的执行和医院感染相关知识的培训是被动接受的,因而对医院感染的危害性认识不足,无菌观念淡漠,不能严格执行无菌技术、手卫生和消毒隔离制度等。

(三) 侵入性操作增多

随着医学的发展,医疗活动中各种侵入性如动静脉插管、气管插管、气管切开等操作增加,损伤了机体的防御屏障,同时将外界微生物导入体内引起医院感染。据资料统计,留置导尿患者发生泌尿系统感染率是自行排尿患者的 30 倍。

(四) 医院重点部门的建筑布局不合理

手术室、消毒供应中心、血液透析中心、重症监护病房、住院病房等医院重点部门的建筑布局不合理,各区域划分不严格,如手术间多时手术刷手间未分区域布置、住院病房内病床数超过标准、平行两床的间距过小等。医院重点部门的建筑布局应按医院感染管理要求,明确分区,有效合理。

(五) 病原体来源广泛,环境污染严重

医院内细菌、病毒、真菌等微生物在医院的空气、物体表面、用具、器械等处皆可存在。由于

传染源多,医院的环境污染较严重。病区中的公共用品如水池、扶手、拖布、抹布等常有污染,肥皂盒、马桶等潮湿环境有利于细菌生长繁殖。铜绿假单胞菌、克雷伯菌、某些真菌等可长久存活,造成物品污染,甚至污染无菌器械。对探视时间、人数的放松也会导致病原菌被带入医院的可能性增加。

(六) 抗菌药物使用不合理

大量广谱抗菌药物的不合理应用是引起医院感染的重要因素之一。不遵守抗菌药物使用原则,如放宽适应证、使用时间、使用剂量等,可导致正常菌群失调,高度耐药或多重耐药菌株产生。

(七) 易感患者增加

医院是易感人群最多的场所,医院内患者的免疫防御功能都存在不同程度的损害和缺陷。随着医疗技术的进步,过去某些不治之症可治愈或延长生存时间,医院中慢性疾病、恶性疾病、老年患者所占比例逐渐增加;围产技术的发展使一大批高危儿得以存活;患者在住院期间接受各种诊断和治疗措施,也会造成抵抗力下降;使用激素或免疫抑制剂、接受化疗、放疗后的患者,也会导致自身免疫机能下降而成为易感者。

案例 11-3

某市级医院新生儿科从 2008 年 9 月 3 日起,9 名新生儿相继出现发热、心率加快,腹部触诊肝脾肿大。其中,8 名新生儿于 9 月 5 日至 15 日因发生弥散性血管内凝血而相继死亡,1 名新生儿经医院救治好转。事件发生后,该医院未向相关部门报告。卫生部 9 月 23 日接到关于该事件的投诉后,立即派专家赶赴该院,进行事件调查。专家调查组发现该医院管理层对医院感染管理工作不重视,无医院感染监测制度,部分医务人员无菌观念淡漠,从而导致这起新生儿死亡事件。

问题:
1. 分析该医院新生儿死亡事件是否属于医院感染暴发?
2. 如果是医院感染暴发,该如何报告?

第三节 医院感染的预防与控制

医院感染的预防与控制要向零感染方向努力,高度重视医院感染管理工作,熟练掌握相关知识和技能,可以减少医院感染的发生和扩散。护士是预防与控制医院感染的主力军,控制医院感染应贯穿于整个护理工作过程。医院感染的预防与控制措施包括以下几个方面。

一、完善组织结构和管理制度

(一) 医院感染管理组织结构

国家卫生行政部门在 2006 年下发的《医院感染管理办法》中对医院感染管理组织结构作出具体规定:100 张住院床位以上的医院应当设立医院感染管理委员会和独立的医院感染管理部门,由医院院长或者主管医疗工作的副院长全面负责医院感染管理工作;100 张住院床位以下的医院应当指定分管医院感染管理工作的部门;社区卫生服务中心、疾病预防控制中心等其他医疗机构应当有医院感染管理专(兼)职人员;医院感染管理委员会由医院感染管理部门、医务部门、护理部门、临床科室、消毒供应室、手术室、临床检验部门、药事管理部门、设备管理部门、后勤管理部门及其他有关部门的主要负责人组成;临床科室建立医院管理管理小组,由科主任、护士长和科室兼职医院感染监控工作的医生、护士组成。

(二)医院感染管理制度

医院感染管理委员会负责贯彻医院感染管理方面的法律、法规及技术规范的宣传落实工作,并结合医院具体情况制定各项规章制度及感染管理工作规范,建立各级人员医院感染管理责任制,履行工作职责,检查督促相关规章制度及感染防治措施的落实,严格执行有关技术操作规范,有效预防和控制医院感染。

(三)医院感染管理护理控制体系

医院感染管理护理控制体系实行二级管理模式,即由护理部的医院感染控制小组到科室的医院感染护理控制小组的二级管理。护理部的医院感染控制小组由护理部副主任任组长,部分科护士长和护士长任组员,在医院感染管理委员会的业务指导下工作;科室的医院感染护理控制小组由护士长任组长,科室兼职医院感染监控工作的护士任组员,在护理部的医院感染控制小组领导下工作。

二、开展教育培训

(一)建立医院感染培养制度

制定对本医疗机构工作人员的培训计划,对全体工作人员进行医院感染相关法律法规、医院感染管理相关工作规范和标准、专业技术知识的培训,加强医院感染的宣传教育和继续教育,提高医院感染专业人员的业务技术水平,建立医院感染专业人员岗位规范化培训和考核制度,充分发挥医院感染专业技术人员在预防和控制医院感染工作中的作用。感染管理科每年对全院各类人员医院感染知识的掌握情况进行一次检查考核,及时发现问题,进行有针对性的培训。

(二)对各级各类人员的培训要求

医院管理人员应熟悉医院感染工作相关的法律法规及各项规章制度,充分重视医院感染工作。医院感染管理人员需要掌握系统的医院感染管理知识,有利开展医院感染工作。医务人员应当掌握与本职工作相关的医院感染预防与控制方面的知识,落实医院感染管理规章制度、工作规范和要求,在医院感染暴发与流行时能够采取积极有效的处理措施,并将自我防护知识及各项操作技术贯穿于医疗护理工作的全过程。临床医技人员应掌握消毒隔离知识、职业卫生防护、医院感染监测手段及本科室医院感染的特点与控制。工勤人员应了解传染病的防治知识,消毒隔离方法,无菌观念,掌握基本医学常识。另外,还应对患者、家属及护工进行医院感染知识宣教,使他们懂得医院感染的危害及预防医院感染的方法,主动配合医院感染工作,自觉遵守探视及陪护制度,有效防止医院感染。

三、防止侵入性操作所致感染

(一)侵入性操作应严格掌握适应证

对必须进行的侵入性操作,在医疗器械的选择上,尽量选用一次性使用无菌医疗器械、物品;使用前应认真检查,若发现包装有破损、过效期和产品不洁等不得使用;若使用中发生热原反应、感染或其他异常情况时,应立即停止使用,并按规定详细记录现场情况,报告医院感染管理办公室;一次性使用无菌医疗用品使用后,按医疗废物处理规定处置。

(二)高风险医疗器械的监管

做好高风险医疗器械的监管,耐高温、耐湿度的高危医疗器械应采用高压蒸汽灭菌,禁止使用过期、淘汰、无合格证明的消毒、灭菌器械。

(三)严格遵守无菌技术原则和操作规程

侵入性操作应严格遵守无菌技术原则,严格执行操作规程,避免污染,器械一人一用一操作,并做好相应的护理。如留置导尿是临床常用的侵入性操作,易发生泌尿系感染,插管时动作应轻柔,护理时避免用力牵拉尿管,每日更换集尿袋固定在低于引流口位置,病情允许尽早拔管。

四、合理安排建筑布局

根据卫生学要求和医院感染管理要求,合理安排住院病房、急诊科、重症监护病房、新生儿病房、手术室、消毒供应中心等部门建筑布局,改建以往不合理结构。

(一)住院病房

病房办公室、治疗室、换药室、污物间、卫生间等房间,区域划分要明确,标志要清楚。病房门应开向走廊,每个房间病床数最多不应超过 8 张床,平行两床的间距至少应大于 0.8 米。

(二)急诊科

急诊科应设医疗区和支持区,两区应设计合理,有利于患者抢救。医疗区包括分诊处、诊疗室、观察室、抢救室等房间;支持区包括挂号、收费、药房、检查及保卫等部门。急诊观察床的数量按医院总床位数量的 5% 设立,观察室内床位数一般不超过 6 张,并设单独隔离观察室。急诊科应设有无障碍通道、救护车通道和专用停车处。

(三)重症监护病房

病室应为"U"形或圆形,设中心控制台,明确划分治疗区、办公区及污物处理区等区域,各区域划分规范,流程合理。平行两床的间距至少应大于 1.5 米,每个床单位配备速干手消毒剂,病室内配备感应式洗手设施。

(四)新生儿病房

新生儿病房应接近产房,分限制区、半限制区和非限制区,各区域之间用门隔开。限制区在最内侧,包括病房、洗澡间等;中间是半限制区,包括医护办公室、治疗室等;非限制区在最外侧,包括工作人员更衣室、值班室。

(五)手术室

应远离明显的污染源,尽可能接近外科病房、重症监护室等相关科室。手术室应严格按照洁污分开的原则划分区域,设限制区、半限制区和非限制区,限制区包括各类手术间、手术准备间等;中间是半限制区,包括护士办公室、消毒室等。非限制区在最外侧,包括工作人员更衣室、值班室、卫生间等。手术间多时,手术刷手间应分区域布置,间隔 2~4 间手术间设一间手术刷手间,以便外科洗手后较快进入手术间,减少再次污染的风险。

（六）消毒供应中心

应接近手术室和临床科室,区域相对独立。工作区域的划分方向应按照物品由污到洁,空气流向由洁到污的原则分为去污区、灭菌区和无菌物品存放区,各区域之间设置人员出入缓冲间和物品传递通道,去污区和无菌物品存放区的房门分别对应两个通道。

五、做好清洁与消毒工作

（一）保持环境卫生

做好新入院患者的卫生处置工作、感染和非感染患者及传染患者分开安置等工作。病房每日开窗通风两次,每次 20～30 分钟,必要时使用空气消毒器进行消毒。病房地面每日五扫两拖,窗台、床头柜、床旁椅等物品表面每日用 500mg/L 含氯消毒剂擦拭 1～2 次,肥皂盒内不能有积水,马桶定期消毒。

（二）严格执行探视与陪护制度

通过控制陪护人数、减少探视人数和次数以及禁止有感染者探视等,避免交叉感染,保障医疗卫生环境安全。

（三）定期开展医院环境卫生学监测

包括各类科室治疗环境、空气、物表及手卫生等微生物监测,对未执行手卫生的医务人员或手部检测不合格者进行惩罚,限期整改。

六、合理使用抗菌药物

（一）实行抗菌药物分级管理

根据中华医学会、中国药学会医院药学专业委员会等部门颁布的《抗菌药物临床应用指导原则》,将抗菌药物分为非限制使用、限制使用与特殊使用三类进行分级管理。临床医师可根据诊断和患者病情开具非限制使用抗菌药物处方;患者需要应用限制使用抗菌药物治疗时,应经具有主治医师以上专业技术职务任职资格的医师同意并签名;患者病情需要应用特殊使用抗菌药物,应具有严格临床用药指征或确凿依据,经抗感染或有关专家会诊同意,处方需经具有高级专业技术职务任职资格医师签名。

（二）抗菌药物使用要求

临床医生必须掌握各类抗菌药物的分级原则、预防性和治疗性抗菌药物的应用原则、各类抗菌药物的适应证和使用注意事项、各类细菌性感染的治疗原则,根据药物敏感试验选择抗菌药物,合理、科学、规范用药,减少经验用药,避免长时间、大剂量、多种类使用抗菌药物,特别是广谱抗菌药物。新生儿使用抗菌药物时应按日龄调整给药方案。老年患者宜选用毒性低并具杀菌作用的抗菌药物。青霉素类、头孢菌素类等 β-内酰胺类为常用药物,毒性大的氨基糖苷类、万古霉素、去甲万古霉素等药物应尽可能避免应用。护士必须掌握抗菌药物合理用药知识,严格按规定时间给药,积极观察药效,及时向医生提供停药、换药依据。如果在抗菌药物使用监测中发现耐药菌株,应及时采取隔离措施,严防多重耐药菌传播,降低发生医院感染的风险,保障医疗质量和医疗安全。

七、其他措施

(一) 保护易感人群，提高患者抵抗力

积极治疗各种基础疾病，如糖尿病、恶性肿瘤及血液系统疾病等，提高机体免疫功能。高度重视婴幼儿及老年患者的消毒隔离工作，慎用抗菌药物，根据病情可对早产儿、血液系统疾病患者实行保护性隔离。加强抗菌药物的使用管理，多种药物均敏感时尽可能选用抗菌谱窄的抗菌药物，减少因耐药引起的菌群失调。针对不同的易感人群制订相应的饮食计划，合理膳食，加强营养，必要时配合医生给予支持疗法，提高患者抵抗力。另外，根据临床路径，规范医疗护理行为，提高医疗执行效率，减少患者住院时间，缩短平均住院日，降低医院感染的危险性。

(二) 严格执行手卫生制度

各种诊疗护理活动都离不开医务人员的手，严格执行手卫生制度可以减少因医务人员手污染造成的患者直接或间接感染，防止医院感染的发生。医务人员在处理清洁、无菌物品，处理药物及配餐之前；直接接触患者、接触特殊易感患者、接触患者黏膜、破损皮肤或伤口、穿脱隔离衣及进行无菌操作前后；接触患者的血液、体液、分泌物、排泄物、伤口敷料、摘手套、处理污染物品、被患者的血液、体液污染后，均应洗手消毒。如果医务人员手部有肉眼可见的污染时应用肥皂液和流动水按照七步法洗净双手，如配戴手表应先摘去，认真揉搓双手 15 秒以上。如果医务人员手没有受到血液或体液等明显污染，可以使用速干手消毒剂代替洗手。速干手消毒剂使用方便，节约时间，可以提高医务人员对手卫生的依从性。

(三) 做好医疗废物管理，杜绝病原微生物扩散

医疗废物可以携带各种病原微生物，如果未经处理或任意丢弃就会造成环境污染，疾病传播。我国针对医疗废物的管理颁布了一系列相关文件，对医疗废物的分类、存放、处理等进行了严格的规定。医院应做好医疗废物的管理工作，按照医疗废物管理的基本原则进行管理，对医疗废物的产生、分类、收集、交接登记等过程进行严格控制，确保医疗废物包装物或容器无破损、渗漏等问题，严防交叉感染和二次污染。

【案例分析】

案例 11-1

1. 该患者在住院期间出现咳嗽、发热症状是否属于医院感染？

该患者在住院第 7 天出现咳嗽、发热等呼吸道感染症状，属于医院感染。

2. 该患者能否使用抗菌药物治疗，如何应用？

一般不用抗菌药物，如果出现体温持续升高，咳嗽、咳痰症状加重，可留取痰标本进行细菌培养和药物敏感实验，诊断为细菌性感染者，方有指征应用抗菌药物。

根据病原菌种类及药敏结果选用抗菌药物。老年患者宜选用毒性低并具杀菌作用的抗菌药物，给药剂量可用正常治疗量的 1/2～2/3。严密观察用药疗效，同时应进行血药浓度监测，据此调整剂量，使给药方案个体化，以达到用药安全、有效的目的。

案例 11-2

1. 该医院在医院感染管理方面存在着哪些薄弱环节？

医院感染管理混乱，与非医疗机构合作违规行医，缺乏消毒灭菌质量的全面监测；医务人员对医院感染的重要性、迫切性认识不足，缺乏医院感染知识，消毒隔离、无菌观念淡薄，严重违反诊疗技术规范致使消毒灭菌工作达不到要求；手术室的布局、设施、环境、流程不合格导致医院感染暴发。

2.如何杜绝该事件再次发生?

重视和落实卫计委医院感染管理相关法规,健全医院感染管理组织结构和规章制度,立即停止与非医疗机构合作协议,改建或改造手术室不合理结构,严格执行消毒隔离制度,严格遵守诊疗技术规范,加强环境、空气、物表等微生物监测,加强各级各类人员医院感染相关知识教育培训。

案例 11-3

1.分析该医院新生儿死亡事件是否属于医院感染暴发?

该医院新生儿病房在短时间内发生 8 名新生儿同种同源感染并死亡现象属医院感染暴发。

2.如果是医院感染暴发,该如何报告?

医院应当于 12h 内向所在市疾病预防控制机构及卫生行政部门报告。市级卫生行政部门接到报告后,应当于 24h 内上报至省级卫生行政部门。省级卫生行政部门接到报告后组织专家进行调查,确认发生以下情形的,应当于 24h 内上报至国家卫生行政部门:①5 例以上医院感染暴发;②由于医院感染暴发直接导致患者死亡;③由于医院感染暴发导致 3 人以上人身损害后果。

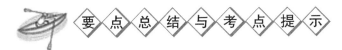

要 点 总 结 与 考 点 提 示

医院感染概念、分类、感染链的组成及发生医院感染的常见因素;医院感染的预防与控制措施。

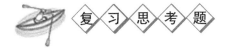

复 习 思 考 题

一、选择题

1. 医院感染的主要影响因素不包括(　　)
   A. 医院里病原体广泛
   B. 易感患者增多
   C. 侵入性操作增多
   D. 大量新型抗生素的开发和应用
   E. 医务人员对医院感染的认识不足

2. 关于医院感染的描述,以下哪项是错误的(　　)
   A. 狭义医院感染的主要对象是住院患者
   B. 患者在出院后感染也可能是医院感染
   C. 在住院期间发生的感染一定是医院感染
   D. 医院感染的发病可在住院期间也可在出院后
   E. 入院前处于潜伏期而在医院内发病不属于医院感染

3. 医院感染的易感人群不包括(　　)
   A. 定期复诊患者　　B. 恶性肿瘤患者
   C. 放疗治疗者　　D. 住院时间长者
   E. 婴幼儿及老年人

4. 医院感染的感染源不包括(　　)
   A. 感染的患者　　B. 感染的医务人员
   C. 健康的探视人员　　D. 污染的医疗器械
   E. 动物感染源

5. 预防感染的有效措施不包括(　　)

A. 严格无菌操作　　B. 规范洗手
C. 合理应用抗菌药物　　D. 消毒隔离
E. 禁止探视

6. 医院感染的原因不包括(　　)
   A. 使用激素
   B. 医务人员携带病菌
   C. 留置导尿
   D. 共用医疗器械
   E. 患者营养不良

7. 患者,女,62 岁,因"脑出血"昏迷 2 小时入院,当天行导尿管留置术,第 3 天导出尿液中出现白色絮状物,尿常规检查:蛋白＋＋,红细胞＋。该患者泌尿道感染途径是(　　)
   A. 带入传播　　B. 医源性传播
   C. 空气传播　　D. 生物媒介传播
   E. 水和食物传播

8. 某市级医院神经内科,在 1 周内陆续发现 4 例呼吸道感染患者,经中心吸引装置留取分泌物培养均为假单孢铜绿杆菌,证实为医院感染暴发,感染科应于(　　)小时内向市卫生行政部门报告。市卫生行政部门接到报告后,应当于(　　)小时内上报至省级卫生行政部门。
   A. 6、12　　　　B. 12、12
   C. 12、24　　　　D. 24、24
   E. 24、48

(9、10 题共用题干)

患者,男,58 岁,因咳嗽、咳痰 3 天入院,体温 36.8℃。诊断:慢性支气管炎急性发作。当天下午出现发热、体温 38.8℃,腹痛、腹泻、为黏液脓血便、10～20 次/日,有里急后重。粪便培养检查:痢疾杆菌阳性。

9. 该患者为( )

A. 院外感染 B. 自身感染

C. 医源性感染 D. 交叉感染

E. 内源性感染

10. 护士应对其进行的隔离种类是( )

A. 严密隔离 B. 呼吸道隔离

C. 消化道隔离 D. 接触隔离

E. 保护性隔离

二、名词解释

医院感染 医院感染管理 医院感染暴发

三、简答题

1. 简述医院感染的分类。

2. 感染的发生必须具备什么基本条件?

四、论述题或应用题

1. 试分析发生医院感染的常见因素有哪些?

2. 列举实例,提出医院感染的预防与控制措施有哪些?

(李 红)

第十二章

护 理 服 务

当今社会是一个服务性社会,各行各业都应充分认识到服务的重要性。在医疗卫生行业,高水平的"治疗"已经不是评判医院的唯一标准,人们越来越希望在得到高品质"治疗"的同时,还得到高品质的"服务"。医院能不能在竞争中脱颖而出,除了医疗技术的提高外,还取决于能否切实做到以患者为中心,真正为患者着想,为患者提供优质服务。在临床工作中,护士与患者的接触最为频繁。"三分治,七分养",充分体现了护理服务的重要性。

第一节　护理服务概述

一、服 务 概 述

(一) 服务概念

关于"服务"的概念,学术界尚没有十分统一。《现代汉语词典》对"服务"的解释是"为集体(或别人的)利益或为某种事业而工作"。也有专家给"服务"下的定义是这样的:"服务就是满足别人期望和需求的行动、过程及结果。"前者的解释抓住了"服务"的两个关键点,一是服务的对象,二是说清了服务本身是一种工作,需要动手动脑地去做;后者的解释则抓住了服务的本质内涵。

1960年,美国市场营销协会(AMA)最先给服务下的定义为:"用于出售或者是同产品连在一起进行出售的活动、利益或满足感。"这一定义在此后的很多年里一直被人们广泛采用。

1990年,美国服务营销专家克里斯蒂·格鲁诺斯(Christian Gronnoos)认为:"服务是以无形的方式,在顾客与服务职员、有形资源等产品或服务系统之间发生的,可以解决顾客问题的一种或一系列行为。""现代营销学之父"菲利普·科特勒(Philip Kotler)给服务下的定义是:"一方提供给另一方的不可感知且不导致任何所有权转移的活动或利益,它在本质上是无形的,它的生产可能与实际产品有关,也可能无关。"

综上所述,服务是指为他人做事,并使他人从中受益的一种有偿或无偿的活动,不以实物形式而以提供活劳动的形式满足他人某种特殊需要。一般服务具有4个主要特征:①无形性;②不可分离性,指服务的生产和消费同时发生;③可变性,指服务品质的差异性;④易消失性,指服务的不可储存性。

(二) 顾客对服务的基本要求

美国著名的民意调查机构盖洛普公司通过20年对超过10亿顾客的访问调查发现,不同服务内容虽然千差万别,但顾客在接受服务时都存在着四种共同的基本要求,或者说四种共同的期待,这四种共同的期待是分层次的,必须在低一层次的需求获得满足后才会提出更高的层次的要求,而这四种需求的满足与顾客的满意度是密切相关的。

1. 准确　是顾客第一层级的基本需求,是最低的要求。顾客需要的各种服务,无论大或小、复杂或简单,第一要求是准确。例如,顾客在餐厅点了一条鱼,你不能给人一盘虾;顾客在超市买东西你在结账时不能算错了;顾客让快递公司送货,正常第二天送达的你不能一周后才送到。准确就是顾客在了解相关信息后决定接受服务,对服务的品质、数量、价格等就有明确的期待。这种期待是服务方应该不折不扣做到的,如果在准确上出差错,必然会引起顾客极大的不满。

2. 便捷　是顾客第二层级的基本需求,包括节约时间、节省体力、减少办理环节等。例如,到医院看病交钱拿药最怕要排长龙,排队时间长。顾客(患者)就会不耐烦,抱怨医院为什么不多开几个窗口。因此,如果服务给顾客感到很不便捷,顾客意见就会很大,即使其他做得都很好,但在方便快捷上出了问题,尤其是对赶时间的顾客,可能就会把其他好的服务都毁掉了。

这两个层级的基本需求是顾客对服务的最基本的期待,如果这两个基本需求都无法很好地满足顾客,顾客的不满意是显然的,更不要说其他了。因此,这是服务的基础,必须保证做好。

3. 伙伴　是顾客第三层级的基本需求,是顾客期望你能倾听和回应他们的意见,让他们觉得你和他们是一致的,如同朋友或家人一样。伙伴的期待本质上是顾客需要理解和信任。要满足顾客这方面的需求,就要求服务人员要能够耐心地倾听顾客的心声,要会站在顾客角度考虑问题,能够帮助顾客解决一些难题,体谅顾客的一些难处。

4. 咨询　是顾客第四层级的基本需求,是顾客在获得服务的同时,期待能够得到帮助和支持,提供一些建设性的意见,使他们能够更好地达到预期的目的。相当部分顾客在获取服务时,并不是完全清楚他要什么,有时候需要提供咨询建议的服务,如果你作为服务人员,提供的咨询分析说到顾客的心里去了,顾客就会很高兴地购买你的服务并对你的服务感到满意。

如果能够很好地满足顾客伙伴和咨询这两个基本需求,就能大大提高顾客的满意度和忠诚度,这是提升服务质量的重要手段。与前两个基本需求的满足不同,这两个基本需求的满足,主要地要靠服务人员的个性化的服务,一般难以通过技术设备来解决。

(三)服务意识

1. 服务意识的概念　是指服务人员在服务过程中提供热情、周到、主动服务的欲望和意识,即自觉主动做好服务工作的一种观念和愿望。服务意识发自服务人员的内心,是服务人员的一种本能和习惯,可以通过培养、教育训练形成。它有强烈与淡漠之分,主动与被动之分。服务意识是员工在情感态度价值观的层面上对工作的认识,较知识、技能层面更加宝贵,是人类文明进步的产物。因为是认识程度问题,认识深刻就会有强烈的服务意识;有了强烈展现个人才华、体现人生价值的观念,就会有强烈的服务意识;有了热爱集体、无私奉献的风格和精神,就会有强烈的服务意识。

2. 服务意识的作用

(1)激发员工的工作主动性:服务意识存在于每个服务人员的思想认识中,员工提高了对服务的认识,增强了服务的意识,就能激发起其在服务过程中的主观能动性,做好服务就有了思想基础。例如,银行面对等待区顾客满员的相同情景下,服务意识强的职员就能主动提高工作的效率,发挥自己的潜力,尽可能减少顾客等待的时间。护理工作不仅是打针发药等治疗性工作,相当一部分是通过整体护理提供舒适的服务,尽可能满足患者的需求。如果护士服务意识差或缺如,就不会主动为患者服务,更谈不上优质服务。

(2)唤起员工的移情心理:具有服务意识的人,能够换位思考,常常会站在别人的立场上,急别人所急,想别人所想;缺乏服务意识的人,则会表现出"以自我为中心"和自私自利的价值倾向,把利己和利他矛盾对立起来。以别人为中心,服务他人,才能体现出自己存在的价值。

（四）服务感知

1. 服务感知概念 服务感知即顾客感知服务，是指顾客对服务的感觉、认知和评价。了解顾客对服务的感知是至关重要的，因为顾客对服务质量的评判、对服务的满意程度是源于顾客对服务的感知，其内容包括服务质量、服务满意度、服务价值。顾客通常从可靠性、回应性、保证性、关怀性、有形性等方面对服务质量进行主观评价。

2. 影响服务感知的因素

（1）服务接触：是指服务机构或服务人员在服务过程中与顾客的接触。服务接触对顾客服务感知的影响最直接和最重要。顾客正是在与服务机构或其人员的接触中真实地感知服务的内容、特点及功能。因此，服务接触也称服务"真实瞬间"。顾客对服务的真实感知是通过服务过程中的每一时刻，也即一个个真实的瞬间完成的。例如，旅客来到旅馆，从大门口门卫的招呼，大厅服务处的登记，客房部服务人员的引领，房间内各种设施和用品的使用，到餐厅的环

> **知识链接**
>
> ### 服务名言
>
> 人的生命是有限的，可是，为人民服务是无限的，我要把有限的生命，投入到无限的为人民服务之中去。
>
> ——雷锋
>
> 我的人生哲学是工作，我要揭示大自然的奥秘，并以此为人类服务。我们在世的短暂的一生中，我不知道还有什么比这种服务更好的了。
>
> ——爱迪生
>
> 顾客后还有顾客，服务的开始才是销售的开始。
>
> ——MRMY. NET 收集
>
> 尊重个人，优质服务，追求卓越。
>
> ——IBM（国际商用机器公司）
>
> 为人服务，其实就是缴付居住在地球上的租金。
>
> ——W. G.
>
> 服务就是我为人人，人人为我。
>
> ——孙中山

境、服务和食品等，都会影响顾客对旅馆服务质量的真实感知。

1）服务接触的效应：服务接触有正效应和负效应。正效应接触是指给顾客带来良好感知的接触，而负效应接触是指给顾客带来不良感知的接触。注意：第一，在服务过程的许多接触环节中，只要有一个环节产生负效应，那么就可能破坏顾客对服务的整体感知。也就是说，顾客对一家服务机构服务质量的感知和评价可能采取"一票否决制"。因此，服务机构始终存在由于某一接触环节"得罪"顾客而丢失顾客的风险。尤其是娱乐、旅游、医疗等服务接触环节很多的服务业，这种风险较大。第二，如果同一家服务机构在服务过程中既有正效应很强的接触环节，也有负效应很强的接触环节，那么，顾客对这家服务机构就可能产生迷惑。例如，用户找装修公司装修房子。装修公司接待人员表现得非常热情、诚恳，给用户的印象很好。但装修公司派来的装修队表现得非常差，与接待人员判若两家公司的人。这时，顾客会对这家装修公司感到迷惑，会感到这家装修公司不可靠。因此，服务机构要增强自己的可靠性，就要减少服务负面效应。

2）服务接触的方式：按接触的媒介可区分为遥距接触、电话接触和当面接触3种方式。

遥距接触，是指在服务过程中顾客不同服务机构的人员接触而同服务机构的物质媒体或设施接触。例如，用户与银行的 ATM 接触、顾客与自选商场的货架和货物接触、顾客与自助餐的餐具和食品接触、乘客与自动投币的交通车接触、寄信人与邮筒接触等，都是遥距接触。在遥距接触中，服务机构用以为顾客服务的物质媒体（设备、工具或用品）的性能、质量以及保养、维修和管理等对顾客的服务感知有决定性影响。例如，银行推出的 ATM 的初期，ATM 出毛病而无法读卡的现象时有发生，ATM 坏了不能及时修好现象也不少，有的 ATM 里面的现金已经取光但没及时填补，使得用户"吃闭门羹"。ATM 管理、保养和维修不善使得用户对银行的投诉增加了。电话接触，是服务业最为普遍的接触方式。如银行的电话银行服务、证券业的电话委托、航空业的电话订票、餐饮业的电话订餐、零售业的电话订货等，几乎每一个服务行业都有电话服务

接触。在电话服务接触中,服务机构人员的语音、语调、语气、知识素养、反应的快慢等,都会对顾客的服务感知产生正效应或负效应。一般来说,服务人员在与顾客通话时悦耳动听的语音、流利的语调、热情诚恳的语气、较广博的知识素养和快速灵活的应对,容易产生正效应。当面接触,就是人际接触,也是比较普遍的接触方式。当面接触对服务感知的效应,既取决于语言因素,也取决于非语言因素,后者包括服务人员的仪表、服装、姿态、表情以及服务人员所用的设备、工具和物品等。一般来说,服务人员在与顾客当面接触时整洁高雅的仪表和服装、训练有素和规范的姿势、热情谦和诚恳的表情以及良好的服务设备、工具和物品,对服务感知容易产生正效应。

3)服务接触的技巧:服务人员在与顾客接触中运用下述技巧有助于顾客对服务的感知产生正效应。①复原性:服务机构在与顾客接触中难免有过错。在发生服务过错时,如果服务机构能诚恳地认错并及时地采取补救的措施复原顾客所需的服务,就可能消解顾客的怨气,平息矛盾,转"危"为安。例如,医院里一名护士内有猪肉的饭送到一名信奉伊斯兰教的患者饭桌上,患者颇为愤怒,护士长向她道歉,立即换成清真餐,并送一个水果礼盒给这位患者,患者原来满肚子的怨气一下子消失了,对医院服务留下正面的印象。②适应性:服务机构在与顾客的接触中如能重视和适应顾客个性化的、特殊的需要,那么就容易使顾客获得愉悦的感知。要能做到适应顾客个性化需要是不容易的。不少没有受过训练的服务人员,常常会对有个性化需求的顾客抱以反感态度和不愿以满足这种个人化的需求。而且服务人员这样做一般还并没有违反机构规范,因为大多数服务规范很难包括满足这种个性化需要的要求。但顾客对自己个性化需要是否能满足看得很重。因此,服务机构在制定服务规范和对服务人员培训时,应当协调规范性和适应性之间的矛盾。③自发性:服务人员在与顾客的接触中如能积极地、创造地提供某些"额外"的服务,或满足顾客某种潜在的和不好意思开口的需要,那么会使顾客获得非常愉悦的感知。因为顾客从这种服务人员自创性的服务中感知到自己受到关爱和尊重,感知到服务人员的某种"精神美"及"诚意服务"。

(五)满意服务与感动服务

1. 满意服务 是指在服务过程的每一个环节上都能设身处地地为服务对象着想,做到既有利又方便服务对象,使服务对象感到满意。满意服务要充分体现服务的精细化、人性化,体现服务的优质高效性。

满意是一种心理状态,是需求被满足后的愉悦感,是对产品或服务的事前期望与实际使用产品或服务后所得到实际感受的相对关系。如果用数字来衡量这种心理状态,这个数字叫做满意度。事前期望与实际使用产品或服务后所得到实际感受可以用以下的公式来表示:

超出期望:感知的服务＞预期的服务

满足期望:感知的服务＝预期的服务

低于期望:感知的服务＜预期的服务

当顾客感知的服务大于预期的服务时,顾客感受到的就是超出期望值的服务;当感知的服务等于预期的服务,顾客想要的和得到的一致,这时顾客感受到的是满足期望值的服务;当感知的服务小于预期的服务时,顾客想要的低于得到的,这时顾客感受到的是低于期望值的服务。

通常情况下,医疗服务的满意度主要是指患者满意度,即人们由于健康、疾病、生命质量等诸多方面的要求而对医疗保健服务产生某种期望,基于这种期望,对所经历的医疗保健服务情况进行的主观评价,表示为:患者满意度=患者感受值/期望值。患者满意度是评价医疗质量的有效手段,也是改进工作的重要标准。

2. 感动服务 不仅仅是人性化服务,而是融先进技术、优良设备、舒适环境和良好感知于一体的超值服务。当顾客感知的服务大于预期的服务时,顾客感受到的超出期望值的服务。感动服务是建立在满意服务基础上一对一的人性化互动服务,体现"以人为本"的理念,这包括对患者的生命与健康、权力和需求、人格和尊严的关心和关注,可显现出广大医务人员的素养和品格,也是一种实践人性化、人道化服务的行为和规范。

(1)感动服务的标志:患者及家属没有想到的,医方能为患者想到、做到;认为工作人员做不到的,可以为患者做得很好;患者已经满意了,医方还要做得更好。患者的需要是医院服务的目的,患者满意是医疗质量的体现。

感动服务是现代服务理念的又一次推进,是建立在满意服务基础上的人性化互动服务,是创造超过消费者的期望值的创新服务。

(2)感动服务的基本内容:感动服务强调全员、全心、全程。患者从门诊到入院,从住院到出院的整个服务链要全员参与,全身心投入,提供全程感动服务。感动服务强调宾馆化、家庭化、专业化,宾馆化服务讲究礼仪,家庭化讲究情感,专业化讲究技术。传统的医院服务只强调专业化,为"病"服务,三化合一是现代医院医疗服务"以人为本,以患者为中心"的最佳选择。

(3)感动服务的工作要求:语言上感动患者,为患者服务不能浮于表面,而要落实到行动上。医务人员与患者交谈时,第一要保持微笑,第二要使用通俗易懂的语言,不能使用过多医学术语,第三要注意语调,保持自己平和的心态和平缓的语气。高亢的语调会带来不同的信息含义,容易遭到患者不同程度的误解。用心去服务患者,"服"就是用心尽力去做,"务",则是工作、事务之意,所以用心尽力去做工作或相关事务,就是"服务"。

二、护理服务概述

(一) 护理服务概念

护理服务是指护士借助各种资源向护理服务对象提供的各种服务。护理服务是一种行为,但包含了服务态度和信念。护理服务的基本理念是"以患者为中心",以尊重生命、人格、权力和保证患者安全为前提,提供及时、有效、让服务对象满意的护理服务。

医院行业属于公共服务行业,根据《国家通用语言文字法》,公共服务行业主要是指商业、邮电、文化、铁路、交通、民航、旅游、银行、保险、医院等行业。医疗行业有其自身的独特性,属于"专业性服务",与其他行业的区别是,该行业的服务人员(医生、护士)与技术人员是同一个体,即该个体不仅需要运用专业知识和技能去履行专业职责,还需求与需要这种专业服务的消费者进行直接沟通。这两方面的角色,在"专业性服务行业"的从业个体中无法分割。因为服务的对象是人,所以看门诊的是医生,开刀的还是医生,而不像饮食、修车、邮政、日杂事务等,对象是物,接待客人的是服务员、前台,而处理业务的是厨师、技工、师傅等。

《中国护理事业发展规划纲要(2011-2015年)》的指导思想是"以加强护士队伍建设,促进护理服务'贴近患者、贴近临床、贴近社会'为重点,健全制度体系,加强科学管理,提高服务能力,立足国情、科学发展、突出重点、整体推进,促进护理事业发展适应医学技术进步和医学模式转变的要求,适应社会经济发展和人民群众健康服务需求不断提高的要求。"从中可见护理服务的重要性。

(二) 护理服务的特性

1. 护理服务的无形性　服务是由一系列活动所组成的过程,而不是实物,服务的质量和价值信息很难像有形产品那样传递给顾客,在服务实现的过程中服务的提供者和消费者都起了重要的作用。护理服务不是具体的技术操作,但可以通过实物表现出来,如病区布局合理、标志醒目,病房干净温馨、病床整洁舒适等都是护理服务的体现。这种无形性背后的实质是服务行为,包括服务的熟练、技能、技术、知识、文化与信息。如静脉输液操作,患者看到的是药物、输液器具,根据护士的操作水平、熟练程度、解释等情况,患者所感觉到疼痛程度、所接受信息是不同的,服务对象的最终评价也就不同。

护理服务的无形性给服务营销带来了挑战:①护理服务不能申请专利,无法受专利保护;②护理服务无法提前向患者展示成效;③同一护理服务可能因操作者的知识、能力、情绪、应变能力等不确定因素的影响呈现不同的终末质量;④患者在不同条件下对护理服务质量评价具有不确定性。

2. 护理服务的差异性 是指服务的构成成分和质量水平经常发生变化,很难统一界定。护理服务是一个群体行为,会受到许多相关人员自身素质的影响和制约,如护士的教育程度、个人性格、态度以及当时的身体状况、情绪等差异,导致提供的服务不可能始终如一。

服务的差异性由服务的提供者、消费者、两者之间的相互作用三方面共同决定,即①护士:不同心理状态、工作态度、能力程度的护士提供服务的效果不同。即使同一人员,其行为在不同时间、地点也会产生服务质量上的差异。②患者:患者的个性存在很大的差异,如知识水平、生活习惯等,会影响他们服务的质量和效果的看法不同,造成服务质量标准有很大的弹性,增加了服务质量管理的难度。③护士与患者之间的相互作用:护士与患者本身的差异决定了两者之间的作用也存在差异,在不同的护理服务过程中,即使同一护士向同一患者提供的服务也可能会存在差异。因此,面对不同患者,护士需要察言观色,从患者的需求出发,以护理服务标准为指导,注重差异性,提供多元化、个性化护理服务。

3. 护理服务的不可储存性 服务是一次性行动,提供服务后,服务就立即消失,无法储存,服务的提供和需求难以同步。服务的不可储存性意味着对服务能力的设定及对服务需求的管理非常重要,对高峰和低峰期服务需求的有效管理可以均衡地利用服务资源。如在应对突如其来的大批量伤员时,护理服务不可储存的特点就显得特别突出,要求护理管理者提前制定紧急情况下应急预案,来提高服务的应变能力。另外,在患者对护理服务不满意时,要及时采取有效的补救措施,提高服务档次,创造服务价值。

4. 护理服务的不可分离性 护理服务的产生和消费是同时发生的,没有先后之分,并且在服务的生产过程中必须有依靠患者的配合来完成,由于生产和消费同时进行,就缺少了他人参与质量控制的机会。因此,护士在提供服务的过程中,必须通过自我控制来给予合格的护理服务。护理服务的同一性还表现在若没有患者的配合,护士无法完成护理服务,因此,护患关系是相互依赖、相互制约、相互促进。护士必须自觉自愿地改善和患者的关系,为患者提供最优质的服务。

5. 其他特性 由于医疗行业的特殊性,护理服务还具有以下专业特性。①复杂性:护理服务对象是一个不同层次、不同文化背景、患有不同疾病的群体,要满足这个群体的医疗需求,要求提供相当复杂的护理服务。②时间性:护理服务的时间要求非常严格,各种治疗、病情观察及记录等都要遵守严格的时间。③规范性:护理服务必须遵守护理操作流程和医疗护理制度。④严肃性:生命是唯一的、可贵的,护理工作关系到患者安危和千家万户的悲欢离合,每个护士都应该自觉意识到自己的行为对患者、对社会所负的道德责任,都必须对患者的健康、安全和生命高度负责,并发扬乐于奉献的精神。

知识链接

护理理念

护理理念,即护士对护理的信念、理想和所认同的价值观。它是护理专业的理论体系和实践体系发展的框架概念,是指导临床护理、社区护理、护理教育、护理管理、护理科研和护理科普的思想基础。护理学者贝维斯(Bevis)1978 年提出了护理学发展史上护理理念的四个演进阶段,即苦行僧主义阶段(1850~1920 年),浪漫主义阶段(1921~1940 年),实用主义阶段(1940~1960 年),人文存在主义阶段(1960 年至今)。随着社会的进步和科学的发展,医学模式已从"以疾病为中心"转变为"以人为中心",护理理念也从传统的"执行医嘱,提供护理技术"转变为"以人的健康为中心"的现代护理观,注重护理服务,变被动服务为主动服务。

优质护理服务理念是:人性化服务理念,注意人性化护理管理,营造人性化服务环境,团结协作可以更好地满足护理对象的要求,提高护士的素质,提升护理质量。

总之,护士工作的对象是人,护理工作不仅仅是完成治疗,那是护理工作的一部分,更多的是生活照顾、病情观察、心理抚慰、健康知识宣教、康复指导。在针对疾病的同时,看到整体的人,通过医疗护理,祛除疾病,同时促进患者心理、社会能力的全面康复。医疗的属性侧重于治疗,护理的属性侧重于照顾,两者有交叉、有融合,共同的目标是促进患者早日康复,促进人类健康水平的整体提高。所以护理服务的本质是尊重人的生命,尊重人的权利,尊重人的尊严,提高生存质量,满足服务对象的需要。

第二节 优质护理服务

案例 12-1

张老师,女,56 岁,患颈椎病,住院后病情稳定,无特殊病变。住院期间未经医生允许,擅自回家,不幸摔伤,双手肘关节皮肤擦伤。张老师马上回到医院病房,病房医生马上对其进行清疮缝合术,病情得到控制,护士很细心地观察伤口愈合情况,并告知她颈椎病容易引起头痛,离开医院最大的可能就是摔跤,今后一定不要擅自外出。张老师听后很惭愧,后悔当初没有听医务人员的话才造成这样的后果。

问题:

1. 该患者为什么不告医院却自己很后悔?

2. 事情发生后,医护人员没有责怪患者而是细心周到地为其服务,体现了什么样的意识?

3. 从此案例中得知:我们在今后的护理工作中还要注意什么?

一、优质护理服务的概念

优质护理服务是指以患者为中心,强化基础护理,全面落实护理责任制,深化护理专业内涵,整体提升护理服务水平。"以患者为中心"是指在思想观念和医疗行为上,处处为患者着想,一切活动都要把患者放在首位;紧紧围绕患者的需求,提高服务质量,控制服务成本,制定方便措施,简化工作流程,为患者提供"优质、高效、低耗、满意、放心"的医疗服务。从患者的角度来看,优质护理服务就是:①候诊时间短;②友好、礼貌;③提供清楚、准确的信息;④及时回应;⑤提供安全、清洁、安静的修养环境;⑥便利;⑦无并发症等。

二、优质护理服务的内涵

优质护理服务的内涵包括以下方面。

(1)满足患者的基本生活需要,保证护理安全,保持躯体舒适。

(2)帮助心理调适,保持平衡。

(3)取得患者家庭、社会系统的整体协调支持。

(4)用最适切的护理获得患者较高的满意度用。

(5)是整体护理内涵的进一步完善和深化。

> **知识链接**
>
> **基础护理的定义和内容**
>
> 基础护理是实施临床护理的基本理论、知识和技能,是专科护理的基础。它包括观察病情,监测患者生命体征和生理信息,满足患者身心需要,危重患者抢救,基本诊疗技术,消毒隔离,病区护理管理等。
>
> 范畴:生活护理基础及专科护理基础。

优质服务的核心是以人为本,体现人文精神,尊重患者的生命价值,人格尊严和个人隐私。通过倡导人性化服务理念,注重人性化护理管理,营造人性化服务环境,可以更好地满足护理对象的需求,提高护理人员的素质,提升护理质量,增强医院竞争力,进一步体现护理人员的社会价值。

三、优质护理服务的目标

优质护理服务的目标是患者满意、社会满意、政府满意。

1. 患者满意 临床护理工作直接服务于患者,通过护士为患者提供主动、优质的护理服务,强化基础护理,使患者感受到护理服务的改善,感受到广大护士以爱心、细心、耐心和责任心服务于患者的职业文化,感受到护理行业良好的职业道德素养和高质量的护理服务。

2. 社会满意 通过加强临床护理工作,夯实基础护理服务,在全社会树立医疗卫生行业全心全意为人民服务的良好形象,弘扬救死扶伤的人道主义精神,促进医患关系更加和谐。

3. 政府满意 深化医药卫生体制改革是党中央、国务院的重要战略部署,是惠及广大人民群众的民生工程,通过提高人民群众对护理服务的满意度,实现医药卫生体制改革惠民、利民的总体目标。

四、优质护理服务的原则和行为

(1)以友好、关怀、尊重、正直的态度对待每一位患者。

(2)处理好外在的或隐含的问题,提供可行的服务。

(3)准确及时答复护理服务对象,让其感受到你乐意为他们服务。

(4)提升和谐一致的团队工作氛围。

(5)追求提升专业化水准以提高工作绩效。

(6)创造性地开发和利用各种资源。

五、优质护理服务的主要内容

(一)护理模式

责任制整体护理是优质护理服务的护理模式。根据《医院实施优质护理服务工作标准(试行)》(以下简称《优质护理服务工作标准》),要求病房实施责任制分工方式,责任护士为患者提供整体护理服务,履行基础护理、病情观察、治疗、沟通和健康指导等护理工作职责,使其对所负责的患者提供连续、全程的护理服务。每个责任护士均负责一定数量的患者,每名患者均有相对固定的责任护士对其全程全面负责。

该模式呈扁平化,每个护士都要直接包患者,护士分工为组内责任制或个人责任制,每个护士平均分管患者不超过 8 个,并进行动态管理,即护士分管的是患者而不是床位,护士长应根据每天当班护士数、业务能力、患者病情、护理难度和技术要求等要素合理分工、分层管理,体现能级对应,高年资护士负责危重患者,低年资护士负责病情较轻的患者。同时,要求护士 8 小时在班直接管理患者,但必须 24 小时负总责。当然,"责任制"不能机械地被理解成每一个环节的绝对责任制,其要义在于护士对所管患者的护理负总责。

(二) 人力配置

《优质护理服务工作标准》指出,可以考虑实行有差别的护士人力配置。走出"人力达不到 0.4(即护士:床位比为 0.4),就无法开展优质护理","等级护理费不提高,就无法开展优质护理","院里不给特殊政策,就无法开展优质护理"的误区,可以实行有差别的护士人力配置,而不是千篇一律。例如,可以按照工作量等把医院病房分成 ABC 三类:A 类病房为工作量大、风险大、基础护理量大、危重患者多的病房,如神内科、脑外科、骨科等,护士床位比可以适当增加到 0.5~0.8;B 类科室为一般性科室,如心血管内科、呼吸内科、消化内科、泌尿外科病房等,护士床位比可以为 0.3~0.4;C 类为比较轻松的病房科室,如内分泌科、眼科、五官科等,护士床位比可以适当低些。有人建议,三类病房护士数量比为 A 类/B 类/C 类=3:6:1。

(三) 护理内涵

护理是什么? 护理不是洗头洗脚,不是打针发药,护理是对人的专业照护。专业化照护体现在①病情观察:护士不只会监测患者生命体征和生理信息,还能分析问题和发现问题,以便及时处理。②基础护理:不依赖家属去做,不"为做而做"。③专科护理:重点在发现(病情观察)和解决护理问题方面。④康复锻炼:做到科学、专业和规范。⑤心理护理:专业化、规范化,是为了满足患者身心需要而做的。⑥生活护理:争取达到医院包下来,减少或取消自聘护工。

六、优质护理服务在临床中的应用

(一) 加强入院、住院、出院患者的护理

1. 落实基础护理 明确临床护士应当负责的基础护理项目及工作规范,临床护士必须履行基础护理职责,规范护理行为,改善护理服务。

2. 公开护理内容 明确临床护理服务内涵、服务项目和工作标准。分级护理的服务内涵、服务项目要包括为患者实施的病情观察、治疗和护理措施、生活护理、康复和健康指导等内容,并纳入院务公开,作为向患者公开的内容,使责任护士对所负责的患者提供连续、全程的护理服务,增强护士的责任感,密切护患关系,引入患者和社会参与评价的机制。

3. 注重人文关怀 将"以患者为中心"的护理理念和人文关怀融入到对患者的护理服务中,在提供基础护理服务和专业技术服务的同时,加强健康教育,加强与患者的沟通交流,为患者提供人性化护理服务。

4. 拓展护理服务 不断丰富和拓展对患者的护理服务,在做好规定护理服务项目的基础上,根据患者需求,提供全程化、无缝隙护理,促进护理工作更加贴近患者、贴近临床、贴近社会。

(二) 制定优质护理服务路径

不同医院、不同病区都在制定、试行优质服务路径,满足服务对象的需要,如某医院外科病

区制定的服务路径如下。

1. 入院护理

(1)护士面带微笑,起立迎接新患者,给患者和家属留下良好第一印象。

(2)备好床单元。护送至床前,妥善安置,并通知医生。完成入院体重、生命体征的收集。

(3)主动进行自我介绍,入院告知,向患者或家属介绍管床医生和护士、病区护士长,介绍病区环境、呼叫铃的使用、作息时间及有关管理规定等。

(4)了解患者的主诉、症状、自理能力、心理状况。

(5)如急诊入院,根据需要准备好心电监护仪、吸氧装置等。

(6)鼓励患者和家属表达自己的需要和顾忌,建立信赖关系,减轻患者住院的陌生感或孤独感。

2. 晨间护理

(1)采用湿扫法清洁并整理床单元,必要时更换床单元、手术衣。

(2)腹部手术半卧位(护士摇床至适当高度),必要时协助患者洗漱。

(3)晨间交流:询问夜间睡眠,疼痛,通气等情况,了解肠功能恢复情况,患者活动能力。

3. 晚间护理

(1)整理床单元,必要时予以更换。整理、理顺各种管道,健康教育。

(2)根据季节开窗通风或紫外线灯管病室消毒 1 次/周。

4. 饮食护理

(1)根据医嘱给予饮食指导,告知其饮食内容。

(2)积极主动协助患者打饭,对肠内营养患者护士做好饮食调配、卫生、温度、速度等指导。

(3)根据病情观察患者进食后的反应。

5. 排泄护理

(1)做好失禁的护理,及时更换潮湿的衣物,保持皮肤清洁干燥。

(2)留置尿管的患者进行膀胱功能锻炼。每日会阴护理两次。

6. 卧位护理

(1)根据病情选择合适的卧位,指导并协助患者进行床上活动和肢体的功能锻炼。

(2)按需要给予翻身、拍背、协助排痰,必要时给予吸痰,指导有效咳嗽。

(3)加强巡视压疮高危患者,及时采取有效的预防措施。

7. 舒适护理

(1)患者每周剪指、趾甲一次,每天协助泡脚一次。

(2)生活不能自理者协助更换衣物。

(3)提供适宜的病室温度,嘱患者注意保暖。

(4)经常开窗通风,保持空气新鲜。

(5)保持病室安静、光线适宜,操作要尽量集中,以保证患者睡眠良好。

(6)晚夜间要做到三轻:走路轻、说话轻、操作轻。

8. 术前护理

(1)给予心理支持,评估手术知识,适当讲解手术配合及术后注意事项。

(2)告知其禁食禁水时间、戒烟戒酒的必要性。

(3)如需要给予备皮。

(4)做好术前指导,如深呼吸、有效咳嗽、拍背、训练床上大小便等。

9. 术后护理

(1)准备好麻醉床,遵医嘱予心电监护、氧气吸入。

（2）做好各种管道标识并妥善固定各管道，保证管道在位通畅。

（3）密切观察病情变化并做好记录，如有异常，及时汇报医生。

10. 患者安全管理

（1）按等级护理要求巡视病房，有输液巡视卡并及时记录。

（2）对危重、躁动患者予约束带、护栏等保护措施，危重患者使用腕带。

（3）患者外出检查，轻者由护工陪检，危重患者由医务人员陪检。

11. 出院护理

（1）针对患者病情及恢复情况进行出院指导（办理出院结账手续，术后注意事项，带药指导，饮食及功能锻炼，术后换药、拆线时间，发放爱心联系卡）。

（2）听取患者住院期间的意见和建议，护送患者至电梯口，做好出院登记。

（3）对患者床单元进行消毒。

> **知识链接**
>
> **优质护理服务的支持条件**
>
> 1. 绩效分配：从根本上调动积极性。
> 2. 改善硬件：更新护理用具和设施。
> 3. 限制配液：合理使用抗生素，成立静脉输液配置中心。
> 4. 限制加床：92%～95%的床位使用率。
> 5. 限制探陪：门禁系统，加强病房秩序。
> 6. 信息化建设：推行电子病历，可节省出办公护士。
> 7. 减少非护理工作：做好药品运送、物资保障、维修、送检、膳食、安全、财务结算等保障支持。

（三）建立目标管理体系

1. 确立指导思想、实施目标 坚持以患者为中心，转变服务理念，从科学化和专业化护理着手，夯实护理基础，切实落实基础护理，发展专科护理，提升整体护理工作质量。

2. 设立组织机构 成立医院创建"优质护理服务示范工程"活动领导小组，领导小组下设办公室，由护理部负责管理工作。

3. 确立工作内容 制定各级护理服务工作路径，确定优质示范病房标准，坚持预防为主的指导思想，建立前瞻性和患者安全为本的护理优质量管理体系。

第三节　护理服务规范

> **案例 12-2**
>
> 今天小王值护理班，上午九点同时来了两位新患者，一个是普通农民，入院诊断：急性阑尾炎并发穿孔。一位是某单位的领导，入院诊断：腹部肿块待查。
>
> **问题：**
> 1. 面对同时进来的两个新患者，小王该先处理哪位患者？
> 2. 要做到两全其美，小王要如何做才使另一位患者也很满意？

《中国护理事业发展规划纲要（2011-2015）》提出的重大工程项目之一是"优质护理服务示范工程"。在"十一五"期间推行优质护理服务的基础上，继续巩固和扩大优质护理服务成效。到2015年，全国所有三级医院和二级医院全面推行责任制整体护理的服务模式，为患者提供全面、全程、专业、人性化的护理服务。加强对医院护士队伍的科学管理，充分调动护士工作积极性。完善护理服务标准、规范，促进护理质量的持续改进，提高临床护理服务水平。到2015年，在全国创建一百所国家级和三百所省级优质护理服务示范医院。优质护理服务示范医院应当做到护理管理科学规范,护理模式符合现代医学模式要求,服务内涵和外延能够适应临床护理发展需要,发挥示范和辐射作用,具有较高的护理水平及带教能力。

一、护士守则

第一条 护士应当奉行救死扶伤的人道主义精神,履行保护生命、减轻痛苦、增进健康的专业职责。

第二条 护士应当对患者一视同仁,尊重患者,维护患者的健康权益。

第三条 护士应当为患者提供医学照顾,协助完成诊疗计划,开展健康指导,提供心理支持。

第四条 护士应当履行岗位职责,工作严谨、慎独,对个人护理判断及执行行为负责。

第五条 护士应当关心爱护患者,保护患者的隐私。

第六条 护士发现患者的生命安全受到威胁时,应当积极采取保护措施。

第七条 护士应当积极参与公共卫生和健康促进活动,参与突发事件时的医疗救护。

第八条 护士应当加强学习,提高执业能力,适应医学科学和护理专业的发展。

第九条 护士应当积极加入护理专业团体,参加促进护理专业发展的活动。

第十条 护士应当与其他医务工作者建立良好的关系,密切配合,团结合作。

二、医院工作人员医德规范

(1)救死扶伤,实行革命的人道主义。时刻为患者着想,千方百计为患者减轻病痛。

(2)尊重患者的人格与权利。对待患者,不分民族、性别、职业、地位、财产状况,都一视同仁。

(3)文明礼貌服务。举止端庄,语言文明,态度和蔼,同情、关心和体贴患者。

(4)廉洁奉公。自觉遵纪守法,不以医谋私。

(5)实行保护性医疗,不泄漏患者隐私与秘密。

(6)互学互尊,团结协作。正确处理同行同事之间的关系。

(7)严谨求实,奋发进取,钻研医术,精益求精。不断更新知识,提高技术水平。

三、医院准则、服务理念

(一)准则

(1)我们必须牢记医院的价值观:无限爱心,注意细节,尊重他人,卓越服务。

(2)我们无论身在何处,始终对医院做正面积极的言论。

(3)我们必须了解医院整体规划,并实行各自部门的计划。

(4)我们必须具备团队精神,协助队友,反应积极。

(5)我们对待患者的态度必须像对待我们挚爱的亲友一样。

(6)我们必须勇于接受任何患者不满的投诉,保证立刻采取行动,直到问题解决为止。

(7)我们对医院清洁与卫生的要求水准,永远维持在一贯的标准程度,绝不放松。

(8)我们必须爱惜和保护医院的所有资产。

(9)我们要为医院做出优良杰出的服务,更要不断地充实自己的知识。

(10)我们必须做到举止大方、仪表端庄。

(二)服务理念

"四心"工程:优质服务使患者称心;优美环境使患者舒心;高水平的医疗质量使患者放心;

高效率管理和高素养员工向患者奉献爱心。

【案例分析】

案例 12-1

1. 该患者为什么不告医院却自己很后悔?

患者擅自外出是医院一个比较普遍的问题,患者一入院,护士就与她说明了住院期间不能外出的规定,患者一定要外出的话要签字为证,否则是不能离开病房的。所以,患者没理由责备医院工作人员。

2. 事情发生后,医护人员没有责怪患者而是细心周到地为其服务,体现了什么样的意识?

事情已经发生了,再去责备也没用,相反会导致患者的反感。此时,如我们再加倍地去关心照顾患者,使她自己感到惭愧,比医护人员去责备她效果更好,这也正是优质护理服务的体现。

3. 从此案例中得知:我们在今后的护理工作中还要注意什么?

对于每一位患者都要热情周到地提供服务,尤其是对外出的问题一定要反复强调,说明外出的不利因素,从疾病与安全的角度出发让患者真正理解擅自外出的不利因素。

案例 12-2

1. 面对同时进来的两个新患者,小王该先处理哪位患者?

小王理所当然要先处理急诊患者,但对同时来的那位领导也不能怠慢。

2. 要做到两全其美,小王要如何做才使另一位患者也很满意?

不要认为先处理急诊患者是理所当然的事,另一位患者就可不予理睬,必须要给他有一个好交待。处理的方法多种多样,通常情况下有两种方法处理:方法一,有人帮忙的前提下:如科室还有护士帮忙,就可请另一位护士帮忙同时接待这位领导,并很客气地告诉他,我这里有一位急诊手术患者要先处理,我委托李护士帮你做检查。方法二,没人帮忙的前提下:很抱歉地对这位领导说,这位患者要急诊手术,我先处理一下他,你的床位是×床,你先去床上休息,我马上通知医生为你检查,您看行吗?

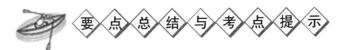

要 点 总 结 与 考 点 提 示

护理服务的概念,服务意识的概念和作用;护理服务的概念;优质护理服务的内涵、目的及主要内容,优质护理服务的途径"回心"工程,护理人员的配置。

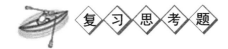

复 习 思 考 题

一、选择题

1. 国家卫生行政部门推广"三好一满意"指的是(　　)

A. "服务好、质量好、医德好,群众满意"

B. "医生好、护士好、医德好,群众满意"

C. "服务好、质量好、患者好,医务工作者满意"

D. "护理好、操作好、医德好,患者满意"

E. "患者好、质量好、护士好,群众满意"

2. 以下不属于护士手册的内容是(　　)

A. 对患者一视同仁,尊重患者,维护患者的健康权益

B. 当关心爱护患者,保护患者的隐私

C. 发现患者的生命安全受到威胁时,应当积极采取保护措施

D. 为患者捐款捐物

E. 积极参与公共卫生和健康促进活动,参与突发事件时的医疗救护

3. 以下行为违背了医务人员医德规范的是(　　)

A. 文明礼貌服务

B. 对患者的隐私发出冷笑

C. 廉洁奉公

D. 不泄漏患者隐私与秘密

E. 同情、关心和体贴患者

4. 按照优质护理服务护士配备的要求,病区每张床至少配备护士数为(　　)

A. 0.4　　　　　　　B. 0.33

C. 0.33　　　　　　　D. 0.44

E. 0.4

5. 按国家卫生行政部门规定:护理管理岗位和临床护理岗位的护士应当占全院护士总数的( )

A. 95% B. 75%

C. 95%以上 D. 85%

E. 90%

6. 按照优质护理服务护士配备的要求,病区每名责任护士平均负责患者数量不超过的数额是( )

A. 10个 B. 9个

C. 8个 D. 7个

E. 6个

7. 李奶奶因急性肺炎而入院三天,经输液治疗病情有所好转,医嘱摄 X 线片复查,但李奶奶的医药费已是赤字了,所以,责任护士小张一方面要陪同李奶奶做检查,另一方面要告诉她该交费了,下列交流的语言中哪一句最为妥当( )

A. 奶奶,你已欠费了

B. 奶奶,你好,感觉怎么样? 我等会陪你去做 X 光片检查。刚才住院处通知你的费用不够了,要不要我帮你通知一下家人来交费呀?

C. 奶奶,因你已欠费所以你不能做 X 光片检查,快去交费吧

D. 奶奶,快去通知你的家人交费吧

E. 该交住院费了

8. 患者,男,39岁,因阑尾炎急性发作于昨晚急诊手术,术后医嘱一级护理,禁食,患者家属看到一级护理非常焦急,便询问护士这个护理级别是根据什么而定的,护士回答以下哪项是正确的( )

A. 病情 B. 年龄

C. 自理能力 D. 性别

E. 病情和自理能力

9. 以下哪项不是服务的特性( )

A. 无形性 B. 不可分离性

C. 可变性 D. 易消失性

E. 固定性

二、简答题

1. 医院的准则与服务理念是什么?

2. 简述护理服务的特性。

3. 简述优质护理服务的目标。

4. 简述优质护理服务的内涵。

三、名词解释

护理服务 优质护理服务 服务意识 服务感动服务

四、论述题或应用题

1. 针对医院实施优质护理服务的工作标准,阐述临床护理工作。

2. 从患者与护士两个不同的角度去分析优质护理服务给社会带来的利益。

(刘美萍 孟庆慧)

参 考 文 献

蒋运通 . 2004 . 管理学 . 北京 : 北京工业大学出版社

刘熙瑞 . 2007 . 现代管理学 . 北京 : 高等教育出版社

赵群 . 2010 . 护理管理学 . 上海 : 上海科学技术出版社

曹枫林 . 2003 . 护理管理学 . 北京 : 新世界出版社

成翼娟 . 2005 . 护理管理学 . 北京 : 人民卫生出版社

冯晓敏 , 石正东 . 2010 . 护理管理学 . 西安 : 第四军医大学出版社

高树军 . 2001 . 管理学 . 保定 : 河北大学出版社

宫玉花 . 2008 . 护理管理学 . 第 4 版 . 北京 : 北京大学医学出版社

龚益鸣 , 蔡乐仪 , 陈森 . 2007 . 质量管理学 . 第 3 版 . 上海 : 复旦大学出版社

顾海 . 2005 . 管理学 . 北京 : 中国医药科技出版社

关永杰 . 2005 . 护理管理学 . 北京 : 中国中医药出版社

管永杰 , 宫玉花 . 2005 . 护理管理学 . 北京 : 中国中医药出版社

胡定伟 . 2011 . 护理管理学 . 北京 : 人民军医出版社

湖南省卫生厅 . 2011 . 湖南省医院护理工作规范 . 长沙 : 湖南科学技术出版社

加里 · 德斯勒著 , 刘昕 , 吴雯芳译 . 2005 . 人力资源管理 . 第 6 版 . 北京 : 中国人民大学出版社

姜小鹰 . 2011 . 护理管理理论与实践 . 北京 : 人民卫生出版社

雷巍娥 . 2011 . 护理管理学 . 北京 : 北京大学医学出版社

李继平 . 2012 . 护理管理学 . 第 3 版 . 北京 : 人民卫生出版社

李六亿 , 刘玉村 . 2010 . 医院感染管理学 . 北京 : 北京大学医学出版社

刘化侠 . 2004 . 护理管理学 . 北京 : 人民卫生出版社

卢省花 , 朱启华 . 2007 . 护理管理学 . 第 2 版 . 北京 : 北京出版社

吕文格 , 敖以玲 , 薛军霞 . 2010 . 护理管理学 . 北京 : 科学出版社

任小红 . 2008 . 护理管理学学习指导 . 长沙 : 中南大学出版社

任真年 . 2001 . 现代医院医疗质量管理 . 北京 : 人民军医出版社

斯蒂芬 · P · 罗宾斯著 , 金圣才译 . 2004 . 管理学 . 第 7 版 . 北京 : 中国人民大学出版社

苏兰若 . 2007 . 护理管理学 . 第 2 版 . 北京 : 人民卫生出版社

王斌全 . 2009 . 护理管理学 . 北京 : 人民卫生出版社

余凤英 . 2008 . 护理管理学 . 北京 : 高等教育出版社

郑煜 . 2006 . 实用护理质量管理 . 郑州 : 郑州大学出版社

周颖清 . 2009 . 护理管理学 . 北京 : 北京大学医学出版社

复习思考题选择题参考答案

第一章

1. A 2. E 3. B 4. A 5. B 6. C 7. C
8. C 9. A 10. E

第二章

1. A 2. A 3. C 4. B 5. C 6. B 7. D
8. E 9. C 10. D

第三章

1. C 2. D 3. A 4. A 5. E 6. C 7. E
8. E 9. B 10. A

第四章

1. C 2. A 3. E 4. B 5. C 6. A 7. C
8. E

第五章

1. A 2. D 3. E 4. B 5. A 6. A 7. A
8. B 9. C 10. D

第六章

1. B 2. D 3. E 4. C 5. B 6. D 7. B
8. C 9. E 10. D 11. B 12. E 13. C

第七章

1. A 2. C 3. A 4. C 5. B 6. C 7. E
8. A 9. A 10. E

第八章

1. C 2. A 3. D 4. E 5. B 6. C 7. C
8. E 9. C 10. D 11. B

第九章

1. C 2. C 3. D 4. C 5. B 6. D 7. C
8. D 9. D 10. A

第十章

1. D 2. C 3. E 4. B 5. C 6. C 7. D
8. E 9. D 10. D 11. A 12. D

第十一章

1. D 2. C 3. A 4. C 5. E 6. A 7. B
8. C 9. A 10. C

第十二章

1. A 2. D 3. B 4. A 5. C 6. C 7. B
8. E 9. E

附　　录

附一　2011年推广优质护理服务工作方案

为落实国务院办公厅印发的《2011年公立医院改革试点工作安排》和2011年全国卫生工作会议精神，在总结2010年"优质护理服务示范工程"活动经验的基础上，继续推广优质护理服务，制定本工作方案。

一、指 导 思 想

以科学发展观为指导，贯彻落实《2011年公立医院改革试点工作安排》关于"推广优质护理服务"的部署和要求，结合全国卫生系统创先争优活动和"服务好、质量好、医德好，群众满意"的"三好一满意"活动，深化"以患者为中心"的服务理念，紧紧围绕"改革护理模式，履行护理职责，提供优质服务，提高护理水平"的工作宗旨，充分调动临床一线广大护士工作的积极性，按照《医院实施优质护理服务工作标准（试行）》，为人民群众提供全程、全面、优质的护理服务，保障医疗安全，改善患者体验，促进医患和谐。

二、工 作 目 标

以患者满意、社会满意、政府满意为目标，继续巩固和扩大优质护理服务覆盖面，调动广大护士的积极性，确保工作质量，全面推进优质护理服务。

2011年的工作目标是：全国所有三级医院必须全部开展优质护理服务；至少50%的三级医院优质护理服务覆盖50%以上的病房，其余50%的三级医院达到30%以上的病房开展优质护理服务；40%的地市级二级医院和20%的县级二级医院开展优质护理服务。争取到2011年底，全国有200所三级医院优质护理服务覆盖80%以上的病房。

三、工 作 任 务

地方各级卫生、中医药行政管理部门和各级各类医院要进一步贯彻落实《护士条例》，认真执行《卫生部关于加强医院临床护理工作的通知》《医院实施优质护理服务工作标准（试行）》《中医医院护理工作指南》《中医护理常规、技术操作规程》等相关文件，扎实推进优质护理服务，建立长效机制，努力提高护理质量，惠及广大患者。

（一）卫生行政部门工作任务

1. 制订具体实施方案　各省级卫生、中医药行政管理部门要根据2011年推广优质护理服务工作目标，制订本辖区实施方案，进一步细化工作目标，明确主要措施、工作进度和时间节点等，加大《护士条例》贯彻落实力度，对辖区内三级医院、部属部管医院和二级医院推广优质护理服务提出工作要求。

2. 确保工作落到实处　地方各级卫生、中医药行政管理部门要以高度负责的态度，精心组织、周密部署，认真落实本辖区关于推广优质护理服务的实施方案，通过建立目标责任制、加强督导检查、交流先进经验、树立先进典范等多种措施，切实把各项工作做实做细。要根据《护士条例》依法履行监管职责，促使医院护士配备达到卫生部规定的标准，保证临床护士数量，保障履行护理职责。

3. 指导县级医院推广　各省级卫生、中医药行政管理部门要加强对县级医院实施优质护理服务的指导，在服务人口较多、基础较好的综合改革试点医院稳步开展优质护理服务。特别要推动县级医院深化"以患者为中心"的服务理念，改革护理模式，充实临床一线护士队伍，提高护理管理水平，加强护士的专业技术能力建设，保证优质护理服务的顺利推广。

4. 加大指导考核力度　根据卫生部与国家中医药管理局联合印发的《医院实施优质护理服务工作标准（试行）》，加强对辖区内医院开展优质护理服务的指导和考核，适时开展督导检查，发现问题及时纠正，并将检查结果与临床重点专科评估、医院评审等工作相结合。

5. 落实信息通报制度　自 2011 年 3 月起,各省级卫生、中医药行政管理部门要完善并落实信息通报制度,及时掌握辖区内医院工作情况,在工作进度和实际效果方面,实施目标化管理,定期通报工作进展。要求真务实,注重患者和社会的反映及评价,对工作不力的医院要进行通报批评。

6. 做好宣传和培训工作　地方卫生、中医药行政管理部门要加强与新闻媒体的沟通,坚持正确舆论导向,广泛宣传优质护理服务的工作实质和取得的成效,宣传工作中涌现出来的先进事迹和优秀典型。同时,要加强对医院院长、护理部主任、护士长等各层级管理者的培训,进一步推广先进的护理管理理念,提高管理水平,以改革护理模式为核心,持续推进优质护理服务。

(二)医院工作任务

1. 提高思想认识　各级各类医院要进一步提高思想认识,充分认识到推广优质护理服务是公立医院改革的重要内容,是保障医疗安全,促进医患和谐的必然要求。医院要高度重视优质护理服务工作,特别是大型公立医院,要充分体现医院的公益性,落实各项惠民便民措施,让人民群众尽快享受到医改成果。

2. 制订工作计划　各级各类医院要将推广优质护理服务作为"一把手工程"列入重要议事日程,制订工作计划,明确具体的组织分工、推进安排和保障措施等,加强医院内各部门之间的分工协作,落实推进优质护理服务的责任,扎实开展工作。

3. 落实重点工作　在开展优质护理服务过程中,要把握工作实质,突出重点内容,注重工作实效,充分发挥护理工作在保障患者安全,促进患者康复等方面的重要作用。

(1)改革护理工作模式:病房实施责任制分工方式,每名责任护士均负责一定数量的患者,整合基础护理、病情观察、治疗、沟通和健康指导等护理工作,为患者提供全面、全程、连续的护理服务。结合护士分层管理,分配不同病情轻重、护理难度和技术要求的患者给责任护士,危重患者由年资高、能力强的护士负责,体现能级对应。

(2)全面落实护理职责:责任护士要全面履行护理职责,为患者提供整体护理服务,协助医师实施诊疗计划,密切观察患者病情,及时与医师沟通,随时与患者沟通,对患者开展健康教育,康复指导,提供心理护理。临床护理服务充分体现专科特色,丰富服务内涵,保障患者安全,促进患者康复,增强人文关怀意识,倡导人性化服务。中医、中西医结合、民族医医院临床护理服务要能够体现中医、民族医特色优势。

(3)保证一线护士配备:要依据各病房(病区)护理工作量和患者病情配置护士,病房(病区)每张床至少配备 0.4 名护士。每名责任护士平均负责患者数量不超过 8 个。合理调配护士人力,切实以患者为中心,满足临床护理工作需要,不依赖患者家属或家属自聘护工护理患者。临床一线护士占全院护士比例≥95%。

(4)公示分级护理标准:根据《综合医院分级护理指导原则(试行)》等文件要求,结合病房实际,细化分级护理标准、服务内涵和服务项目,在病房醒目位置公示并遵照落实。患者的护理级别应当与患者病情和自理能力相符。

(5)充分调动护士积极性:医院要进一步贯彻落实《护士条例》,关心护士的生活和身心健康,充分调动临床一线护士工作的积极性,提高一线护士福利待遇,保证同工同酬,保障护士合法权益,在实行责任制整体护理的基础上,建立绩效考核和激励机制,为护士工作营造良好的职业氛围。

4. 积极稳步推进　医院要把开展优质护理服务作为提高护理质量,改善患者体验,提升医院整体水平的突破口,将公立医院改革任务与医院的长远建设相结合,根据自身实际,积极采取多种措施,不断加强内涵建设,及时研究解决工作中遇到的问题,总结经验,扎实稳步推进优质护理服务。

四、有 关 要 求

(一)高度重视,精心组织

地方各级卫生、中医药行政管理部门要高度重视,切实加强组织领导,做好辖区内医院的引导、指导和督导工作,有步骤、有计划地扎实推广优质护理服务,让人民群众得实惠,让医务人员受鼓舞。各省级卫生、中医药行政管理部门制定的 2011 年推广优质护理服务工作方案要于 4 月 15 日前分别报送卫生部医政司、国家中医药管理局医政司,各三级医院制定的工作计划要于 4 月 30 日前报送当地省级卫生、中医药行政管理部门。

(二)多措并举,全面推进

地方各级卫生、中医药行政管理部门和各级各类医院要进一步深化"以患者为中心"的服务理念,结合全国卫生系统创先争优和"三好一满意"活动,落实工作任务,创新工作举措,注重工作实效,切忌"走过场"、做表面文章,在深度和广度方面进一步推广优质护理服务。卫生部、国家中医药管理局将不定期开展抽查,对各地工作情况进行督导检查,发现问题、总结经验,适时召开会议,推广好的经验做法,有序推进,确保成效。

(三)积极稳妥,形成常态

地方各级卫生、中医药行政管理部门和各级各类医院要积极稳妥推广优质护理服务,将责任制整体护理模式坚定不移地落实在工作中,纠正对优质护理服务的片面认识,重视护理服务内涵建设。同时,积极探索建立工效挂钩的绩效考核制度,充分调动广大护士的积极性,形成持续提高护理质量和专业技术水平的长效机制。卫生部、国家中医药管理局将于2011年底对各地工作开展情况进行总结,评选出优质护理服务示范医院、病房及个人,发挥示范作用,进一步推进护理工作的发展,更好地服务于人民群众的健康。

附二 医院实施优质护理服务工作标准(试行)

一、医院组织领导

(一)加强组织领导

1. 成立由院长任组长的"优质护理服务示范工程"领导小组,定期召开会议,研究解决护理工作中存在的有关问题。

2. 院领导定期进行行政查房,及时听取意见,采取改进措施,提高护理服务水平。

(二)制订并落实工作方案

1. 根据医院实际,制订切实可行的"优质护理服务示范工程"活动工作方案,有明确的进度安排,各有关部门职责清晰、分工协作。

2. 工作方案能够有效落实。

(三)加强培训工作

1. 全院各部门和医务人员能够正确理解开展"优质护理服务示范工程"活动的目的、意义、工作实质和具体措施等。

2. 根据卫生部和国家中医药管理局印发的相关文件、规范,组织开展全员培训,使护理管理者和护士充分认识改革护理工作模式的必要性,为患者提供整体护理服务。

(四)加强宣传交流

1. 加大宣传力度,在全院营造深化"以患者为中心"的服务理念,为患者提供优质护理服务的活动氛围。

2. 在工作中不断总结经验,及时在全院推广,让更多患者受益。

二、临床护理管理

(一)健全并落实规章制度

1. 建立健全护理工作规章制度,制订并落实疾病护理常规和临床护理技术规范及标准。中医医院和开设中医病房的综合医院、专科医院,认真执行《中医护理常规、技术操作规程》。

2. 建立护士岗位责任制,明确各级各类护士的岗位职责、工作标准和护理质量考核标准,落实责任制整体护理,探索实施护士的岗位管理。

（二）落实护理管理职能

根据《护士条例》和医院的功能任务,建立完善的护理管理组织体系。护理部对护理工作质量和护理人员进行管理,并具备相应能力。

（三）合理调配护士人力

1. 护理部能够根据临床护理工作需要,对全院护士进行合理配置和调配。护理部掌握全院护理岗位、护士分布情况。

2. 科护士长、病房护士长可以在科室、病房层面根据工作量调配护士,体现以患者为中心。

3. 有条件的医院可以建立机动护士人力资源库,保证应急需要和调配。

（四）建立健全绩效考核制度

1. 根据护士工作量、护理质量、患者满意度等要素对护士进行综合考评。

2. 将考评结果与护士薪酬分配、晋升、评优等相结合。

3. 护士的薪酬分配向临床一线护理工作量大、风险较高、技术性强的岗位倾斜,体现多劳多得、优劳优酬。

三、临床护理服务

（一）病房管理有序

1. 病房环境安静、整洁、安全、有序。

2. 不依赖患者家属或家属自聘护工护理患者,陪护率明显下降。

（二）公示并落实服务项目

1. 根据《综合医院分级护理指导原则(试行)》等文件要求,结合病房实际,细化分级护理标准、服务内涵和服务项目,在病房醒目位置公示并遵照落实。

2. 患者的护理级别与患者病情和自理能力相符。

（三）护士配备合理

1. 依据护理工作量和患者病情配置护士,病房实际床位数与护士数的比例应当≥1∶0.4。每名责任护士平均负责患者数量不超过8个。

2. 一级护理患者数量较多的病房,护士配置应当适当增加。

（四）实施责任制整体护理

1. 病房实施责任制分工方式,责任护士为患者提供整体护理服务,履行基础护理、病情观察、治疗、沟通和健康指导等护理工作职责,使其对所负责的患者提供连续、全程的护理服务。

2. 每个责任护士均负责一定数量的患者,每名患者均有相对固定的责任护士对其全程全面负责。

（五）规范护理执业行为

1. 责任护士全面履行护理职责,为患者提供医学照顾,协助医师实施诊疗计划,密切观察患者病情,及时与医师沟通,对患者开展健康教育,康复指导,提供心理支持。

2. 临床护理服务充分体现专科特色,丰富服务内涵,将基础护理与专科护理有机结合,保障患者安全,体现人文关怀。

3. 按照《中医医院中医护理工作指南》要求,中医医院和综合医院、专科医院的中医病房临床护理服务充分体现中医药特色优势,开展辨证施护和中医特色专科护理,配合医师积极开展中医护理技术操作,提高中医护理水平。

（六）护士分层管理

在实施责任制护理的基础上,根据患者病情、护理难度和技术要求等要素,对护士进行合理分工、分层管理,体现能级对应。

（七）护患关系和谐

1. 责任护士熟悉自己负责患者的病情、观察重点、治疗要点、饮食和营养状况、身体自理能力等情况,并能够及时与医师沟通。

2. 患者知晓自己的责任护士,并对护理服务有评价。

3. 护患相互信任支持,关系融洽。

(八) 合理实施排班

1. 兼顾临床需要和护士意愿,合理实施排班、减少交接班次数。

2. 病房排班有利于责任护士对患者提供全程、连续的护理服务。

(九) 简化护理文书书写

结合专科特点,设计表格式护理文书、简化书写,缩短护士书写时间。

(十) 提高患者满意度

1. 定期进行患者满意度调查。调查内容客观,调查资料可信度高。

2. 了解患者对护理工作的反映,听取患者意见,并根据反馈意见采取可持续改进的措施,不断提高患者满意度。

(十一) 护理员管理使用(适用于有护理员的病房)

1. 建立完善的护理员管理制度,严格限定岗位职责。

2. 护理员必须经过专业培训,协助护士完成非技术性照顾患者工作。

3. 护理员不得从事重症监护患者和新生儿的生活护理,不得从事护理技术工作。

四、支持保障措施

(一) 改善护士工作条件和待遇

1. 落实《护士条例》中规定的护士合法权益。

2. 充实临床一线护士数量,稳定临床一线护士队伍。临床一线护士占全院护士比例≥95%。

3. 提高临床一线护士福利待遇,实行同工同酬。

(二) 完善支持保障系统

1. 建立健全支持保障系统,形成全院工作服务于临床的格局。

2. 采取有效措施尽可能减少病房护士从事非护理工作,为患者提供直接护理服务。

附三　关于实施医院护士岗位管理的指导意见

卫医政发〔2012〕30 号

各省、自治区、直辖市卫生厅局,新疆生产建设兵团卫生局:

在医院护士队伍中实施岗位管理,是提升护理科学管理水平、调动护士积极性的关键举措,是稳定和发展临床护士队伍的有效途径,是深入贯彻落实《护士条例》的具体措施,也是公立医院改革关于完善人事和收入分配制度的任务要求。为进一步加强医院护士队伍的科学管理,提高护理质量和服务水平,更好地为人民群众健康服务,现就实施医院护士岗位管理提出以下意见:

一、指 导 思 想

贯彻落实公立医院改革关于充分调动医务人员积极性、完善人事和收入分配制度的任务要求,在改革临床护理模式、落实责任制整体护理的基础上,以实施护士岗位管理为切入点,从护理岗位设置、护士配置、绩效考核、职称晋升、岗位培训等方面制定和完善制度框架,建立和完善调动护士积极性、激励护士服务临床一线,有利于护理职业生涯发展的制度安排,努力为人民群众提供更加安全、优质、满意的护理服务。

二、基 本 原 则

（一）以改革护理服务模式为基础

医院要实行"以患者为中心"的责任制整体护理工作模式,在责任护士全面履行专业照顾、病情观察、治疗处置、心理护理、健康教育和康复指导等职责的基础上,开展岗位管理的相关工作。

（二）以建立岗位管理制度为核心

医院根据功能任务、医院规模和服务量,将护士从按身份管理逐步转变为按岗位管理,科学设置护理岗位,实行按需设岗、按岗聘用、竞聘上岗,逐步建立激励性的用人机制。通过实施岗位管理,实现同工同酬、多劳多得、优绩优酬。

（三）以促进护士队伍健康发展为目标

遵循公平、公正、公开的原则,建立和完善护理岗位管理制度,稳定临床一线护士队伍,使医院护士得到充分的待遇保障、晋升空间、培训支持和职业发展,促进护士队伍健康发展。

三、工 作 任 务

（一）科学设置护理岗位

1. 按照科学管理、按需设岗、保障患者安全和临床护理质量的原则合理设置护理岗位,明确岗位职责和任职条件,建立岗位责任制度,提高管理效率。

2. 医院护理岗位设置分为护理管理岗位、临床护理岗位和其他护理岗位。护理管理岗位是从事医院护理管理工作的岗位,临床护理岗位是护士为患者提供直接护理服务的岗位,其他护理岗位是护士为患者提供非直接护理服务的岗位。护理管理岗位和临床护理岗位的护士应当占全院护士总数的95%以上。

3. 根据岗位职责,结合工作性质、工作任务、责任轻重和技术难度等要素,明确岗位所需护士的任职条件。护士的经验能力、技术水平、学历、专业技术职称应当与岗位的任职条件相匹配,实现护士从身份管理向岗位管理的转变。

（二）合理配置护士数量

1. 按照护理岗位的职责要求合理配置护士,不同岗位的护士数量和能力素质应当满足工作需要,特别是临床护理岗位要结合岗位的工作量、技术难度、专业要求和工作风险等,合理配置、动态调整,以保障护理质量和患者安全。

2. 病房护士的配备应当遵循责任制整体护理工作模式的要求,普通病房实际护床比不低于0.4:1,每名护士平均负责的患者不超过8个,重症监护病房护患比为(2.5~3):1,新生儿监护病房护患比为(1.5~1.8):1。门(急)诊、手术室等部门应当根据门(急)诊量、治疗量、手术量等综合因素合理配置护士。

3. 根据不同专科特点、护理工作量实行科学的排班制度。需要24小时持续性工作的临床护理岗位应当科学安排人员班次;护理工作量较大、危重患者较多时,应当增加护士的数量;护士排班兼顾临床需要和护士意愿,体现对患者的连续、全程、人性化护理。

4. 医院应当制定护士人力紧急调配预案,建立机动护士人力资源库,及时补充临床护理岗位护士的缺失,确保突发事件以及特殊情况下临床护理人力的应急调配。

（三）完善绩效考核制度

1. 医院应当建立并实施护士定期考核制度,以岗位职责为基础,以日常工作和表现为重点,包括护士的工作业绩考核、职业道德评定和业务水平测试。考核结果与护士的收入分配、奖励、评先评优、职称评聘和职务晋升挂钩。

2. 工作业绩考核主要包括护士完成岗位工作的质量、数量、技术水平以及患者满意度等情况;职业道德评定主要包括护士尊重关心爱护患者,保护患者隐私,注重沟通,体现人文关怀,维护患者权益的情况;其中护理管理岗位还应当包括掌握相关政策理论、管理能力、德才兼备的情况;业务水平测试主要包括护士规范执业,正确执行临床护理实践指南和护理技术规范,为患者提供整体护理服务和解决实际问题的能力。

3. 实行岗位绩效工资制度,护士的个人收入与绩效考核结果挂钩,以护理服务质量、数量、技术风险和患者满意度为主要依据,注重临床表现和工作业绩,并向工作量大、技术性难度高的临床护理岗位倾斜,形成有激励、有约束的内部竞争机制,体现同工同酬、多劳多得、优绩优酬。

4. 完善护士专业技术资格评价标准,更加注重工作业绩、技术能力,更加注重医德医风,更加注重群众满意度。可以根据国家有关规定放宽职称晋升的外语要求,不对论文、科研作硬性规定。

(四) 加强护士岗位培训

1. 建立并完善护士培训制度。根据本医院护士的实际业务水平、岗位工作需要以及职业生涯发展,制定、实施本医院护士在职培训计划,加强护士的继续教育,注重新知识、新技术的培训和应用。护士培训要以岗位需求为导向、岗位胜任力为核心,突出专业内涵,注重实践能力,提高人文素养,适应临床护理发展的需要。

2. 加强新护士培训。实行岗前培训和岗位规范化培训制度。岗前培训应当包括相关法律法规、医院规章制度、服务理念、医德医风以及医患沟通等内容;岗位规范化培训应当包括岗位职责与素质要求、诊疗护理规范和标准、责任制整体护理的要求及临床护理技术等,以临床科室带教式为主,在医院内科、外科等大科系进行轮转培训,提高护士为患者提供整体护理服务的意识和能力。

3. 加强专科护理培训。根据临床专科护理发展和专科护理岗位的需要,按照卫生部和省级卫生行政部门要求,开展对护士的专科护理培训,重点加强重症监护、急诊急救、血液净化、肿瘤等专业领域的骨干培养,提高专业技术水平。

4. 加强护理管理培训。从事护理管理岗位的人员,应当按照要求参加管理培训,包括现代管理理论在护理工作中的应用、护士人力资源管理、人员绩效考核、护理质量控制与持续改进、护理业务技术管理等,提高护理管理者的理论水平、业务能力和管理素质。

(五) 保障合同制护士权益

1. 医院应当根据核定的人员编制标准,落实护士编制。医院不得随意减少编制内护士职数,不得随意增加编外聘用合同制护士。

2. 医院落实国家有关工资、奖金、岗位津贴、福利待遇及职称晋升等规定,保证聘用的合同制护士与编制内护士享有同等待遇;合同制护士同样享有参加继续教育权利。

3. 医院应当根据服务规模、床位数量和床位使用率等因素,动态调整护士配置数量并落实护士编制,保证医疗护理质量。

四、有关工作要求

(一) 提高思想认识,强化组织领导

各级卫生行政部门和医院要充分认识实施护士岗位管理的重要性、必要性和紧迫性,切实加强组织领导,做好调查研究,逐步推进岗位管理工作。各省级卫生行政部门要结合本地实际情况制定医院护士岗位管理实施细则,对所辖区域内医院的护理岗位设置、护士配置等内容进行细化。医院领导层面要高度重视岗位管理工作,强化领导职责,制定切实可行的实施方案,落实人员,健全机制,为推动医院人事和收入分配制度改革奠定坚实基础。

(二) 密切部门合作,推动顺利实施

各省级卫生行政部门要积极与编制、财政、人力资源社会保障等部门密切协作,积极争取有利于推进护士岗位管理的制度和政策措施,努力营造各有关部门支持医院实施岗位设置管理的政策环境。医院内部加强财务、人事、护理管理等部门之间协调,明确职责分工,加强团结合作,推动护士岗位管理工作顺利实施。

（三）加强指导检查，不断总结提高

各级卫生行政部门要加强对医院实施护士岗位管理的指导检查，主要包括建立岗位管理规章制度及落实情况、护士的配置、护士履行岗位职责、护士的绩效考核、职称晋升和待遇、在职培训等情况。工作过程中要及时研究解决遇到的问题和困难，掌握和分析实施情况和实际效果，总结有益经验，促进护士科学化管理水平的提高。

（四）坚持典型引路，发挥示范作用

实施岗位设置管理需要各级卫生行政部门和医院的共同探索与实践。工作中要及时总结各地取得的新进展新经验，培养和树立一批典型，予以宣传推广，发挥示范引领作用，激发各医院的改革和创新活力，争取以点带面、推动全局，确保医院护士岗位管理工作扎实推进。